Hernán Andrés de la Barra Ortiz

Agentes Físicos

Hernán Andrés de la Barra Ortiz

Agentes Físicos

Conceptos Básicos y Aspectos Generales

Editorial Académica Española

Imprint
Any brand names and product names mentioned in this book are subject to trademark, brand or patent protection and are trademarks or registered trademarks of their respective holders. The use of brand names, product names, common names, trade names, product descriptions etc. even without a particular marking in this work is in no way to be construed to mean that such names may be regarded as unrestricted in respect of trademark and brand protection legislation and could thus be used by anyone.

Cover image: www.ingimage.com

Publisher:
Editorial Académica Española
is a trademark of
International Book Market Service Ltd., member of OmniScriptum Publishing Group
17 Meldrum Street, Beau Bassin 71504, Mauritius

Printed at: see last page
ISBN: 978-620-2-13705-8

AGENTES FÍSICOS
CONCEPTOS BÁSICOS

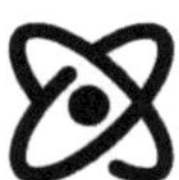

PT. Hernán Andrés De la Barra Ortiz

Prólogo

---

*El libro **"Agentes Físicos. Conceptos Básicos"** es un texto resumen dirigido a todos quienes deseen conocer aspectos generales biofísicas y fisiológicas de los agentes físicos y algunas intervenciones terapéuticas empleadas por los kinesiólogos (Fisioterapeutas) en esta área, aunque el objetivo principal es familiriazar al estudiante de pregrado a con estos temas.*

He escrito este libro luego de titularme basándome en mis clases y la revisión de la literatura. El objetivo de este texto es que el estudiante pueda revisar los contenidos de manera amigable y con un lenguaje sencillo, comprendiendo los aspectos generales de las energías físicas y cómo estas pueden resultar útiles como intervención en diferentes contextos.

He complementado este libro con materias y contenidos que he ido adquiriendo en el transcurso de mis estudios, de modo que el lector podrá encontrar además de información pertinente a los agentes físicos, contenidos históricos, conceptos de fisiología básica, neurología general, traumatología, entre otros, por lo que también le podrá ser útil como material de repaso.

Recalco la idea de que el objetivo de este texto no convertir a los lectores en expertos en el área de agentes físicos, sino tan sólo lograr un acercamiento y la adquisición de nociones generales en esta área.

Con mucho cariño, espero les sea de utilidad este libro, atte.

* **Profesor Hernán Andrés de la Barra Ortiz** *

Índice

CAPÍTULO 1
HISTORIA DE LOS AGENTES FÍSICOS

1. PREHISTORIA

Posiblemente el uso de los agentes físicos es tan antiguo como la existencia del hombre, pero por desgracia son casi inexistentes las fuentes o documentos que acrediten con exactitud los primeros usos de dichos agentes en su favor. A pesar de la escasa información no resulta ilógico pensar ya en 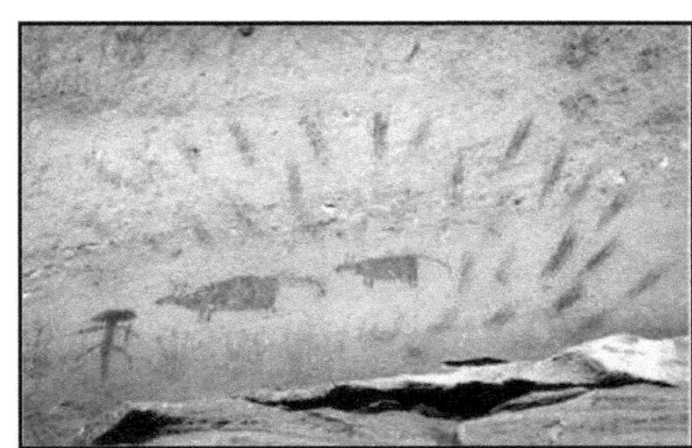 el empleo del agua (posiblemente para el lavado de heridas), fuego, luz solar o hasta el mismo frío como agentes físicos para el tratamiento de las injurias y heridas ocasionadas a consecuencia del ambiente hostil en que el hombre debía desenvolverse, todo con el único propósito de sobrevivir. De este modo el papel que desempeñan los agentes físicos no es para nada despreciable, pues han demostrado ser los mejores aliados a través del tiempo y han pasado a constituir elementos indispensables en su vida.

2. ANTIGUO ORIENTE

Los primeros escritos que vinculan al hombre con los agentes físicos datan de esta época, la cual estuvo marcada por la búsqueda de explicaciones religiosas e interrogantes respecto a la vida y la muerte. Es en este período donde sobresalen el **ILON-FU** (2.888 A.C.), escrito milenario chino y base del actual Kung-Fu, junto al **AYUR VEDA** (1.800 A.C), escrito hindú vinculado al 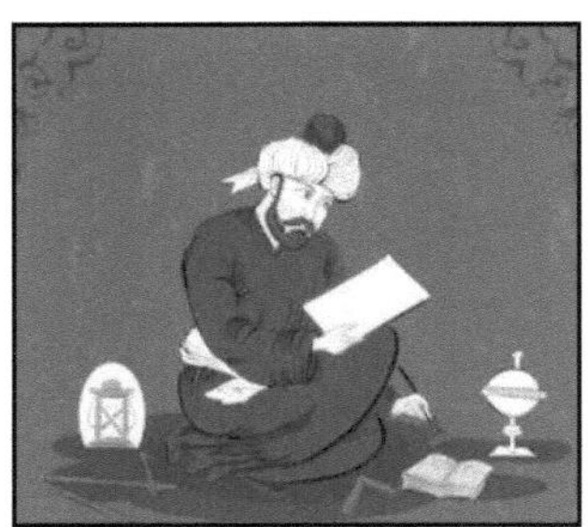 yoga. Ambos documentos realzaban la importancia de cultivar y cuidar el cuerpo mediante el ejercicio físico, además de purificarlo a través del agua, el aire y el sol. Probablemente sea este el primer nexo entre la fisioterapia y el hombre.

AYUR VEDA: *"La salud es un estado positivo en aumento con los valores buenos de la vida; el cuerpo, los sentidos y la mente"*

El **AYUR VEDA** tenía como metas preservar la salud, prevenir y tratar Enfermedades y promover la longevidad, para así crear una sociedad *"plena y libre"* de enfermedades. La salud perfecta desde el enfoque del **AYUR VEDA** es un ***"equilibrio perfecto"***, por lo que el *"desequilibrio"* es la causa de las enfermedades. El diagnóstico se realizaba a través de la toma del pulso, con el que se detectaba cualquier *"desequilibrio"* o enfermedad presente en el organismo o que estuviera por desarrollarse.

Se debe señalar la importante contribución de los persas y egipcios, fieles representantes del baño, masaje y ejercicio, pues sus culturas aportaron con estas costumbres los cimientos de la terapia física actual. Un representante de esta época es **TALES DE MILETO (600 A.C..)**, conocedor de los beneficios de las descargas eléctricas del pez torpedo en el tratamiento de algias (inflamación de las articulaciones) y en enfermedades como la gota.

GOTA: Es la acumulación de cristales de Urato mono sódico en las articulaciones y en los tejidos periarticulares (tendones y ligamentos), pues se exceden las concentraciones normales de ácido úrico en la sangre. La etiología es debida a tres factores: (1) Alimenticios (purinas) (2) Genética y (3) Alteraciones metabólicas. La enfermedad comienza con una hiperuricemia sostenida, la que al cabo de un tiempo provoca cristalizaciones en los tejidos (principalmente articulaciones) y que conlleva a una inflamación (producto de los cristales) seguida de dolor.

TALES DE MILETO: Filósofo griego nacido en Mileto (Asia Menor). Fundador de la filosofía griega y considerado como uno de los más grandes sabios de la historia. **TALES** llegó a ser famoso por sus conocimientos de astronomía luego de predecir el eclipse solar del año 585 A.C., además introdujo la geometría en Grecia. Para **TALES** *"el principio fundamental de todas las cosas es el agua, de la que todo procede y a la que todo vuelve otra vez"*. Antes de **TALES** las explicaciones del universo eran mitológicas, además su interés por la sustancia física marca el nacimiento del pensamiento científico.

3. LOS GRIEGOS

Toda nuestra ciencia y el comienzo del uso de los agentes físicos tienen su base del mundo griego, pueblo que interpretaba la enfermedad como un *desequilibrio de "Humores"* o

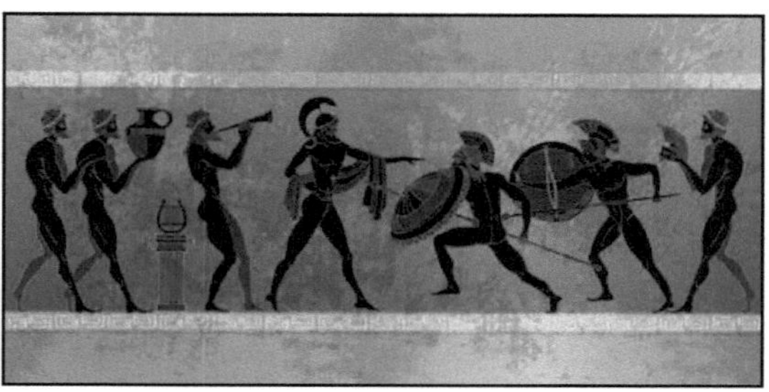

cualidades basadas en el pensamiento acerca del número y tipos de sustancias fundamentales para la vida. Para **ALCMAEON DE CROTONA** (500 A.C.) el balance adecuado de cualidades (Humores) es el determinante de la buena salud, mientras que un desequilibrio de ella induce a la enfermedad.

ALCMAEON DE CROTONA: Intelectual de la escuela pitagórica, concebía la salud como la isonomía o equilibrio de las cualidades, lo que para los griegos se reflejaba fielmente en Poseidón.

POSEIDÓN: Dios mitológico del mar y que simboliza para los griegos el equilibrio perfecto de las cualidades.

Es en esta época donde nacen las **ASKLEPIAS** (templos en honor a **ASCLEPIO** o **ESCULAPIO** para los romanos), que constituían lugares donde eran enviados los enfermos, deportistas y la gente común, pues aquí existían manantiales, gimnasios, baños, teatros y sitios para practicar el reposo.

ASCLEPIO: Era el Dios sanador para los griegos. Su padre Apolo lo educó y le enseño el arte de la medicina, el cual **ASCLEPIO** puso al servicio de los hombres.

El siglo V se destaca por la presencia del naturalismo en el campo médico, lo que se refleja fielmente en los pensamientos y obras de algunos filósofos presocráticos. **HIPOCRATES de COS** (460-380 A.C.), padre de la medicina, que destaca la importancia de la luz solar, el clima y el agua tanto en la salud como la enfermedad, recomendando en especial el empleo de agua fría en dolores articulares y contracturas musculares, además enfatiza la gran utilidad del agua de mar.

HIPOCRATES: Médico griego cuya importancia reside en el desprendimiento de la concepción religiosa y prácticas supersticiosas en el ámbito médico. Fundó una ética y moral médicas ligadas a una clase médica independiente de la casta sacerdotal. Según él *"la enfermedad es debida a la desproporción o impureza de los cuatro Humores fundamentales; Sangre, Flema, Bilis amarilla y Negra",* que corresponden a los cuatro elementos naturales: Aire, Tierra, Agua y Fuego.

La armonía de estos elementos estaría regida por la **VIS NATURAE** (fuerza de la naturaleza), además el cuerpo enfermo tendría una tendencia natural a curarse por sí sólo, eliminando la impureza de los Humores y el médico sólo debería observar el curso de la enfermedad para poder ayudar a la naturaleza en el momento preciso.

En el mismo siglo (V) **ARQUÍMIDES** (287-212 A.C.) determina los principios hidrostáticos que rigen a los cuerpos flotantes, aún válidos para la Hidroterapia actual.

ARQUIMIDES: Nació y murió en Sicilia (Siracusa). Su primer invento fue la *"CÓCLEA"*, una especie de máquina para elevar las aguas y regar ciertas regiones adyacentes al Nilo donde escaseaba el agua. Entre sus inventos cabe destacar máquinas de guerra, un método para determinar el peso específico de los cuerpos y un planetario mecánico.

4. LOS ROMANOS

En un comienzo el pueblo romano fue bastante reacio a incorporar las prácticas gimnásticas heredadas de la antigua Grecia por considerarlas como parte de la decadencia de este imperio. No obstante, dichas prácticas fueron siendo aceptadas por las masas y ganando cada vez más adeptos para constituirse finalmente como 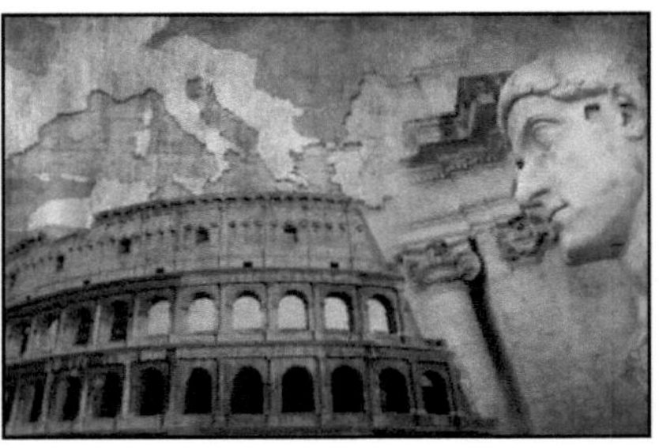 parte de las costumbres del imperio. De este modo se instauraron las termas, que no solamente estaban destinadas a la sanación de enfermedades, sino que también gozaban de una connotación social importante debido a las largas horas que se compartían allí. Era en las termas donde se aplicaban pomadas y perfumes, además se llevaba a cabo la higiene de heridas, en especial la de los soldados del imperio. También estaban dotadas de baños fríos, templados o de vapor acompañados por reconfortantes masajes que eran realizados por expertos de la época. A esto se suma el empleo del agua de mar, el sol y el aire. Luego de la caída y división del imperio Romano, la medicina Bizantina, a través de **CELIO**

AURELIANO, introduce la Helioterapia (uso del sol con fines terapéuticos) y la Hidrogimnasia como Agentes Físicos para sanar a los enfermos.

5. EDAD MEDIA

Luego de la caída del imperio Romano, el cristianismo se interpuso a las prácticas gimnásticas y abandonó la práctica del ejercicio físico. La medicina cayó en manos de los monjes (medicina monástica), los cuales realzaban el espíritu y alma sobre el cuerpo, dejándolo en un segundo plano. A raíz de esto sólo sobrevivió el uso de algunos fármacos naturales y la Hidroterapia. En esta época se destacan los aportes de los árabes **AVICENA** (980-1037) y **ALBUCASIS** (936-1013) que rescatan la Balneoterapia, creando de este modo las casas de baño, lugares donde además del uso de agua se recibían masajes con lodo y tierra. En base a lo anterior se crean los **HAMMANS** o baños públicos que gozaban de una fuerte connotación social. Lamentablemente el auge médico árabe se vio interrumpido por la Peste Negra que irrumpió en Europa en esta época.

ALBUCASIS: Cirujano árabe nacido en AL ZAHRA, autor de un tratado de medicina de treinta tomos, en los que destacan temas importantes como el tratamiento de fracturas, amputaciones y ligadura de arterias.

AVICENA: Prestigioso médico árabe. Escribió el *"CANON DE LA MEDCINA"*, tratado de cinco tomos en el que describe desde la anatomía y fisiología hasta las enfermedades de los distintos órganos y sistemas.

6. RENACIMIENTO

En el Renacimiento se impone la figura de **Leonardo DA VINCI** (1452-1519) que junto a **ANDREAS VESALIUS** (1515-1564) incorporan el estilo del desarrollo armónico del espíritu de la antigua Grecia interrumpido por la Edad Media. Sus aportes sumados a los de otros pensadores de la época, apuntan conocer y descubrir en forma detallada la anatomía y fisiología del cuerpo humano. En el siglo XVI, un médico inglés de nombre **WILLIAM GILBERT** publica su obra *"THE MAGNETE MAGNETISQUE CORPURIBUS"* donde hace alusión a las diferencias entre electricidad y magnetismo, por lo que se le considera un visionario para la época.

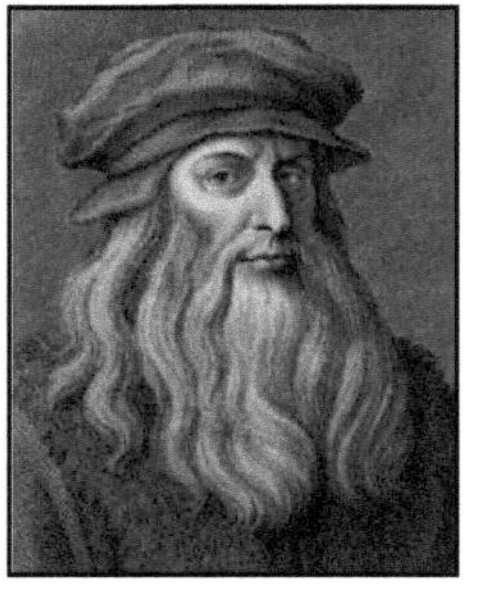

LEONARDO DA VINCI: Sintió la necesidad de indagar en el campo de la anatomía humana, desafiando con esto a los eclesiásticos de la época. Investigó muchos cadáveres que diseccionaba haciendo después dibujos anatómicos con tal exactitud, además de constituirse en valiosas obras de arte. Una de sus proezas más ingeniosas fue la de realizar moldes de cera de los ventrículos del cerebro. Además, experimentó sobre la medula espinal de una rana, lo que lo llevó a concluir que este órgano era el *"Centro de la vida"*.

WILLIAM GILBERT: Estudió los fenómenos electrostáticos y magnéticos. Clasificó las sustancias eléctricas en dos categorías. Observó el comportamiento de un imán sobre una limadura de hierro, extrapolando lo observando al planeta tierra y considerando el comportamiento de este como un gran imán, además de advertir que los dos campos de su interés, electricidad y magnetismo eran uno sólo.

7. SIGLO XVII

Bajo la mecánica de Galileo y las teorías de **DESCARTES** intenta concebirse de un modo completamente mecánico la actividad del cuerpo humano. Esta época se caracteriza por la recuperación de la fe en la naturaleza como "la fuerza vital", así también como la acción curativa de los agentes naturales y remedios sencillos, reflejados en la obra *"Processus Integri"* de **THOMAS SYDENHAM** (1624-1698). Se centran los esfuerzos en el estudio de la contracción muscular y función del corazón, además se realizan grandes avances en la clasificación mineral de los manantiales de España.

8. SIGLO XVIII

En este siglo se destacan los aportes del francés **MARIE FRANCOIS XAVIER BICHANT** (1772-1802) que establece la diferencia entre sistema nervioso central y sistema nervioso autónomo. Por otro lado, **JOHN HUNTER** (1728-1793) detalla minuciosamente la anatomía y fisiología del músculo, hablando ya de excitación neuromuscular. Sin olvidar a **WHYTT,** que cerca de la mitad del siglo, describió sus observaciones clínicas en pacientes tratados con electroterapia acuñando el término *"Electricidad Animal"* que se suponía habitaba en el interior de los nervios.

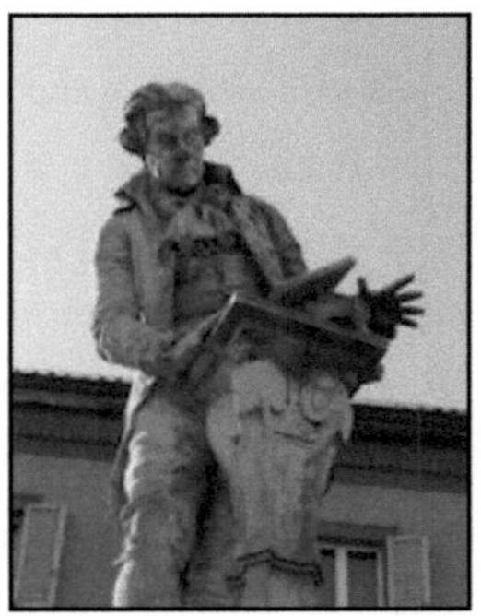

Cabe destacar el aporte de **LUIGI GALVANI** que en 1786 concluye la existencia de electricidad en el cuerpo, la que circula a lo largo de los nervios (experimento realizado en ranas disecadas) y realiza los primeros comentarios acerca de la presencia de potenciales eléctricos tanto en el nervio como en el músculo. Al final de este siglo **EMIL DUBOIS REYMOND** establece las bases de la Electrofisiología moderna.

LUIGI GALVANI: Aplicó corriente a los nervios de ranas vivas y observó las contracciones musculares de sus patas. Aquel experimento lo condujo a especular acerca de una relación entre la biología, química y electricidad, dando cabida para considerar a la corriente eléctrica como algo inserto en el campo de la medicina.

9. SIGLO XIX

En este siglo, **MICHAEL FARADAY** (derecha) descubre el fenómeno de Inducción eléctrica, un nuevo estilo eléctrico que se incorpora a las prácticas terapéuticas. A comienzos de siglo, **G. BENJAMIN AMAND DUCHENNE** realiza la obra *"PHYSIOLOGIE DES MOUVEMENTS"* (1865) en donde se detallan sus exploraciones mediante técnicas eléctricas de estimulación y que señalaban que ciertos músculos paralizados conservaban la excitabilidad inducida por corrientes farádicas,

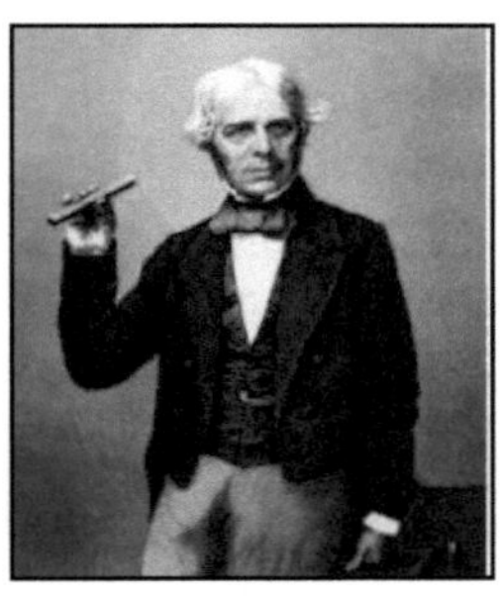

mientras que otros músculos la perdían. Músculos paralizados por lesiones de los nervios periféricos mantenían su función ante estímulos Farádicos, por lo tanto, es desde este momento que se logra diferenciar entre una parálisis de origen central y otra de índole periférica. A finales de siglo **D´ARSONVAL** utiliza la aplicación de corrientes de alta frecuencia, determinando a través de ellas la importancia de la tensión e intensidad. Además, demostró que este tipo de corrientes eran capaces de ocasionar calor en profundidad, lo significó un acontecimiento relevante para la electroterapia.

DUCHENNE: Neurólogo francés, fue el primero en describir varios desórdenes nerviosos y musculares, además de un tratamiento médico para ellos. Creó el electro diagnóstico y la electroterapia. Exploró los efectos de los estímulos eléctricos sobre nervios y músculos enfermos. Realizó las primeras clasificaciones de varios tipos de atrofias musculares y parálisis causadas producto de desórdenes de nerviosos, incluyendo la Ataxia Locomotora, una atrofia muscular causada por la degeneración de las zonas dorsales de la médula espinal y nervios sensoriales del tronco. (**Ataxia:** anomalía en el control muscular o incapacidad para coordinar los movimientos de manera fina, lo que genera movimientos espasmódicos e inestables de "vaivén" del tronco y las extremidades).

Esta época se caracterizó entre otras cosas por el desarrollo y sistematización de la hidroterapia y las aguas termales, cuyo auge cae en las manos de **ANTON SEBASTIAN KNEIPP** (1821- 1827), párroco alemán que impulsó la utilización de la hidroterapia por medio de chorros, baños fríos y calientes (parciales o totales, es decir de extremidades o cuerpo completo), los que se acompañaban de hierbas y se complementaban con baños de vapor y envolturas.

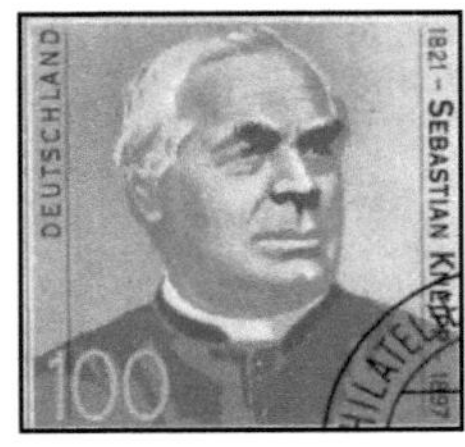

HIDROTERAPIA: El monje alemán SEBASTIAN KNEIPP es considerado como el precursor de esta técnica con propiedades médicas, que según sus iniciadores ayudaría a eliminar las toxinas del organismo y acelerando la cura de muchas enfermedades. KNEIPP inauguró el primer balneario o SPA en la ciudad de Granfenurg, sin embargo, fue el austriaco VINCENT PRIESSNITZ quien empleó por primera vez la hidroterapia en la era moderna a pesar de que las bondades de esta técnica datan de la época de griegos y romanos.

Más tarde el médico austriaco **WILHELM WINTERNITZ** introdujo la hidroterapia a los planes de enseñanza de la facultad de medicina de Austria.

La Helioterapia fue apoyada científicamente por los ingleses **DOWNEN** y **BLUNOT**, quienes demostraron que la luz solar tenía la facultad de destruir las bacterias causantes de ciertas infecciones y crean grandes salas para la práctica de esta actividad terapéutica. Luego **BERNAHRD** y **ROLLIER** dieron sustento científico a la Helioterapia a pesar de que ella se practicaba ya hace miles de años.

En la segunda mitad de este siglo destacan los avances tecnológicos, y se revela la inducción electromagnética de Faraday en términos matemáticos. Además, **HERTZ** (1857-1894) y **HENRI POINCARE** (1854-1912) demuestran la propagación de las ondas electromagnéticas.

Sumado a lo anterior se incorporan los principios de termodinámicos a los tratamientos con radiaciones electromagnéticas, como el ultravioleta y la luz infrarroja producidas de manera artificial.

10. SIGLO XX

A raíz de los grandes conflictos bélicos que afectaron al planeta y que ocasionaron caos y destrucción, se desarrollaron nuevas tecnologías entre las que destacan el Radar, la Termografía y el Ultrasonido. En 1927 **LANGEVIN** construye el primer equipo de ultrasonidos basado en el efecto Piezoeléctrico (estímulos mecánicos generan electricidad o viceversa). El primer ultrasonido aplicable a la

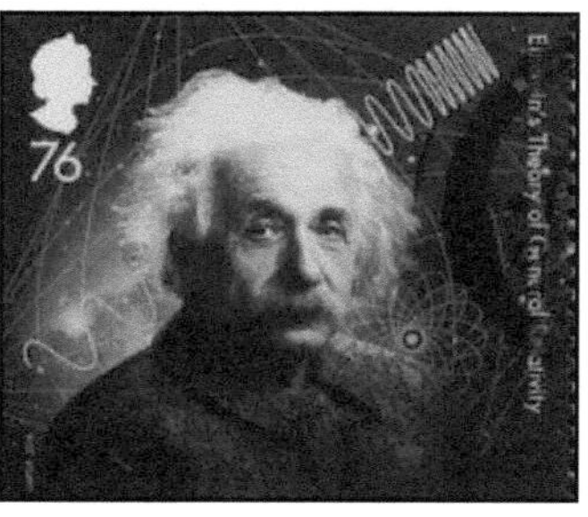

medicina debuta en 1936 gracias a **DOHLMANN**, iniciándose de este modo el auge en el tratamiento de patologías como neuralgias y cicatrices. En 1910 **WHITNAY** da comienzo al uso de la diatermia por medio de la onda corta. Más tarde, en 1928, **ESSAU** y **SCHLIEPHAKE** inauguran la radioterapia y un año más tarde perfeccionan el electro diagnóstico basado en el desarrollo de la aguja coaxial, base de la electromiografía actual.

A mediados de siglo, basándose en los descubrimientos de **A. EINSTEIN** y otros grandes científicos, **POURCELL** y **POUND** logran realizar de modo experimental la estimulación de la emisión, base de la producción de energía llamada láser.

En 1960 **T.H. MAIMAN** construye el primer láser de rubí y es de esta forma como la laserterapia se incorpora a la terapia con los Agentes Físicos.

Actualmente el Kinesiólogo posee dentro de su repertorio terapéutico una vasta cantidad de modalidades físicas, las que incluyen: corriente directa (CD), corrientes alternas (CA), corrientes pulsantes (CP), radiaciones electromagnéticas, magnetoterapia y la utilización de agentes físicos térmicos, los cuales pueden utilizarse solos o combinados con otras técnicas. Posiblemente se sigan descubriendo e incorporando nuevos agentes, por eso es bueno recalcar que ellos nos han acompañado desde nuestros comienzos y ha sido el paso del tiempo quien les ha asignado el su valor terapéutico.

"Es importante recordar al lector que la Fisioterapia (uso de los Agentes Físicos no ionizantes con fines terapéuticos) es un complemento al tratamiento, por cierto, de gran valor, pero no debe convertirse en una única intervención por si sola".

CAPÍTULO 2
INTRODUCCIÓN A LOS AGENTES FÍSICOS

1. AGENTES FÍSICOS

Cualquier agente físico es portador de energía y su interacción con el material biológico conlleva a la entrega de toda o parte de dicha energía. La energía entregada y absorbida produce dos tipos de efectos sobre el material biológico:

(1) Efecto de tipo físico (o primario)

(2) Efecto de tipo químico (o secundario)

De estos efectos derivarán las bondades terapéuticas o acciones nocivas de los agentes sobre el organismo.

En base al efecto primario (físico) o capacidad de producir ionización (romper enlaces químicos), los agentes físicos se agrupan ionizantes y no ionizantes:

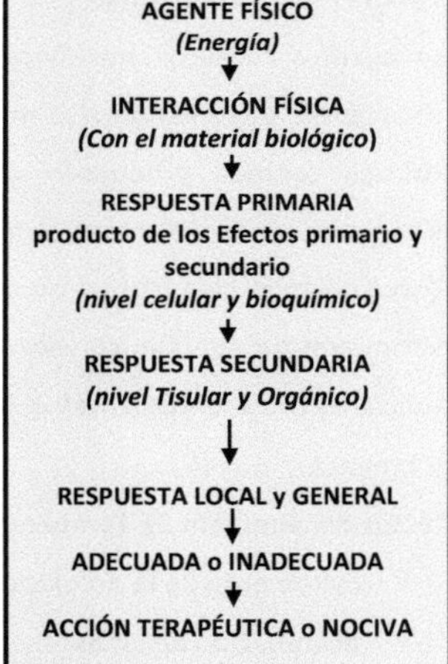

(a) *Agentes Ionizantes:* corresponden a las radiaciones (campos electromagnéticos, rayos X, rayos gamma).

(b) *Agentes No Ionizantes:* corresponden a los agentes naturales y artificiales que no provocan ionización atómica.

Los agentes físicos no ionizantes se clasifican según su naturaleza en:

(1) **Térmicos**: agentes productores de calor profundo, superficial y enfriamiento superficial; no está incluido el enfriamiento profundo, pues este se vincula con el metabolismo interno.

(2) **Mecánicos**: incluyen elementos que generan fuerzas de tracción y compresión sobre los tejidos biológicos, entre los que se destaca el agua y sonido.

(3) **Electromagnéticos**: incluye a las radiaciones electromagnéticas y elementos que producen campos magnéticos.

(4) **Eléctricos:** incluye el uso de las corrientes eléctricas directa, alternas o pulsadas con fines terapéuticos y diagnósticos.

2. AGENTES TÉRMICOS

Los agentes térmicos transfieren energía a los pacientes para producir un incremento o disminución de la temperatura. Los distintos agentes producirán diferentes tipos de aumento o disminución de temperatura, lo que dependerá del tipo de tejido y 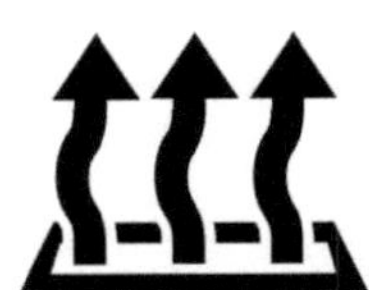 el área de aplicación (superficie que abarca). En el caso de la utilización de placas para la transmisión de energía, conviene destacar que si son de gran tamaño resultan menos localizadas (no sobrecalientan el tejido), mientras que las pequeñas concentran la energía localmente.

Efectos del aumento de Temperatura

- ✓ Incremento de la circulación
- ✓ Acentuación de la tasa metabólica
- ✓ Mejora la extensibilidad de los tejidos
- ✓ Disminución del dolor

3. AGENTES MECÁNICOS

Estos agentes son capaces de aplicar una fuerza (compresión o tracción) para incrementar o disminuir la presión en el cuerpo. La tracción disminuye la presión entre las estructuras, mientras que la compresión la aumenta. 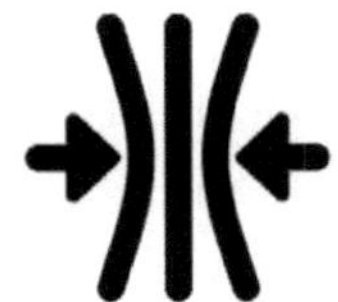

Efectos de la tracción:

- ✓ Alivio respecto a estructuras comprimidas
- ✓ reduce las complicaciones de una inflamación permanente

Efectos de la compresión:

- ✓ Ayuda en el control de ciertos procesos y contrarresta la formación de edema.

El agua es otro agente mecánico que proporciona resistencia e incrementa la presión local (presión hidrostática aumenta la presión circunferencial). Los efectos del agua pueden ser a través de la inmersión y la no inmersión. La inmersión genera presión alrededor del área sumergida favoreciendo la flotación, además una ventaja del agua es que entrega la posibilidad de manejar la temperatura (el movimiento del agua al provocar una presión sobre la estructura sumergida favorece el término del proceso de cicatrización).

Los Ultrasonidos también son considerados como agentes mecánicos. Ellos consisten en ondas que no se encuentran al alcance del oído humano (frecuencias sobre los 20.000 Hz). Los Ultrasonidos poseen efectos térmicos, los que conllevan a un aumento de la temperatura profunda y superficial (US de aplicación continua), y no térmicos, que producen ondas mecánicas sobre los tejidos (US de aplicación pulsátil). También son empleados en la *SONOFORESIS*, método que se utiliza para la administración de fármacos por medio de las ondas ultrasónicas.

4. AGENTES ELECTROMAGNÉTICOS

Los agentes electromagnéticos buscan efectos calóricos y de tipo estimulador o supresor de los procesos fisiológicos. Haciendo variaciones de la frecuencia, intensidad se obtienen cambios en dichos efectos y en la profundidad de los tratamientos. Dentro de los agentes electromagnéticos destacan todas las radiaciones del espectro no ionizantes

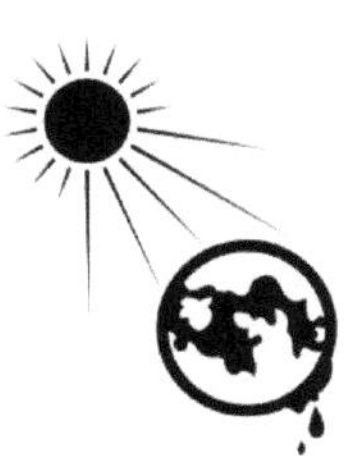

como la radiación ultravioleta, la luz visible, la terapia LASER, y terapia vía microondas o radiofrecuencias, entre otras.

5. AGENTES ELECTRICOS

En cuanto a las corrientes eléctricas el efecto varía según la forma de la onda, la intensidad, la duración y dirección del flujo de corriente, además deben considerarse las características del tejido blanco (tejido a tratar).

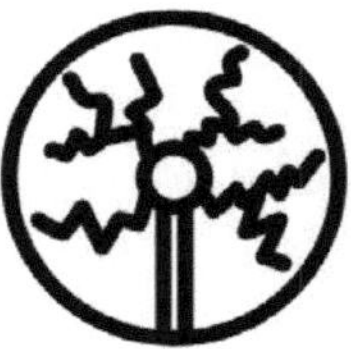

Utilidad de las corrientes terapéuticas:
- ✓ Obtención de respuestas motoras, hasta autonómicas
- ✓ Control del dolor
- ✓ Estimulación de la actividad muscular
- ✓ Administración de fármacos *(IONTOFORESIS)*
- ✓ Evitar edema (vía activación de la bomba muscular)
- ✓ Favorece procesos de permeabilidad de membrana

INDICACIONES/CONTRAINDICACIONES GENERALES DE LOS AGENTES FÍSICOS
- ✓ Procesos de inflamación y cicatrización
- ✓ Alivio del dolor
- ✓ Modificación del tono muscular (Resistencia pasiva del músculo al estiramiento)
- ✓ Aumento de la extensibilidad del colágeno
- X Embarazo
- X Tumor maligno
- X Marcapasos
- X Daño sensorial
- X Daño o perturbación mental

En relación con la clasificación internacional del Funcionamiento, discapacidad y Salud, podemos destacar que los agentes físicos jugarán un papel importante en el nivel de **DEFICIENCIA** (FUNCIONAL o ESTRUCTURAL), además pueden ser útiles para revertir en parte los estados de **LIMITACION EN LA ACTIVIDAD FUNCIONAL.**

En general deben emplearse previamente a la movilización manual, entrenamiento, ejercicios terapéuticos para el beneficio de estas actividades.

Es importante destacar que el uso de los agentes físicos por si solos y sin el complemento del ejercicio terapéutico u otra intervención de tipo educacional, puede no ser considerada como una acción kinésica (APTA 1995).

CAPÍTULO 3
ESPECTRO ELECTROMAGNÉTICO

1. ESPECTRO ELECTROMAGNÉTICO

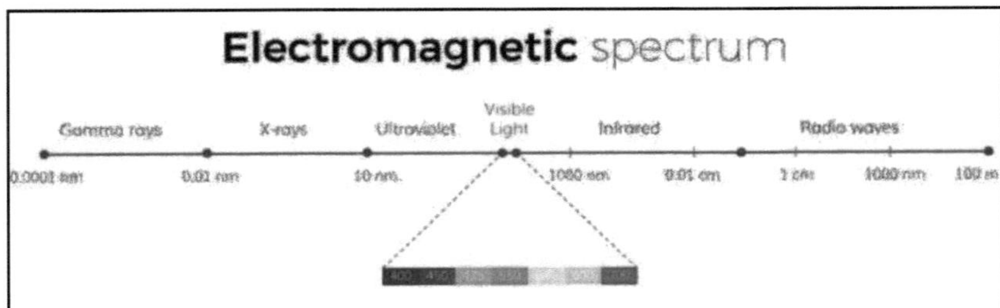

El Espectro electromagnético constituye una representación de todas las radiaciones electromagnéticas, ordenadas de acuerdo con su longitud de onda y frecuencia. Este Espectro de radiaciones se compone una vasta cantidad de ondas, las que abarcan desde las ondas de radio hasta los rayos gamma (χ). Estas ondas no difieren en su esencia, sino que sólo en su frecuencia y longitud de onda, pues todas van a tener igual velocidad.

Conviene señalar que toda sustancia con una temperatura superior al cero absoluto (-273°C) emitirá energía radiante.

Todas las radiaciones electromagnéticas son movimientos ondulatorios formados por campos eléctricos y magnéticos variables, pero también se les considera radiaciones compuestas por "partículas" o cuantos de energía llamados Fotones. Un campo eléctrico corresponde a la fuerza eléctrica de partículas cargadas dirigida a otras partículas (se dibujan en términos de líneas de fuerza atractivas o repulsivas), mientras que un campo Magnético se define como la fuerza magnética de una partícula eléctrica en el espacio que la rodea y que actuará sobre otras partículas. El espectro electromagnético puede clasificarse en ondas de altas frecuencias o radiaciones electromagnéticas y ondas de bajas frecuencias o campos electromagnéticos.

La luz visible, que forma parte del espectro electromagnético, es energía emitida por cargas eléctricas vibrantes en el interior de los átomos y forma parte de la gran familia de las ondas electromagnéticas. Dentro del espectro visible por el ojo humano, la luz roja es la de menor frecuencia y de mayor longitud de onda, mientras que la luz violeta es la que posee la mayor frecuencia, pero su longitud de onda es pequeña. Los colores rojo-naranjo-amarillo-verde-azul-violeta las radiaciones que podemos captar con mayor facilidad.

Tabla 1. Espectro Electromagnético

Longitud de Onda	Frecuencia (Hz)	Nombre Onda	Uso Médico
0.0001-0.01	3.0×10^{21}	**Rayo Cósmico**	Desconocido
0.01-0.14	2.14×10^{16}	**Rayo Gamma**	Radioterapia
0.14-120	5.9×10^{15}	**Rayos X**	Diagnóstico y Tratamiento
180-280	1.03×10^{15}	**UVC (UV lejano)**	Diagnóstico y Tratamiento.
280-315	9.0×10^{14}	**UVB (UV cercano)**	Diagnóstico y Tratamiento
280-400	7.5×10^{14}	**UVA (UV cercano)**	Diagnóstico y Tratamiento.
400-800	3.75×10^{14}	**Luz visible**	Desconocido
632	4.74×10^{14}	**Láser Frío**	Aumento actividad celular (aún se investiga)
800-1500	2.0×10^{14}	**IR corto cercano**	Calor Superficial
1500-15000	2.0×10^{13}	**IR largo lejano**	Calor Superficial
$1.5 \times 10^{4} - 1 \times 10^{9}$	3.0×10^{8}	**Microondas**	Calor Profundo
$1 \times 10^{9} - 3 \times 10^{9}$	10^{8}	**Radar**	Desconocido
$3 \times 10^{9} - 30 \times 10^{9}$	10^{7}	**Onda Corta (diatermia)**	Calor Profundo
$30 \times 10^{9} - 300 \times 10^{9}$	10^{6}	**Onda Larga (diatermia)**	Calor Profundo
$300 \times 10^{9} - 30 \times 10^{12}$	10^{4}	**Emisión**	Desconocido

Tabla 1. A mayor frecuencia es menor la longitud de onda y a la inversa, mientras que a mayor longitud de onda menor es frecuencia.

MICHAEL FARADAY

Señalaba que se podía inducir un campo eléctrico en cualquier región del espacio donde existiese un campo magnético variable en el tiempo. La magnitud de este campo eléctrico inducido sería proporcional a la rapidez con que variaría el campo magnético. La dirección de este campo eléctrico inducido es siempre perpendicular al campo magnético variable

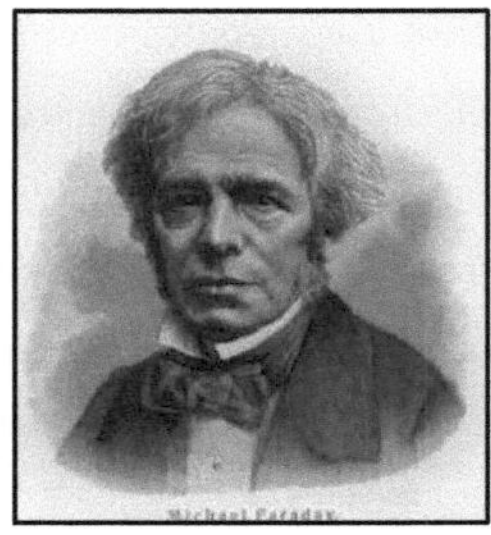

(Fenómeno de Inducción Eléctrica). Hay que recordar que los campos Eléctricos y Magnéticos son perpendiculares entre sí.

JAMES CLERK MAXWELL

Generó un campo Magnético a partir de un campo magnético variable. La magnitud de este campo magnético inducido también es proporcional a la rapidez con que cambia el campo eléctrico. La dirección del campo magnético inducido es perpendicular al campo eléctrico variable.

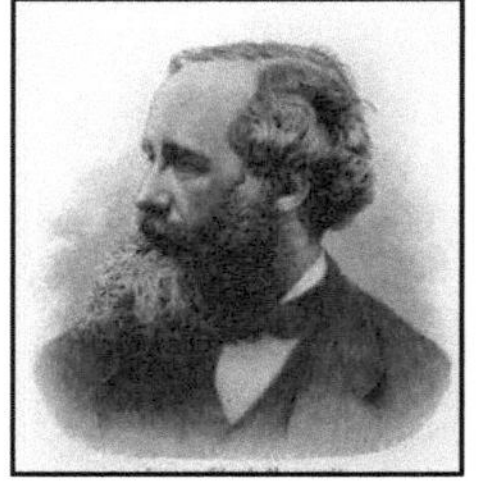

2. TEORÍAS QUE EXPLICAN LA EMISIÓN Y TRANSMISIÓN DE ENERGÍA

A. TEORÍA CUÁNTICA.

Planteada por MAX PLANCK, premio Nobel 1918. Esta teoría postula que la radiación (energía radiante) está compuesta por unidades de energía que corresponden a los *"Cuantos"*, a los que se les denominó Fotones. El Fotón es la unidad más pequeña de energía radiada y es generado por movimientos moleculares de alta velocidad que se relacionan con colisiones moleculares. Cada Fotón posee y transporta una determinada cantidad de energía, por lo que la energía sumada de los Fotones que componen una determinada onda es proporcional a su frecuencia. Por lo tanto, las diferencias de energías entre las distintas radiaciones dependen de sus frecuencias; entonces se pude inferir que a mayor frecuencia mayor es la energía que contiene la radiación.

Estas conclusiones fueron obtenidas por PLANK lo que le significó obtener el premio Nobel en 1918, además demostró que la energía de una radiación era igual a la frecuencia (ciclos/seg) multiplicada por una constante denominada constante de PLANCK (K) y que equivale a 6.6256 x 10^{-34} Joules/seg.

$$\textbf{Energía = f x K}$$

B. TEORÍA DE LAS ONDAS ELECTROMAGNÉTICAS

Señala que radiación se transmite por movimientos ondulatorios en forma de campos eléctricos y magnéticos que varían en el tiempo y se propagan por el espacio. Bajo esta teoría la propagación de un campo eléctrico implica necesariamente una

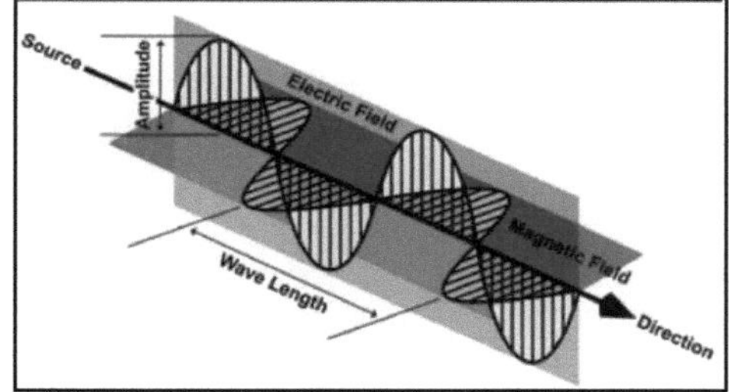

propagación de un campo magnético, y viceversa. Las radiaciones con longitudes de onda baja tienen altas frecuencias, mientras que las que poseen longitudes de onda mayores muestran frecuencias bajas.

Según lo expuesto por ambas teorías es posible afirmar que la frecuencia de una onda determinará la profundidad de penetración en los tejidos biológicos (una mayor frecuencia implica una energía más alta y por consiguiente una mayor penetración). En cuanto radiaciones con altas frecuencias (ejemplo: rayos UV o rayos X) es posible afirmar que sus partículas electromagnéticas (fotones) poseen suficiente energía como para romper los enlaces químicos. Esta destrucción es conocida como *"ionización"* y ese es el motivo por el cual aquella porción del espectro es denominada como radiación ionizante.

A frecuencias más bajas (ejemplo: luz visible, ondas de radio, microondas) la energía de los fotones es insuficiente como para provocar la destrucción de los enlaces químicos y por esta razón dicha parte del espectro se conoce como radiación no ionizante.

De este modo, en términos de posibles efectos biológicos, podemos clasificar el espectro magnético en:

(1) La parte Ionizante: donde puede acontecer un daño químico directo (Rayos X, UVC)

(2) La parte No Ionizante: la que se divide a su vez en;

(a) Una porción de radiación óptica; donde puede ocurrir excitación de electrones (Luz visible, Infrarrojo, UVA)

(b) Una porción donde las longitudes de onda son más pequeñas que el cuerpo y pueden provocar calentamiento por corrientes inducidas (Microondas)

(c) Una porción donde las longitudes de onda son mayores que el cuerpo y el calentamiento por corrientes inducidas ocurre en raras ocasiones (ondas de radio de baja frecuencia).

3. ONDA

Una onda corresponde a una vibración (movimiento) en el tiempo y espacio, en forma de un movimiento ondulatorio a una velocidad constante característica del medio en que ocurra el movimiento.

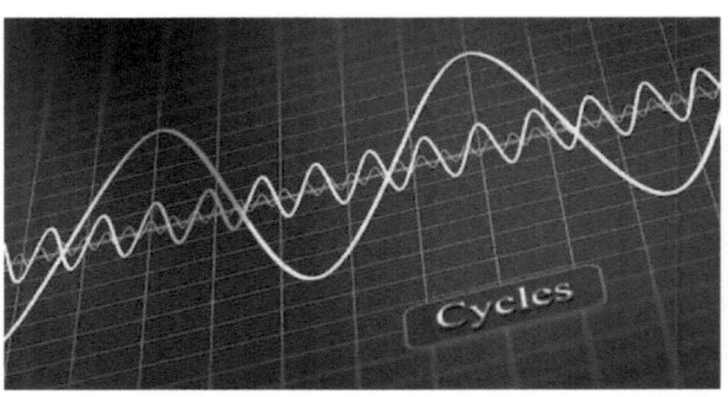

Se entiende por movimiento ondulatorio una perturbación ocurrida en un punto del espacio, que se propaga a través de la materia por medio de ondas (mecánicas, electromagnéticas etc.), por lo tanto, corresponde a una transferencia de energía de un lugar a otro.

Las ondas requieren medios de transmisión (como el agua o el aire) en los cuales con susceptibles a sufrir efectos como compresiones y rarefacciones (dilataciones). En el caso de las ondas electromagnéticas, no necesitan un soporte material de propagación, por lo que pueden transmitirse en el vacío. Además, tienen la facultad de propagarse por medios transparentes (agua, vidrio, aire) y algunas incluso penetran los tejidos y atraviesan los metales, tal es el caso de los rayos X y rayos gamma (χ).

Existen dos tipos de onda; Ondas Transversales (como las ondas de agua, diatermia, infrarrojo, corrientes de interferencia, ondas generadas por cuerdas de violín) y Ondas Longitudinales (como los ultrasonidos).

Las partes que componen una onda cualquiera son: su Amplitud, su Cresta o Cima, su Longitud de Onda y su valle. La *longitud de onda (λ)* es la distancia entre dos cimas o crestas consecutivas de la onda. Se mide en unidades de distancia (metros, cm, etc.). La *amplitud (A)* es la distancia que hay entre el punto de inflexión de la onda y la cresta o cima. La *frecuencia (f)* está dada por el número de crestas o cimas que atraviesan un punto determinado en un segundo. La frecuencia se mide en Hertz (1 Hz = 1 ciclo/seg.).

4. FORMAS EN QUE SE VE AFECTADA LA ENERGÍA RADIANTE
(RADIACIONES ELECTROMAGNÉTICAS)

a. La energía radiante puede ser reflejada por el medio:

Al incidir una energía de una partícula u onda sobre la frontera que separa dos medios, esta energía en vez de atravesar dicho medio será reflejada.

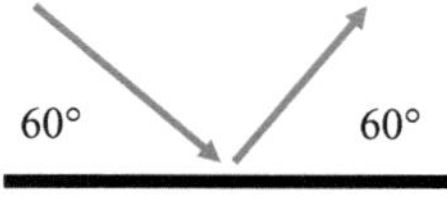

En la reflexión, el ángulo de incidencia es igual al ángulo reflejado

b. Puede ser refractada por el medio:

Esto implica un cambio de dirección de la onda al cruzar el límite entre dos medios diferentes y que tienen distintas velocidades de propagación.

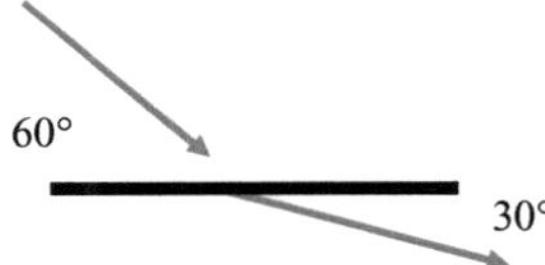

c. Puede penetrar en el medio:

Este concepto se refiere a que la onda alcanza cierto grado de profundidad en el medio.

d. Puede ser absorbida

A medida que la energía penetra en el medio es absorbida. En lo que respecta a lo tejidos biológicos, cuando al absorber más energía se produce una menor penetración (esto sucede a raíz de que los tejidos biológicos son medios no homogéneos y actúan como filtro).

DIFRACCIÓN

Este concepto se debe a la reflexión y refracción de pequeñas partículas caracterizadas por pequeñas longitudes de onda y que atraviesan medios no homogéneos. Estas partículas son reabsorbidas parcialmente por ciertas sustancias y son reemitidas a lo largo de longitudes de onda visibles. Este fenómeno se denomina **Fluorección** *(Fluorecencia)*.

En el campo biológico, las ondas de distintas longitudes de onda provocan diferentes efectos, estando la magnitud de tal efecto determinado por la cantidad de energía que es absorbida por el tejido, o sea, para ocasionar efectos biológicos sólo es eficaz la energía absorbida **(Ley de GROTTUS DRAPPER).**

5. LEYES QUE DETERMINAN LA DOSIS DE ENERGÍA RADIADA QUE PUEDEN RECIBIR LOS TEJIDOS

Primera Ley: Ley del Inverso Cuadrado

"La intensidad de las ondas varía inversamente con el cuadrado de la distancia" (a mayor distancia es menor la intensidad)

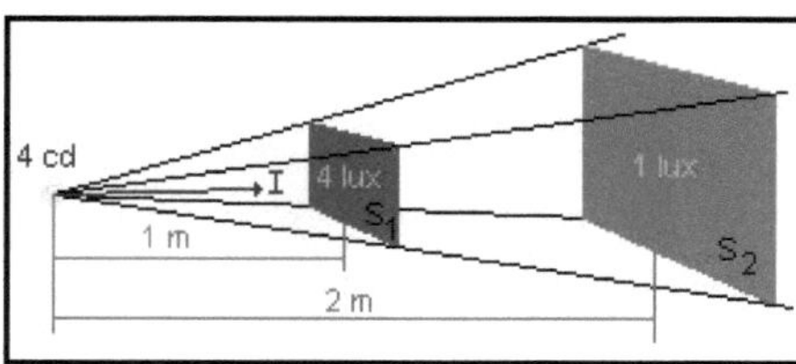

$$I = 1/D^2$$

Segunda Ley: Ley del Coseno

"La máxima absorción de energía radiante ocurre cuando la fuente emisora está en ángulo recto (perpendicular) a la superficie blanco"

$$COS\ ABC = AB/BC$$

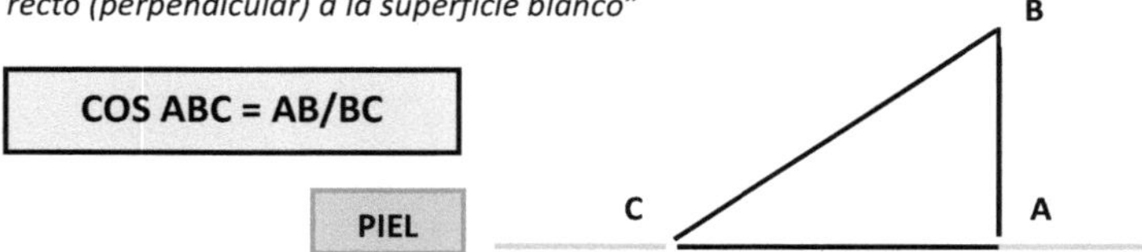

Tercera Ley: Ley de Reciprocidad de Bunsen-Roscoe

"La intensidad y duración de la dosis de energía radiante son inversamente proporcionales"

$$\text{Efecto} = I\ (\text{Intensidad}) \times t\ (\text{tiempo})$$

Cuarta Ley: Ley de Arnold Schultz

Esta ley explica los efectos de la radiación electromagnética bajo niveles térmicos. Esta señala que *"un estímulo mínimo es necesario para iniciar la respuesta biológica, y el aumento en la intensidad de aquel estímulo mejorará la respuesta del tejido, pero si aquel estímulo sigue aumentando la probabilidad de ocasionar daño también es cada vez mayor"*

Efectos de las Radiaciones Electromagnéticas

Los efectos fisiológicos de las radiaciones electromagnéticas se dividen en **Térmicos** como es el caso de los infrarrojos, onda corta, microondas y **No Térmicos** como los rayos UV, láser, onda corta pulsátil. El efecto térmico que se produce en los tejidos se debe a 3 causas: *movimiento iónico, rotación polar y nube electrónica* (el movimiento iónico es el que genera más calor). En el caso de los efectos no térmicos se plantea que este tipo de energía

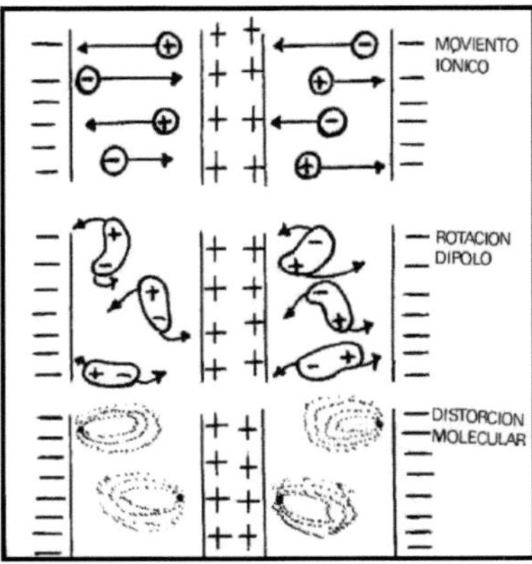

causa cambios a nivel celular, modificando la función de la membrana y su permeabilidad, además favorecería las uniones químicas acelerando o disminuyendo los procesos biológicos. Este efecto generaría también cambios conformacionales de proteínas promoviendo el transporte a través de la membrana y acelerando la síntesis y utilización de ATP.

CAPÍTULO 4
TERMO FÍSICA Y BIOFÍSICA DE LA TERMORREGULACIÓN

Los Kinesiólogos son los profesionales encargados de favorecer o disminuir la acción de ciertos procesos de reparación o daño tisular mediante la aplicación de agentes físicos como el calor y el frío, los que suelen ser útiles para contrarrestar el dolor e inflamación. Por lo tanto, es nuestro deber ser capaces de determinar los potenciales beneficios o injurias de ambos agentes basándonos en el conocimiento físico y fisiológico de ellos.

1. CONCEPTOS BÁSICOS

A. MATERIA

Denominamos materia a todo aquello que podemos percibir con nuestros sentidos, es decir, todo lo que podemos ver, oler, tocar, oír o saborear lo consideramos materia. Recibe el nombre de *"cuerpo"* la porción de la materia delimitada por fronteras definidas, y el conjunto de varios cuerpos constituyen un **Sistema material**. Existen distintas formas de materia y cada una de ellas 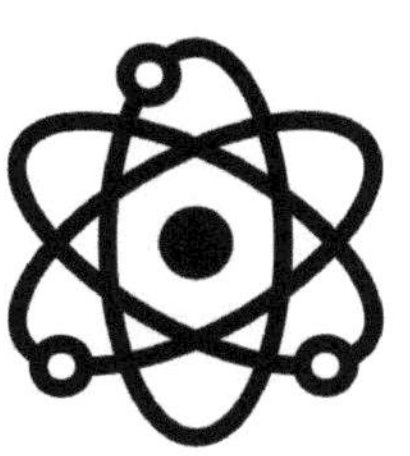 (que constituyen a los cuerpos) recibe el nombre de **Sustancias**. Las propiedades generales de la materia son la **Masa** y el **Volumen**. La Masa es la propiedad de la materia que nos permite determinar la cantidad de materia que posee un cuerpo y puede medirse en libras, gramos, etc. (en el sistema internacional de medición (S.I) la masa se mide en kilogramos). Es importante no confundir el *"Peso"* con la masa; la masa de un cuerpo no varía (sin importar el lugar donde este se encuentre), mientras que el Peso (fuerza con la que la tierra atrae a un cuerpo) cambia de un lugar a otro, sobre todo con las alturas. El Volumen representa la cantidad de espacio que ocupa la materia y que no puede ser ocupado por otro cuerpo. Se mide habitualmente en litros o metros cúbicos (mtr^3)

La materia está constituida por moléculas que se agitan continuamente, por lo tanto, posee energía cinética. Sin embargo, los elementos de la materia contienen también energía potencial.

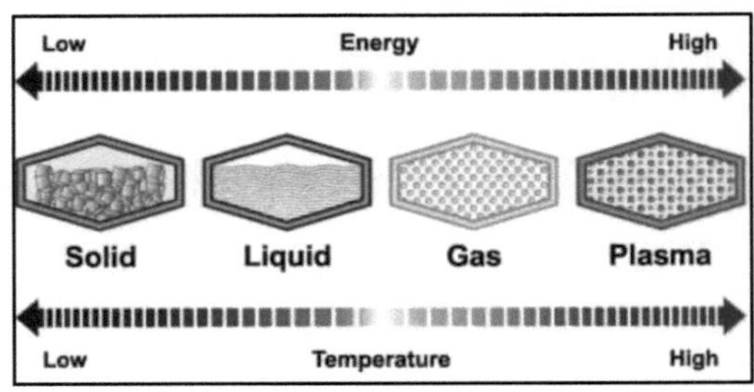

La materia presenta formas distintas o estados (sólido, líquido, gaseoso o plasma), los cuales no son fijos y dependen de la temperatura.

Estado gaseoso: aquí las fuerzas intermoleculares son muy débiles por lo que las moléculas no se unen entre sí, sino que están separadas moviéndose al azar. Al gas no tiene una forma ni volumen fijo.

Sólido: se caracterizan por tener un volumen y forma determinada, son indeformables. Las fuerzas intermoleculares son muy intensas y las partículas están ordenadas espacialmente.

Líquido: Las fuerzas intermoleculares son lo bastante intensas como para impedir que las partículas que forman el líquido se separen, pero no constan de suficiente poder para mantenerlas fijas, además como su forma no está establecida pueden adaptarse a las características de recipientes. La periferia del líquido está rodeada por moléculas más firmemente adheridas (tensión superficial), mientras que las que se ubican más internamente poseen mayor movilidad, pues sus uniones son mucho más débiles.

B. ENTROPÍA

Este concepto fue introducido por primera vez gracias a R.J. Clausius a mediados del siglo XIX, además formuló el principio para la segunda ley de la termodinámica: *"No es posible ningún proceso cuyo único resultado sea la transferencia de calor desde un cuerpo frío a otro más caliente"*. Basándose en este principio introdujo el concepto de ***Entropía***, que es una medición de las *"restricciones"* que existen para que un proceso se lleve a cabo y determina la dirección de dicho proceso. Para clarificar más este concepto se propone el siguiente ejemplo:

Imaginemos una caja de madera con tres compartimentos y dos restricciones (dos tablillas de madera que se interponen entre las divisiones de la caja). En cada división encontramos un tipo de bolitas de diferente color; en la primera bolitas rojas, en la segunda amarillas y en la tercera de color azul. Ahora si quitamos la primera restricción ocurre la mezcla entre las bolitas rojas y amarillas, y si intentamos colocar nuevamente la primera restricción será muy difícil que las bolitas queden nuevamente organizadas por color. En el caso que retiremos la segunda restricción el *desorden* entre las bolitas aumenta por lo que resultará más complejo aún volver a organizarlas por color, por lo tanto, la Entropía de este sistema ha aumentado al ir retirando las restricciones, pues se tenía un orden al inicio del proceso que desapareció al final (ya no existe orden).

Entonces el concepto de entropía es una medida de desorden de la energía de un sistema o falta de grados de restricción.

Por lo tanto, un sistema, cualquiera este sea, que presente interacción entre los cuerpos que lo componen, existe tendencia a generar entropía o desordenar la energía que este posee.

Los sistemas biológicos se comportan según la idea de que la energía ordenada tiende a desordenarse (mayor entropía). Los seres humanos extraen energía del medio más *"entrópico"* para aumentar su organización o disminuir su entropía. Es importante destacar que la muerte de un sistema vivo implica la pérdida de transformación de energía.

C. TEMPERATURA Y CERO ABSOLUTO

La temperatura es la medición o valor descriptivo que nos indica la cantidad de calor de un objeto.

Cuando un objeto se siente caliente, los átomos de su interior se están moviendo rápidamente en direcciones aleatorias, mientras que cuando se siente frío, los átomos se mueven lentamente. De este modo nuestro cuerpo interpreta ese movimiento atómico en forma de frío o calor.

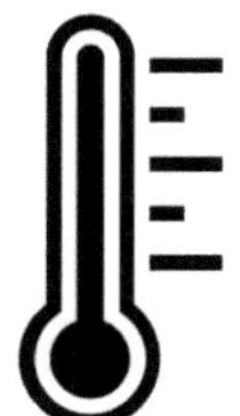

Al parecer no existiría un límite para la elevación de la temperatura, pero a medida que el movimiento de los átomos se reduce la energía cinética de ellos tiende a cero. Al seguir reduciendo la temperatura llega un momento que los átomos se detienen completamente, por lo tanto, la temperatura llega a un límite inferior el cual se conoce como **CERO ABSOLUTO**. En este punto ya no es posible extraer la energía ni reducir más la temperatura. El cero absoluto equivale a **-273,15°C**. El movimiento atómico se interpreta en grados, para lo cual existen cuatro escalas de temperatura: **(1)** *Celsius (°C)*, es la más utilizada y divide las temperaturas en 100 grados, en la cual 0º C representa el punto de congelación y 100º C el punto de ebullición del agua a la presión atmosférica normal, **(2***) Fahrenheit (°F)*, empleada en U.S.A, **(3***) Kelvin o escala Absoluta (°K)*, utilizada en investigación y **(4)** *Rankin (°R)*, también empleada en investigación pero menos conocida. Como las escalas Fahrenheit y Celsius son las más empleadas, existen fórmulas de conversión de temperatura para pasar de una escala a otra, así:

$$\boxed{°C = 5/9 \times (°F - 32)} \quad \boxed{°F = (9/5 \times °C) + 32} \quad \boxed{°C = °K - 273}$$

D. LEYES DE LA TERMODINÁMICA

Primera Ley: *"La energía no se crea ni se destruye sólo se transforma"*. Cuando un sistema recibe calor, este se transforma en una cantidad igual de alguna otra forma de energía. Cualquier actividad mecánica, química o eléctrica produce algo de calor

Segunda Ley: *"El calor jamás fluye de forma espontánea de un lugar frío a un objeto caliente"*

E. CALOR

Al colocar dos objetos de diferentes temperaturas (uno frío y otro caliente) llegarán a un estado de equilibrio alcanzando la misma temperatura transcurrido un tiempo. Esta energía que se transfiere de un cuerpo a otro debido a una diferencia de temperatura se denomina Calor.

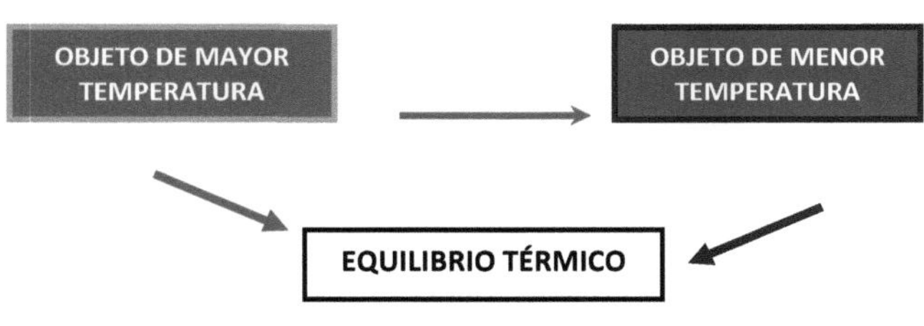

(Energía Cinética + Energía Potencial)

Respecto a los estados de la materia en relación con su movimiento interno, los gases poseen una temperatura proporcional a su elevada energía cinética (mayor movimiento genera más energía), mientras que los líquidos y sólidos al tener menos libertad traslacional de sus moléculas poseen mayor energía potencial.

Tabla 2. Percepción de Calor y Frío en el baño corporal

FAHRENHEIT °F	PERCEPCIÓN	CELCIUS °C
32-55	Extremadamente Frío	1-13
55-65	Frío	13-18
65-80	Fresco	18-27
80-92	Tibio	27-33.5
92-96	Neutro	33.5-35.5
96-98	Tibio	35.5-36.5
98-104	Caliente	36.5-40
104-113	Extremadamente Caliente	40-45
113-115 (máx.)	Insoportable	45-46 (máx.)

Se denomina "cantidad de calor", al calor necesario para producir un cambio de temperatura.

Unidades en que se mide el calor:

Caloría: es la cantidad de calor que se requiere para elevar la temperatura de un gramo de agua en 1°C (1 caloría = 4.187Joules).

Kilocaloría: es la cantidad de calor requerido para elevar la temperatura de un kilogramo de agua en 1°C.

B.T.U. (unidad térmica británica): es la cantidad de calor necesario para cambiar la temperatura de una libra en 1°F.

F. CALOR ESPECÍFICO (o capacidad calórica específica)

El calor específico es la cantidad de calor necesaria para elevar en 1° la temperatura de una unidad de masa de una sustancia. El calor específico varía de una sustancia a otra, pues las diferentes sustancias absorben energía de formas distintas.

La cantidad de calor (Q) absorbido o cedido por un cuerpo, dependerá de su masa (m), calor específico (C) y variación de temperatura ($\Delta°T$) (temperatura final – temperatura inicial):

Cuando un cuerpo es sometido a una fuente de calor, una parte de esa energía hace aumentar la rapidez traslacional de las moléculas, mientras que otra es absorbida y conlleva a acelerar la rotación y vibración interna de dichas moléculas. Además, una tercera parte de energía genera el estiramiento de los lazos intermoleculares y se almacena como energía potencial, por lo tanto, tenemos tres fenómenos:

- Translación molecular (temperatura medible).
- Aceleración de la rotación y vibración interna (temperatura no medible).
- Estiramiento de lazos intermoleculares y depósito de energía potencial (temperatura no medible).

Tabla 3. Calor específico de algunos elementos

ELEMENTO	CALOR ESPECIFICO (KJ/Kg/1ºC)
AGUA	4.185
AIRE	1.01
COBRE	0.402
MERCURIO	0.14

PARAFINA	2.7
CUERPO (Conjunto)	3.56
PIEL	3.77
GRASA	2.3
MÚSCULO	3.75
HUESO	1.59
SANGRE	3.64

G. EXPANSIÓN TÉRMICA

La materia se expande cuando se calienta (mayor separación y movimiento de sus átomos) y se contrae cuando se enfría (menor movimiento de sus átomos y más cercanos entre sí). El concepto de *densidad* resulta relevante para comprender lo que es la expansión térmica. La densidad se refiere a la cantidad de masa por unidad de 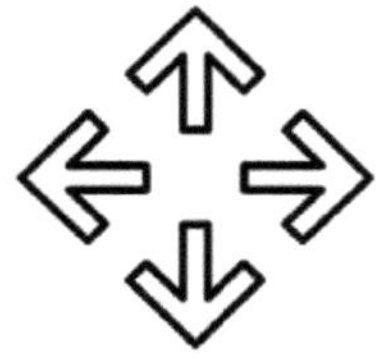 volumen y matemáticamente se define como el cociente entre la masa y el volumen (D = M/V). La densidad se expresa en términos de gramos/cm^3 o kilogramos/mtr^3. (Hay que recordar que la densidad del agua es 1gr/cm^3). El concepto de expansión térmica se refiere a los cambios de densidad de una sustancia. La materia se expande cuando se calienta y se contrae cuando se enfría.

H. DENSIDAD DEL AGUA

Una rareza del agua es que en estado sólido (hielo) flota y que su máxima densidad (cuando pesa más) es a los 4°C. A medida que el vapor de agua se enfría se va contrayendo hasta ocurrir en algún momento la condensación, luego el agua líquida sometida a frío se sigue contrayendo hasta los 4°C, pero al alcanzar esta temperatura comienza  a dilatarse a pesar de que se siga enfriando. Entonces a los 4°C (cuando el agua está más compacta) se puede decir que el agua tiene el mínimo volumen y por lo tanto una mayor densidad. Si seguimos enfriando el sistema a los 4°C, la dilatación comienza a ser paulatina (lo que va ocasionando un descenso de la densidad) hasta que se congela a los 0°C (32°F) donde la dilatación es abrupta, por lo que ocupa su mayor volumen y posee su menor densidad, esto ocasiona la flotación del hielo. Al revés, a los 0°C (32°F) al calentar el agua, comienza a contraerse (va aumentando su densidad), llegando hasta los 4°C donde termina de contraerse y alcanza su mayor densidad. Luego al continuar incrementando la temperatura

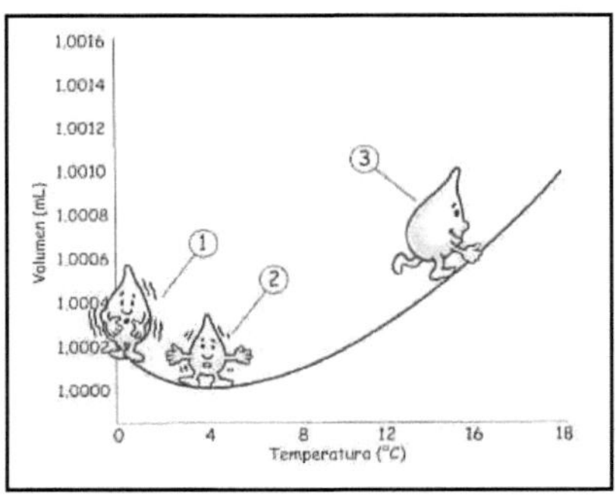

comienza nuevamente a expandirse, de modo que su densidad comienza a disminuir y que continúa hasta los 100°C. Por lo tanto, el agua tiene su mínimo volumen y máxima densidad a los 4°C, mientras que su volumen es máximo y su densidad mínima a los 0°C.

El hecho de que el hielo flote, hace que los cuerpos de agua (como mares, lagos y lagunas) no se congelen desde abajo, pues esto los convertiría en enormes bloques sólidos incapaces de albergar seres vivos.

I. CONDENSACIÓN Y EVAPORACIÓN

Para que el agua pueda pasar por los diferentes estados (líquido, sólido, gaseoso) se deben producir los fenómenos de *condensación*, para el paso de líquido a sólido y el de *evaporación* para el paso de líquido a gas. En el caso de la condensación se produce una pérdida de energía cinética y se dice que la materia almacena la energía, entonces es un calentamiento de la sustancia. La evaporación implica la ganancia de energía cinética y como este proceso libera energía se dice que es un enfriamiento de la sustancia. Ambos procesos (condensación y evaporación) están en constante equilibrio y se llevan a cabo al mismo tiempo. Entonces si la evaporación supera a la condensación, ocurrirá un enfriamiento de la materia (ejemplo: pérdida de calor a través del sudor), mientras que si la condensación supera a la evaporación se producirá un calentamiento de la sustancia (ejemplo: condensación de tejido graso que permite almacenar calor).

J. EBULLICIÓN - CONGELACIÓN

Es importante hacer la diferencia entre evaporación y ebullición, pues son términos que la gente confunde. La evaporación se produce a cualquier temperatura y afecta a la superficie del líquido lo que no cambia su apariencia tranquila, mientras que la ebullición se produce a una temperatura determinada, conocida como punto de ebullición (es el momento en que la presión de vapor del líquido dependiente de la temperatura y del tipo de líquido iguala a la presión atmosférica). El proceso de ebullición se lleva a cabo bajo la superficie del líquido afectándolo por completo y que se acompaña de la formación de burbujas que ascienden a la superficie y escapan al ambiente. Este proceso se efectúa en forma tumultuosa a diferencia de la evaporación. La ebullición es dependiente de la temperatura y presión del medio.

A medida que los cuerpos comienzan a condensarse por una disminución de su temperatura se acercan cada vez más al su punto de congelación, punto en el cual las moléculas ya no se están moviendo, aunque no se han detenido por completo (cero absoluto) y no emiten energía.

2. TRANSFERENCIA DE CALOR

Es ser humanos está expuesto tanto a variaciones de su temperatura interna como a cambios de la temperatura del ambiente. Debido a que el hombre es un organismo Homeotermo debe mantener más o menos constante su temperatura interna, esto es a 37°C. La temperatura constante se mantiene gracias al hipotálamo que cumple la función de termostato y compara la temperatura que tenemos en los distintos momentos con la temperatura ideal que debiéramos tener. Tanto en el hipotálamo como en la piel existen receptores térmicos. Los receptores de la piel (calor y frío) son los primeros en detectar los cambios de la temperatura superficial. Los receptores del hipotálamo (receptores centrales) son los que captan la temperatura de la sangre. El hipotálamo integra ambas informaciones (temperatura proveniente de receptores cutáneos y de la sangre) para evaluar la temperatura promedio que se tiene y en caso de que sea diferente a la ideal (37°C), distribuye la información para gatillar procesos de pérdida o ganancia de calor para que la temperatura se mantenga constante. La temperatura corporal depende del equilibrio de dos procesos: (1) la producción de calor mediante las funciones que tienen lugar en el organismo (Termogénesis) y (2) la pérdida de energía térmica desde el cuerpo hacia el exterior (Termólisis). Existen tres en que se genera calor en el organismo:

- Metabolismo (produce calor en reposo y en ejercicio)
- Actividad muscular
- Hormonas: Catecolaminas (a corto plazo) y Tiroideas (a largo plazo)

Respuestas del organismo ante el frío

- Actividad Muscular (en forma de tiritones, puede ser voluntario o involuntario)
- Vasoconstricción cutánea (lo que permite redistribuir el flujo de sangre)
- Liberación de catecolaminas
- Liberación de Tiroxina (T4) (su respuesta es a largo plazo, es una hormona termogénica, demora en actuar debido a que opera con el núcleo de la célula)

Hormonas Tiroideas (T3 y T4): El proceso para dar origen a estas hormonas es sencillo; el yodo ingresa a nuestro organismo como *yoduro* a través de la dieta, luego es captado por la glándula tiroides donde debe ser transformarse en *yodo neutro* gracias a la acción de peroxidasas. El yodo neutro se une luego a 1 o 2 moléculas de **Tiroglobulina** (proteínas sintetizadas por las propias células tiroideas) formando así la **Mono** o **Diyotirosina**. Varias Mono o Diyodotirosinas forman las hormonas tiroideas T3 (**Triyodotironina**) o T4 (**Tiroxina**), para luego 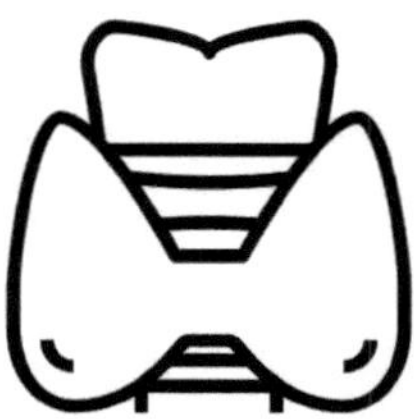 salir al torrente sanguíneo. Las hormonas tiroideas (T3 y T4) no circulan libres, sino que lo hacen unidas a proteínas como la *Albumina, TBPA y TBG*. Las hormonas son metabolizadas a nivel hepático.

Para la secreción de T4 se produce la siguiente secuencia: El Hipotálamo libera la **TRH** (hormona liberadora de tirotrofina) que alcanza la glándula Hipófisis en su región anterior a través del sistema Porta-Hipofisiario (gran red de vasos sanguíneos) donde existen receptores sensibles a la TRH. Al efectuarse la unión receptor-TRH se produce la liberación de **TSH (Tirotropina)** hacia la sangre con el objetivo de ser captada por la glándula tiroides, la cual posee receptores sensibles a la Tirotropina. Al ocurrir la unión de los receptores de la glándula con la Tirotropina se produce la liberación de T4 a la sangre.

Cuando los niveles de T4 aumentan en la sangre se efectúa una inhibición vía retroalimentación negativa de la secreción de TRH, por parte del Hipotálamo, y de TSH por la glándula Hipófisis (Hipófisis anterior).

- Acción calorigénica (incremento de la tasa metabólica)
- Taquicardia
- Metabolismo de hidratos de carbono, colesterol y proteínas
- Estimulación del músculo esquelético (genera calor)

El calor producido en el organismo es eliminado o transferido al ambiente a través de cuatro mecanismos:

a) *Radiación:* es la transferencia de calor de un objeto a otro sin estar en contacto directo (ejemplo: Radiación solar).

b) *Conducción:* es la transferencia de calor de un objeto a otro estando en contacto.

c) *Convección:* es la transferencia de energía mediante ondas calóricas.

d) *Evaporación:* es la transferencia de calor por la vaporización del sudor en la piel y del agua en los pulmones (espiración).

e) Por el método de radiación se produce el 60% de la pérdida calórica total, mientras que por conducción y convección un 15%, y por evaporación un 25% (estos porcentajes son aproximados y varían con la temperatura ambiental).

El Kinesiólogo puede a través de su vasto arsenal terapéutico buscar la forma de transmitir calor a una zona afectada, utilizando la conducción, convección y radiación.

Conducción: es el método de transmisión de calor de un lugar a otro por sucesivas colisiones moleculares (proceso lento). Físicamente hablando las moléculas no se desplazan, pero la energía generada por los choques moleculares sí (ejemplo: Mano temperada al tomar un metal frío; el movimiento molecular de la mano (rápido) se pone en contacto con el movimiento molecular lento del metal, de este modo la energía de la mano se transfiere al metal incrementando su temperatura.

Tabla 4. Calor transformado por conducción

MATERIAL	Conductividad Térmica (cal/seg.) x (cm^2 x °C/cm)
PLATA	1.01
ALUMINIO	0.5
HIELO	0.005
AGUA (20 ºC)	0.00014
HUESO	0.0011
MÚSCULO	0.0011
GRASA	0.0005
AIRE	0.000057

Ejemplos de Agentes Físicos por conducción: - *baños de parafina – compresas calientes – compresas frías* (efecto inverso).

Los buenos conductores térmicos son buenos conductores eléctricos, sin embargo, no se deben confundir los tipos de conductividad. La conductividad eléctrica depende de la unión entre los electrones y átomos de una sustancia (atracción de los electrones al núcleo atómico), lo que implica el movimiento de electrones, mientras que la conductividad térmica de la estructura de los electrones en la molécula y como estos electrones reaccionan a la energía por cambios de temperatura, no habiendo una reacción por afinidad de iones positivos o polaridad.

La velocidad con que el calor pasa de un material a otro en el tiempo depende;

- k = conductividad térmica del material
- A = área en contacto
- G = gradiente térmico entre los 2 elementos en contacto (superficie caliente y superficie fría, $t_1 – t_2$)
- T = tiempo de interacción
- D = grosor del material

Convección: es el método de transferencia de calor mediante el cual las moléculas se mueven de un lugar a otro (proceso rápido). Ejemplo de agente físico por convección: - *Fluidoterapia – Hidroterapia*

Radiación: método en el cual la transmisión de calor se efectúa por medio de ondas electromagnéticas. En un objeto caliente, las cargas de los átomos oscilan a gran velocidad emitiendo energía en forma de ondas electromagnéticas, la que es proporcional a la temperatura. Los cuerpos de bajas temperaturas (baja energía) emiten a mayores longitudes de onda, en cambio los objetos de altas temperaturas (alta energía) lo hacen a longitudes de onda menores.

Es conveniente señalar que tanto la absorción como la emisión dependen no sólo de la temperatura, sino que también de la naturaleza y características de la superficie del cuerpo. La absorción y reflexión son procesos opuestos. Los objetos con una gran absorción poseen poca reflexión de la energía, pero tienen una alta emisión (ejemplo: camiseta negra).

Ejemplos de agentes físicos por radiación: - *Infrarrojo – Ultravioleta.*

CAPÍTULO 5
PRINCIPIOS ELÉCTRICOS DE LA ACTIVACIÓN NEUROMUSCULAR

Es importante tener ciertos términos físicos en consideración para comprender mejor el fenómeno de electroestimulación:

- *Resistencia eléctrica*: definida como la oposición que ofrece un cuerpo al flujo de corriente que intenta pasar a través de él. Se relaciona directamente con el voltaje (ΔV) en la **LEY DE OHM** (ΔV = I (corriente) x R (resistencia)). Según esta característica los materiales se clasifican en conductores, semiconductores o aislantes. Los materiales difieren en su capacidad para conducir la corriente eléctrica, mientras menor sea la resistividad (propiedad intrínseca del material), mayor será el flujo de corriente a un voltaje dado. En un circuito la resistencia es considerada como el elemento de control del flujo de corriente.

$$I = \frac{V}{R}$$

Donde

I = intensidad
V = voltaje
R = resistencia

- *Capacitor o Condensador*: es un aparato compuesto por dos placas metálicas (superficies conductoras) separadas por un dieléctrico (aislante, no conductor). su función es la de almacenar cargas eléctricas. Si las dos placas cargadas eléctricamente se encuentran separadas por un dieléctrico, lo único que existirá entre ambas será la influencia de atracción a través de aquel aislante. La cantidad de carga por volt que un capacitor puede almacenar es la Capacitancia que equivale al cociente entre la carga (Q) dividida por el voltaje (V) y se mide en microfaradios, entonces: C = Q/V

No debe fluir carga de una placa a otra, pues entonces el capacitor está descompuesto, sólo debe generarse una fuerza de atracción a través del dieléctrico.

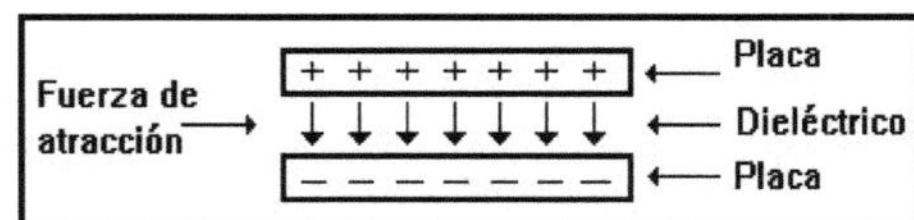

1. CONCEPTOS

a) **_Batería:_** es energía química que potencialmente funciona como energía eléctrica. La electricidad almacenada en la batería ocurre mediante un proceso electroquímico basado en una reacción química de oxidación/reducción lo que permite acumular la energía eléctrica como energía química. Esta reacción es reversible, de modo que la energía química es devuelta por la batería como electricidad.

b) **_Voltaje:_** es la fuerza que tiene un generador eléctrico, en otras palabras, es la intensidad que genera el sistema, la cantidad de energía que tiene. No es un valor absoluto, sino que la diferencia entre la carga eléctrica de los polos positivo (+) y negativo (-) del generador. Sinónimos de voltaje son: diferencia de potencial (ΔV) y fuerza electromotriz. Se mide en Voltios (V).

c) **_Corriente eléctrica_**: es el flujo de carga eléctrica que pasa por un conductor. Los electrones (é) van siempre de un punto de mayor potencial eléctrico a uno de menor potencial. Su unidad de medida es el Amperio (A) y se representa por media de la letra I.

d) **_Carga eléctrica:_** es una propiedad de la materia proporcional a la cantidad de electricidad que posee una partícula. Capacidad de los elementos de ganar o perder electrones (é). La carga puede ser almacenada, lo que se denomina voltaje, o movilizada, lo que se denomina corriente.

e) **_Dieléctrico:_** es la propiedad que tiene un material de ser un aislante eléctrico. Un buen dieléctrico es un pésimo conductor. Debido a ciertas propiedades intrínsecas de la materia (a nivel subatómico) los buenos conductores eléctricos lo son también del calor, mientras que los malos conductores (o dieléctricos) también lo son del calor (ejemplos de dieléctricos: mica, vidrio, aire).

Para consideración hay que recordar que siempre el flujo de corriente (carga) se mueve siempre de polo positivo (+) a polo negativo (-). Esto ha sido establecido por convención o acuerdo. En términos eléctricos las cargas son sólo los electrones, mientras que si hablamos de fluidos las cargas están representadas por los iones.

2. MEMBRANA CELULAR

La membrana celular de una célula animal típica está compuesta por un 50% de lípidos y un 50% de proteínas, pero como las proteínas son más voluminosas existen cerca de 50 lípidos por cada una de estas moléculas. El 75% de los lípidos corresponden a fosfolípidos (lípidos que

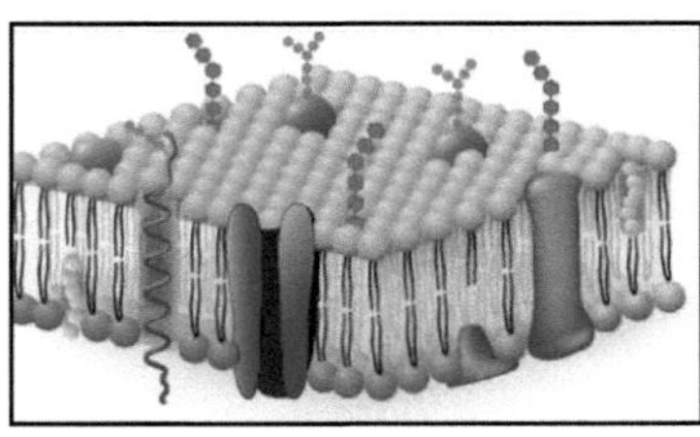

contienen fósforo), mientras que las proteínas que constituyen la membrana son de dos tipos:

(1) ***Proteínas Integrales:*** cruzan la membrana y aparecen a ambos lados de la capa de fosfolípidos, siendo la mayor parte de ellas Glicoproteínas (proteínas con uno o varios monosacáridos)

(2) ***Proteínas Periféricas***: sólo están unidas a la superficie externa o interna de la bicapa lipídica.

Proteínas de Membrana

a) ***Canales:*** proteínas que actúan como poros por los que determinadas sustancias pueden entrar o salir de la célula. *(proteínas integrales).*

b) ***Proteínas Transportadoras:*** proteínas que cambian su morfología para dar paso a determinados productos (se unen a iones u otras moléculas, luego cambian su configuración y mueven la molécula que se les ha unido al otro lado de la membrana).

Las proteínas transportadoras utilizan la *Difusión Facilitada*, es decir, mueven los iones o moléculas en dirección del gradiente químico o eléctrico lo que no requiere gasto de energía. También emplean el *Transporte Activo,* moviendo las sustancias en contra de los gradientes químicos o eléctricos lo que necesita gasto de energía. Esta energía es suministrada de la hidrólisis de ATP por acción de moléculas llamadas ATPasas.

Algunas proteínas de transporte son *Uniportadoras*, es decir, transportan una sola sustancia, por otro lado, existen las *Simportadoras,* que requieren la unión de más de una sustancia con la proteína de transporte, y las *Antiportadoras* corresponden a las que intercambian una sustancia por otra (ejemplo: bomba de sodio-potasio ATPasa).

BOMBA SODIO-POTASIO ATPasa: cataliza la hidrólisis de ATP en ADP, energía que se emplea para retirar de la célula 3 Sodios (Na^{+2}) e introducir 2 Potasios (K^+) por cada ATP hidrolizado (se dice que tiene una relación de acoplamiento de 3:2, además de ser Electrogénica, pues mueve 3 cargas positivas hacia fuera y 2 positivas hacia dentro). Su actividad se ve afectada por las hormonas tiroideas, Aldosterona e Insulina, las que aumentan la actividad de la bomba. Por otro lado, la Dopamina en el riñón la inhibe dando lugar a la Natiuresis, además se ve afectada por los segundos mensajeros como AMPc o DAG.

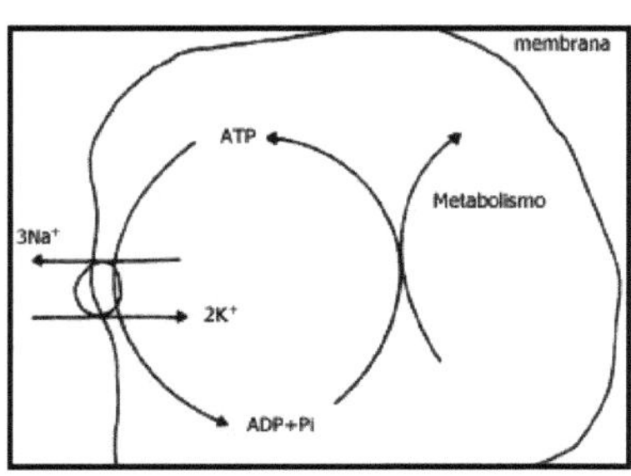

c) **Receptores:** proteínas que reconocen determinadas moléculas a las que se unen o fijan. Pueden identificar una hormona, un neurotransmisor o nutrientes (la molécula que se une al receptor se llama ligando) *(proteínas integrales)*.

d) **Enzimas:** proteínas catalizadoras de reacciones en la superficie de la membrana *(proteínas integrales o periféricas)*

e) **Anclajes del Citosol:** proteínas que se encuentran en el citosol de la membrana y sirven para fijar los filamentos del citoesqueleto. *(Proteínas periféricas).*

CITOSOL: es la porción del citoplasma que carece de estructura y constituye su parte líquida. Recibe este nombre por su aspecto fluido. En él se encuentran las moléculas necesarias para el mantenimiento celular.

3. FISIOLOGÍA DE LA MEMBRANA

La función de la membrana es proteger el interior de la célula frente al líquido extracelular y permitir la entrada de nutrientes, iones u otros materiales específicos.

GRADIENTE ELECTROQUÍMICO

Se debe a que el número de iones (partículas cargadas) del líquido extracelular es diferente del citosol. En el líquido extracelular los iones de más relevancia son el sodio (Na^{+2}) y el cloro (Cl^-), mientras que en el interior de la célula predomina el potasio (K^+). Como resultado de lo anterior existe una diferencia de potencial eléctrico a través de la membrana (Potencial de Membrana) que se mide en voltios. El voltaje de las células vivas es entre - 50 a – 90mV (milivoltios) y está expresado negativamente pues el interior es más negativo que el extracelular. El potencial de membrana de la neurona equivale a – 70mV y el de la fibra muscular - 90mV.

PERMEABILIDAD SELECTIVA

Es la capacidad de la membrana de regular la entrada y salida de materiales, permitiendo la entrada de unos y restringiendo la de otros. Se dice que la membrana es permeable cuando permite el paso, más o menos fácil, de una sustancia. Esta permeabilidad depende de varios factores relacionados con las propiedades fisicoquímicas de las sustancias:

- **Carga:** moléculas cargadas y iones no pueden pasar en condiciones normales a través de la membrana. Sin embargo, algunas sustancias cargadas pueden pasar por los canales proteicos o mediante la ayuda de proteínas transportadoras.

  CANALES: están llenos de agua por donde pueden pasar sustancias polares o cargadas eléctricamente y que no son capaces de atravesar la capa de fosfolípidos.

- **Solubilidad en los lípidos:** las sustancias que se disuelven en los lípidos (moléculas hidrófobas, no polares) penetran fácilmente la membrana pues esta se compone de abundantes fosfolípidos.

- **Tamaño:** las moléculas de gran tamaño no atraviesan la membrana, sólo un pequeño grupo de moléculas no polares son capaces de atravesar la capa de fosfolípidos.

Por lo tanto, la membrana celular es un aislante de las cargas, es decir, un perfecto dieléctrico, además los canales que actúan como poros corresponderían a las resistencias del modelo. Incluso se puede aseverar que la membrana se comporta como una batería, pues posee partículas cargadas (iones) en su interior.

Las moléculas siempre se mueven desde áreas de alta concentración a zonas de baja concentración siguiendo un Gradiente Electroquímico; los cationes (partículas cargadas positivamente) se desplazan a áreas negativas, mientras que los aniones (partículas cargadas negativamente) lo hacen a áreas positivas.

El potencial de membrana en reposo dependerá de dos factores; primero la permeabilidad selectiva de la membrana al Sodio (Na^{+2}) y Potasio (K^+) y segundo el gradiente de concentración.

4. POTENCIAL DE ACCIÓN

Estado de despolarización de la membrana (esta despolarización inicial debe ser igual o superior a 15mV para alcanzar – 55mV, nivel que si se alcanza o sobrepasa genera la despolarización de alta velocidad). El punto donde se produce el cambio de velocidad (-55mV) se llama nivel de disparo o umbral. Al alcanzar este nivel se produce un ascenso brusco y una caída rápida, lo que se

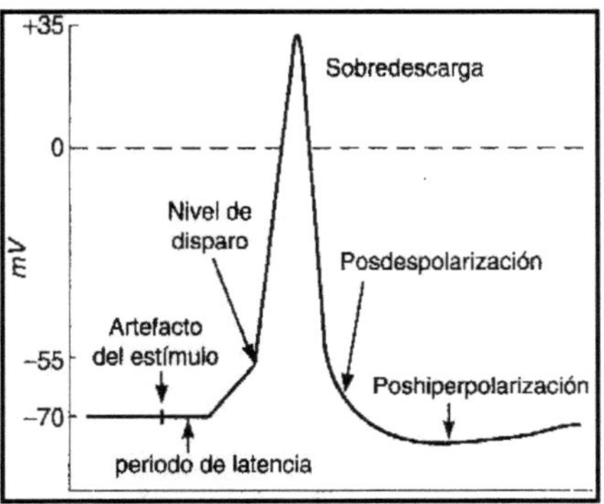

denomina *Potencial de Espiga*. Luego de la espiga sobreviene la *Posdespolarización* seguida de una *Poshiperpolarización*.

La intensidad de corriente despolarizante siempre producirá un potencial de acción (impulso) si llega al umbral o nivel de disparo, no importa si lo sobrepasa o lo alcanza con lo justo, siempre se desencadenará un potencial de acción en el umbral.

Dentro del potencial de espiga podemos encontrar los dos períodos refractarios:

Período Refractario Absoluto (PRA): se extiende desde el umbral (nivel de disparo) hasta el primer tercio de la repolarización. En este período ningún estímulo, por más fuerte que este sea, podrá excitar al nervio

Período Refractario Relativo (PRR): acontece desde el tercio inicial de la repolarización hasta la Posdespolarización. Aquí los estímulos mayores a los normales podrán excitar al nervio.

La membrana está polarizada en reposo, con cargas positivas (+) en el exterior y cargas negativas (-) en el interior, pero durante el potencial de acción la polaridad se invierte. El flujo iónico que acontece durante el potencial de acción es el siguiente:

Un aumento leve del potencial de membrana en reposo (menor a 7mV) promueve la salida de potasio (K^+) y la entrada de cloro (Cl^-) para restaurar el valor del potencial de reposo negativo (- 70mV). Pero cuando la despolarización supera los 7mV, los conductos de sodio (Na^{+2}) con compuertas de voltaje comienzan a abrirse a gran velocidad. Al alcanzar el umbral (nivel de disparo 55mV) la cantidad de sodio (Na^{+2}) que ingresa es tan grande que las fuerzas repolarizantes se ven superadas. Esta entrada creciente de sodio (Na^{+2}) comienza a declinar desde los 0mV (isopotencial), pues a partir de este punto comienza a invertirse el gradiente eléctrico del sodio (Na^{+2}) lo que dificulta su entrada a la célula. Este hecho favorece la repolarización pues los conductos de sodio han entrado a un estado de *Inactivación*.

La apertura de los canales de Potasio (K+) con compuertas de voltaje (hay que recordar que el potasio se encuentra en el interior de la célula) favorece la repolarización ayudando a extraer cargas positivas del interior de la célula.

5. ESTIMULACIÓN ELÉCTRICA DE LOS NERVIOS PERIFÉRICOS

El propósito final de la electroestimulación es inducir en la célula por medio de una corriente externa un potencial de acción, atravesando así la membrana que las envuelve, esto mediante el cátodo (-) que repolariza y el ánodo (+) que despolariza.

CAPÍTULO 6
NERVIOS PERIFÉRICOS

1. INTRODUCCIÓN

Un nervio periférico está compuesto de fibras nerviosas (axones) de diferentes tamaños, siendo estos mielínicos o amielínicos, y cuya función es la transmisión de los impulsos desde o hacia el Sistema Nervioso Central (SNC).

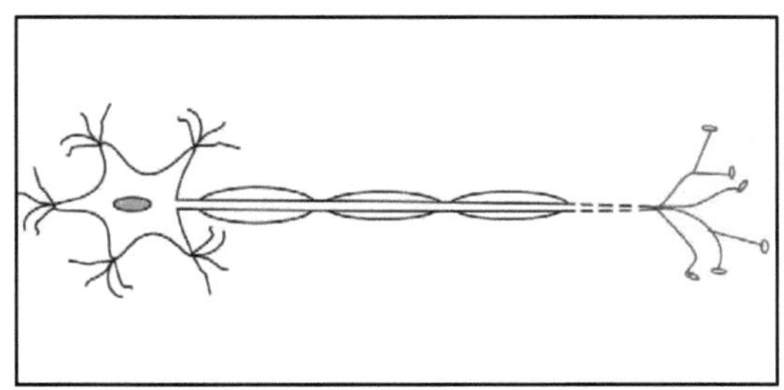

Recordando una neurona típica: presenta 5 a 7 procesos llamados *Dendritas*, un *Axón* que se divide en ramas terminales que terminan en *Botones sinápticos* (también llamados Botones Terminales o Telodendrones Axonales). Estos botones contienen pequeñas vesículas que almacenan el transmisor sináptico (neurotransmisor). El Axón puede o no estar mielinizado. La mielina es un complejo lipoproteico formado por *células de Schwann* que envuelve el axón excepto en sus terminaciones y en los *Nodos de Ranvier* (las células de Schwann sirven como aislante entre las fibras motoras y autonómicas de las sensitivas). En los axones mielinizados se produce la *Conducción Saltatoria*, efectuada de un nodo de Ranvier a otro. Esta conducción es 50 veces más rápida que las más veloces de las fibras no mielinizadas, por lo tanto, la conducción del impulso nervioso es proporcional con el contenido de mielina. Otro factor importante en la conducción del impulso es el tamaño neuronal, las fibras nerviosas de mayor diámetro conducen a mayores velocidades que las más pequeñas.

Los nervios periféricos cumplen la función de unir el cordón espinal con la periferia (tronco y extremidades). Existen 31 nervios raquídeos (8 cervicales, 12 torácicos, 5 lumbares, 5 sacros y 1 coccígeo), los que abandonan el canal vertebral por los agujeros intervertebrales. Los nervios periféricos se conocen como nervios mixtos, pues están compuestos tanto de fibras (neuronas) sensitivas, motoras y autonómicas. Sin embargo, existen aquellos que contienen sólo fibras sensitivas (nervios sensitivos), mientras que no hay nervios periféricos completamente motores o autonómicos. En los nervios mixtos los axones sensitivos van por la periferia, los axones motores más cercanos al centro y los axones autonómicos ocupan el centro del nervio. Esto es de gran utilidad para determinar cuál es el grado de compresión de un nervio en clínica, las compresiones leves sólo afectan la sensibilidad de la región del nervio afectado, compresiones más severas comprometen la sensibilidad y además los músculos inervados por dicho nervio, y el caso más grave es cuando sumado a la falta de sensibilidad y control muscular sobrevienen signos autonómicos (ejemplo: sudoración). Las fibras nerviosas (neuronas) que forman un nervio periférico se clasifican de acuerdo con su tamaño y otras características funcionales.

Tabla 5. Fibras Nerviosas de los Nervios Periféricos

TIPO DE FIBRA	DESIGNACIÓN POR NÚMERO	FUNCIÓN	TAMAÑO (μm)	MIELINA	VELOCIDAD DE CONDUCCIÓN (mseg)
Aα	Ia	Propiocepción, Estiramiento (Husos) y motoras a las fibras musculares.	12 - 22	(+)	70 – 120
	Ib	Órgano Tendinoso de Golgi	12 - 22	(+)	70 – 120
Aβ	II	Presión, Estiramiento (Husos), tacto y sentido de Vibración	5 - 12	(+)	30 - 70
Aχ	II	Motoras a Husos musculares	2 - 8	(+)	15 - 30
Aδ	III	Algunas terminaciones del Dolor, Temperatura y Tacto	1 - 5	(+)	5 - 30
B	-	Axones preganglionares simpáticos	< 3	(+)	3 - 15
C	IV	Dolor, Temperatura, Mecanorreceptores, Axones posganglionares simpáticos (motores a músculo liso)	0.1 – 1.3	(-)	0.6

Las fibras nerviosas sensitivas y motoras poseen en promedio una proporción de fibras amielínicas/mielínicas de 4:1 (por cada 4 fibras amielínicas, 1 mielínica). Las estructuras que soportan a los nervios periféricos son las células de Schwann (mielina), el tejido conectivo y los vasos sanguíneos.

Se conocen tres partes de la envoltura del tejido conectivo de un nervio (de afuera a dentro):

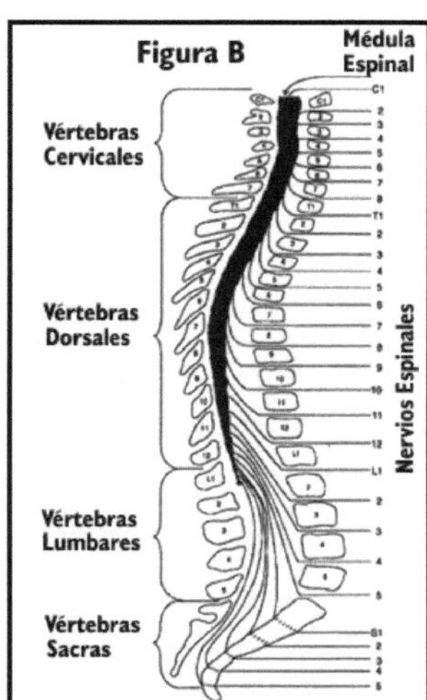

1. *Epineuro:* Gruesa vaina externa, compuesta por tejido conectivo laxo. Contiene los vasos sanguíneos y linfáticos. Le da al nervio su aspecto y consistencia de cordón, separándolo de los tejidos vecinos. Su función es la de absorber impactos disipando las fuerzas cuando el nervio es sometido a presión o traumas.

2. *Perineuro:* Capa delgada de tejido conectivo que rodea un grupo de axones. Es una región elástica y la más sensible del nervio. El perineuro mantiene la presión intrafasicular, actúa como una barrera de difusión bidireccional y es una resistencia pasiva a la elongación del nervio.

3. *Endoneuro:* Envoltura más interna de tejido conectivo que rodea a cada axón en forma individual. Esta capa contiene las capas de células de Schwann y el fluido endoneural que constituye el ambiente interno de cada fibra nerviosa.

La irrigación de los nervios periféricos es por medio de un sistema vascular desarrollado. El Epineuro posee vénulas y arteriolas longitudinales, las que tienen inervación simpática. Adquieren una orientación oblicua poco antes de alcanzar el Perineuro.

2. MÉDULA ESPINAL

Se extiende desde el foramen magno hasta L1 o L2, midiendo aproximadamente 45 cm en el hombre y 42 cm en la mujer. En su porción inferior se forma el cono medular que mediante el *Filum Terminale* (formado por la Piamadre y células gliales) se fija al cóccix y permite anclar la médula espinal. La médula está cubierta por las tres capas meníngeas; de adentro hacia afuera son **la Piamadre, Aracnoides y Duramadre.**

PIA MADRE: se divide en dos capas; la **Pía Intima**, adherida a la superficie de la médula, y la **E pipía**, que lleva los vasos sanguíneos a la médula.

Entre la Piamadre y la Aracnoides se encuentra el espacio subaracnoideo que contiene *líquido cefalorraquídeo* (LCR), mientras que entre la Aracnoides y Duramadre yace el espacio subdural que posee venas anastomóticas.

La médula espinal (corte transversal) está formada por una porción central en forma de H llamada *sustancia Gris* y otra periférica llamada *sustancia Blanca*. La sustancia gris se divide en tres cuernos (astas o columnas); anterior, intermediolateral y posterior, y es la que contiene los cuerpos de las fibras nerviosas (neuronas). La sustancia blanca contiene los tractos (funículos) de fibras nerviosas, siendo estos también tres; anterior (motor), lateral (dolor y temperatura) y posterior (tacto y propiocepción). Ambas mitades de la médula se conectan por medio del *Tabique Medio dorsal* y la *Fisura Mediana Anterior*. A medida que se asciende desde los segmentos sacros a los cervicales la sustancia blanca va aumentando. Existen dos clasificaciones de la sustancia gris; la antigua (antes 1952) y la de Rexed (luego de 1952).

CLASIFICACIÓN ANTIGUA

1. ***Asta o Cuerno posterior:*** recibe axones provenientes de los ganglios de las raíces dorsales.

   GANGLIO DE LA RAÍZ DORSAL: neurona sensitiva que aparece en las raíces dorsales poco antes de llegar al agujero intervertebral y contiene los nervios sensitivos que ingresan al Asta posterior

2. ***Asta o Cuerno intermediolateral:*** presente sólo en los segmentos torácicos y lumbares altos. Contiene los cuerpos de las fibras nerviosas (neuronas) del sistema nervioso simpático.

3. ***Asta o Cuerno anterior:*** contiene los cuerpos celulares de las neuronas motoras

4. ***Zona intermedia:*** (región donde se unen ambas mitades de sustancia gris) aquí yacen un gran número de interneuronas.

CLASIFICACIÓN DE REXED (después de 1952)

Rexed realizó una división de la sustancia gris en 10 láminas:

Lámina	Terminología antigua
I	Núcleo Posteromarginal
II	Sustancia Gelatinosa de Rolando
III y IV	Núcleo propio
V	Cuello del Cuerno posterior
VI	Base del Cuerno posterior
VII	Zona Intermedia
VIII	Núcleo Comisural
IX	Cuerno anterior
X	Comisura gris

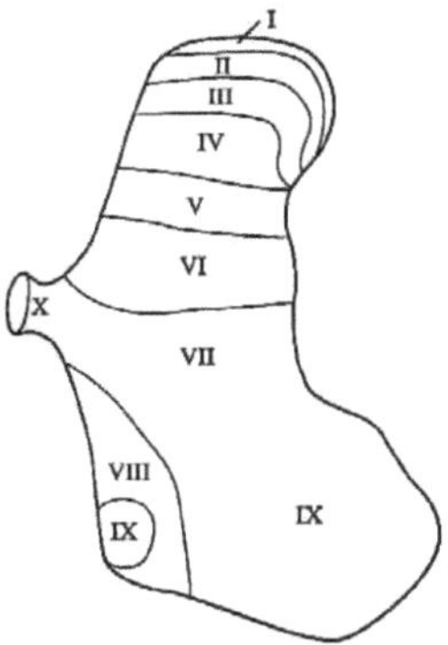

Las láminas I a IV se relacionan con la sensibilidad Exteroceptiva. Las láminas V a VI se vinculan a la propiocepción y estímulos cutáneos. La lámina VII actúa como relevo del Mescencéfalo y Cerebelo. La lámina VIII modula la actividad motora mediante las motoneuronas gammas (χ), contiene motoneuronas alfa (α) grandes y gammas (χ) pequeñas. La lámina IX es una columna adicional de las motoneuronas alfa (α).

3. NERVIOS SENSITIVOS y MOTORES

Los cuerpos de los nervios sensitivos proceden de los ganglios de las raíces dorsales. Las neuronas sensitivas son neuronas bipolares (neuronas fusiformes con un proceso, axón y dendrita, en cada extremo de la célula) y envían un axón hacia la médula y otro a la periferia finalizando en la piel, músculos y cápsulas articulares. Muchas terminan en forma de receptores como los de *Pacini* y *Órganos Tendinosos de Golgi*.

Los cuerpos celulares de las motoneuronas se localizan en las Astas anteriores de la médula espinal. Todas las motoneuronas terminan en un músculo y pueden dividirse en alfa (α) y gamma (χ). Existen dos tipos de motoneuronas alfa (α); las *Tónicas*, de más lenta conducción, y las *Fásicas*. También diversidad de gamma (χ) motoneuronas; las *Estáticas* y las *Dinámicas*.

En la lámina IX (clasificación de Rexed) se localizan las **células de RENSHAW**, adyacentes a los cuerpos celulares, axones y dendritas de las motoneuronas alfa (α). Estas células son estimuladas por las por las motoneuronas alfa (α) que se activan en un determinado movimiento e inhiben a otras motoneuronas alfa relacionadas por medio de un neurotransmisor, la Glicina.

Se dice que la organización de las motoneuronas alfa (α) en la médula es somatotópica, pues las que inervan los músculos flexores se encuentran en una ubicación más dorsal, mientras que las que inervan a los músculos extensores yacen más ventral (anterior). Los músculos del tronco se ubican en la porción más medial del Asta anterior 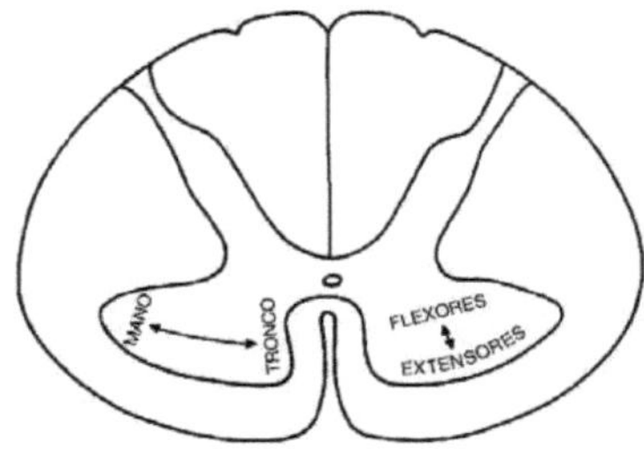

y la musculatura más distal (como la de las manos) ocupa una porción más lateral dentro del Asta anterior.

4. DIRECCIÓN DE PROPAGACIÓN DEL IMPULSO

Los impulsos nerviosos (potenciales propagados o de acción) son la única forma en que las neuronas y otros tejidos excitables de comunicación y constituyen el lenguaje principal del Sistema Nervioso. Como vimos anteriormente los potenciales de acción se producen debido a cambios en la conducción de iones a través de la membrana celular. El impulso nervioso se transmite (se conduce) a través de los axones hasta sus terminales. Un axón puede conducir el impulso en cualquier dirección; existen dos tipos de propagación del impulso, la **Propagación Ortodrómica**, en la que el impulso o potencial de acción viaja desde el soma de las neuronas (cuerpo de la neurona en este caso ubicado en la médula) hacia el sitio sináptico (ejemplo: placa motora), por lo tanto es una conducción que abandona la médula (es la forma de conducción más habitual), la ***Propagación Antidrómica,*** en la que el impulso viaja hacia la médula espinal desde la periferia (ejemplo: procedente de un receptor). La propagación Ortodrómica es la que se da en las fibras nerviosas motoras y autónomas. En el caso de las fibras sensitivas la conducción es hacia la médula, siendo Antidrómica u Ortodrómica desde el punto de vista que se considere. Al estimular la fibra nerviosa (electroestimulación) se originan dos impulsos a partir de la zona estimulada y que viajan en direcciones opuestas.

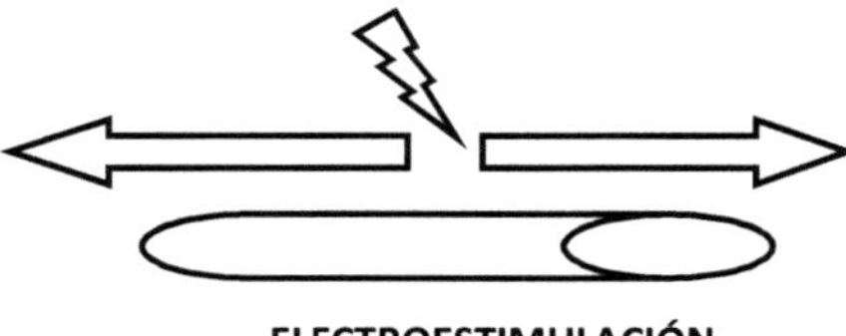

ELECTROESTIMULACIÓN

5. LESIONES DE NERVIOS PERIFÉRICOS

Las lesiones de los nervios periféricos son muy complejas por la imposibilidad de orden posterior a la injuria (hablamos después de un corte), aun utilizando microcirugía es difícil dejarlo como antes de la lesión. Los sitios frecuentes de estas lesiones son las extremidades. Actualmente existen dos clasificaciones de lesiones nerviosas basadas en la naturaleza de la afección de estas estructuras. Una clasificación es la **SEDDON** que reconoce tres grados de lesión de un nervio:

1. ***Neuropraxia:*** (compresión nerviosa) bloqueo de la conducción nerviosa en ausencia de daño estructural del nervio (axón intacto). Demora días a semanas en normalizarse.

2. ***Axonotmesis:*** (semicorte o corte parcial) pérdida de la continuidad axonal por lesión. Existe preservación de las vainas de tejido conectivo de sostén.

3. ***Neurotmesis:*** (corte completo) pérdida completa de la continuidad del nervio. Elementos neurales (axón) y vainas comprometidas. Los segmentos están físicamente separados. La recuperación funcional es incompleta.

NEURALIS (latín) = Nervio / **APRAXIA** (griego) = Ausencia de acción / **TMESIS** (griego) = Corte

La otra clasificación es la de **SUNDERLAND** que reconoce cinco grados de lesión nerviosa:

- *Grado 1:* existe un bloqueo temporal fisiológico (no se interrumpe la continuidad axonal). La conducción en el sitio proximal y distal a la región bloqueada es normal. Las tres vainas de tejido conectivo están intactas.

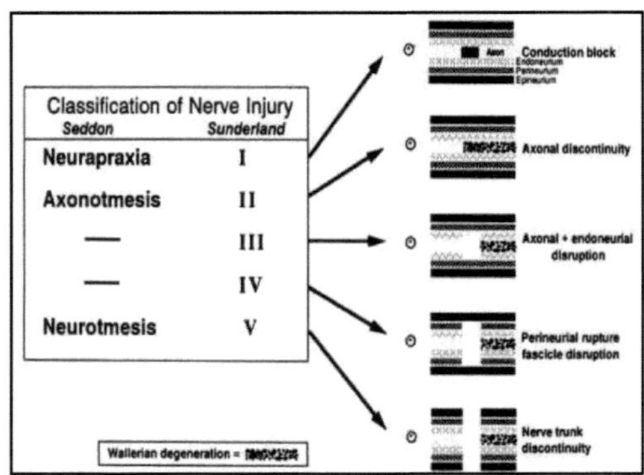

- *Grado 2:* se produce degeneración Walleriana (degeneración de la porción distal del axón inmediata después del corte; primero degenera el axón y luego la mielina es fagocitada por los macrófagos). Preservación del Perineuro y Endoneuro lo que permite algún grado de regeneración.

- *Grado 3:* pérdida de la continuidad de fibras nerviosas. El Endoneuro es discontinuo, mientras que el Perineuro y Edoneuro se conservan. Dificultad para regeneración axonal.

- *Grado 4:* los fascículos nerviosos se destruyen, las vainas Endoneural y Perineural son discontinuas. El crecimiento del axón en regeneración se bloquea por tejido fibroso de cicatrización (requiere reparación quirúrgica).

- *Grado 5:* pérdida completa de la continuidad del nervio.

6. PLASTICIDAD NEURONAL

Se define como la propiedad del sistema nervioso central (SNC) de modificar su funcionamiento y reorganizarse en compensación ante cambios ambientales o lesiones.

La plasticidad es un concepto que apareció no hace mucho. Se ha demostrado que después de una lesión las neuronas adyacentes al sitio de la injuria pueden reorganizarse para establecer sinapsis compensando en parte las que se perdieron debido al corte del nervio.

Por lo tanto, se producen nuevos brotes axónicos que crecen y alcanzan las zonas con los contactos sinápticos perdidos, de alguna forma para recuperar en parte la función perdida. Existen 2 tipos de recuperación:

a. Recuperación a Corto Plazo (4to día al 1er Mes)

- Absorción del Edema
- Absorción del Tejido Necrótico
- Apertura de vasos colaterales que irrigan la zona Isquémica
- Desenmascaramiento (áreas que poseen la función de la zona lesionada y que yacían dormidas comienzan a trabajar para recuperar dicha función)

b. Recuperación a Largo Plazo (ocurre en cualquier época de la vida)

- Crecimiento Dendrítico (SPROUTING); se establecen nuevas conexiones sinápticas lo que es mediado por el neurotransmisor N- Metil – D – Aspartato (NMDA).
- Reorganización Funcional; se efectúa de áreas adyacentes
- Participación de áreas vecinas u homólogas del hemisferio cerebral contralateral
- Desenmascaramiento

7. EXCITACIÓN NEURONAL

La excitación de las neuronas depende del tamaño neuronal (diámetro) y del tipo de estímulo. Es importante destacar que las neuronas son lábiles frente a estímulos externos, algunas se destruyen cambiando pequeños parámetros de su medio. La aplicación de pulsos rectangulares entrega todo el flujo de corriente en un mismo tiempo (son más agresivos), mientras que los pulsos sinusoidales entregan la intensidad en forma progresiva (menos agresivos).

MÉTODOS ELECTROFISIOLÓGICOS

Para realizar una electroestimulación intracelular se requiere un equipamiento especial (microscopios, amplificadores, micropipetas, microelectrodos, etc.). El microelectrodo se introduce dentro de la célula e induce una corriente dentro de ella.

En el caso de una electroestimulación extracelular se utilizan electrodos de superficie ubicados sobre la piel. Esta estimulación no requiere gran equipamiento. Este método actúa indirectamente sobre el nervio periférico (lo activa indirectamente atravesando los tejidos).

DIFERENCIAS Y SIMILITUDES DE AMBOS TIPOS DE ELECTROESTIMULACIÓN

La resistencia de la neurona al flujo de corriente depende del tamaño neuronal. Las neuronas pequeñas (de menor diámetro) poseen mayor resistencia al flujo de corriente.

Ambas neuronas (grandes y pequeñas) requieren el mismo voltaje absoluto para alcanzar su nivel de disparo (umbral). En cuanto a la estimulación intracelular, la corriente (Intensidad) es igualmente asumida por ambos tipos de neuronas. La estimulación extracelular está mayormente influenciada por la resistencia de la neurona (neuronas pequeñas mayor resistencia al flujo de corriente). Las neuronas pequeñas tienen cambios mayores de voltaje con la estimulación intracelular.

ESTIMULACIÓN EXTRACELULAR

La corriente no es igual en ambos tipos de fibras nerviosas; las neuronas pequeñas requieren menos flujo de corriente (Intensidad), por lo que el cambio de voltaje es diferente para ambos tipos de neuronas (recordar Ley de OHM: $\Delta V = I \times R$). La estimulación extracelular excita primero a las neuronas grandes y luego a las pequeñas. Las neuronas de mayor tamaño requieren menores cambios de voltaje para ser excitadas, por lo que a menor intensidad del estímulo son excitadas las neuronas grandes.

En resumen, la estimulación de las neuronas (bajo condiciones ideales) depende del diámetro del axón o del cuerpo celular., además la activación intracelular afecta primero a las neuronas pequeñas y luego a las grandes, mientras que la estimulación extracelular es de fibras nerviosas grandes a pequeñas.

IMPLICANCIAS CLÍNICAS

La electroestimulación busca entre otras cosas la sedación del dolor y generar contracciones musculares. Se afirma clínicamente que existe una Selectividad de Activación. Esto se traduce en que los pulsos de corta duración son suficientes para estimular a las fibras A Delta (δ), mientras que pulsos largos son necesarios para activar las fibras C. Esta activación selectiva trae como complicaciones la incapacidad de aplicar una corriente uniforme a las neuronas de los nervios periféricos. Además, tampoco resulta uniforme debido a que las fibras nerviosas más superficiales están sometidas a más carga que las más profundas. Otro factor que considerar es que el nervio es más excitable que el músculo.

CAPÍTULO 7
ELECTROESTIMULACIÓN NEUROMUSCULAR

Durante la electroestimulación ocurre un reclutamiento diferente a medida que se incrementa la intensidad de la corriente. El orden de respuesta es Sensorial, luego Motor y finalmente Doloroso (nocivo). La estimulación motora es sumamente relevante para el Kinesiólogo, pues esta le permite la activación y trabajo de uno o varios grupos musculares para la prevención, tratamiento y fortalecimiento. Por esta razón es indispensable el conocimiento neuromuscular básico.

1. UNIDADES MOTORAS

La unidad motora corresponde a la unidad básica del sistema neuromuscular. Se le considera como la motoneurona junto con todas las fibras musculares que ella inerva, siendo el número de fibras musculares por unidad motora variable. En los músculos de movimientos más finos (como los de las manos o los que rigen los movimientos oculares) la cantidad de fibras es menor, pero

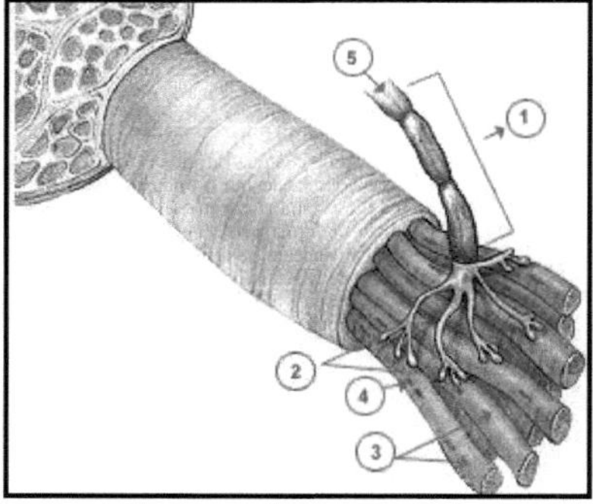

se reclutan mayor número de motoneuronas. Por otro lado, los movimientos más gruesos y toscos (movimientos posturales) reclutan menor cantidad de unidades motoras, pero éstas inervan a un mayor número de fibras.

Las unidades motoras se clasifican en *rápidas o lentas*, según sea el tipo fibra muscular a la cual inervan. Unidades motoras lentas se encuentran inervadas por motoneuronas pequeñas y lenta conducción (son las que reclutan movimientos que resisten la fatiga, utilizadas con mayor frecuencia). Unidades motoras rápidas poseen motoneuronas grandes y de rápida velocidad de conducción (se reclutan para los movimientos de esfuerzo, pero se fatigan con facilidad). Lo anteriormente expuesto se conoce como *"Principio del tamaño" de Henneman*. Las motoneuronas de gran diámetro logran mayor tensión, pero el tiempo que pueden mantener la máxima fuerza es pequeño y por lo tanto generan rápidamente fatiga, mientras que las motoneuronas de menor diámetro alcanzan menor tensión y logran mantener la máxima fuerza por más tiempo, además son resistentes a la fatiga. La producción de fuerza depende del número de fibras musculares por unidad motora. A medida que las necesidades de fuerza se van incrementando se van reclutando más y más unidades motoras.

Se destruye la inervación motora se produce Atrofia muscular o bien el músculo cae en un estado de excitabilidad anormal (aumenta la sensibilidad a la Acetilcolina circulante).

2. MÚSCULO

Podemos clasificar al músculo en tres tipos:

1. *Esquelético:* este compuesto por la masa muscular que reviste al esqueleto. Posee estriaciones transversales y no se contrae sin un estímulo nervioso (esto es en condiciones normales). Está bajo control voluntario. En este capítulo nos referiremos al músculo esquelético.

2. *Liso:* No posee estriaciones transversales, cubre las vísceras y funciona como sincitio (todas las fibras se contraen al mismo tiempo). Además, consta de un marcapasos que descarga de forma irregular.

3. *Cardiaco:* consta de estriaciones transversales, funciona como sincitio y se contrae rítmicamente por tener células marcapasos que descargan de manera irregular.

Los músculos tienen forma cilíndrica lo que les confiere características favorables para una mejor conductividad eléctrica, además no permiten la acumulación de cargas en los bordes. El diámetro promedio de los músculos varía de 50 a 200 micrómetros y la longitud de una de sus fibras puede llegar a alcanzar algunos centímetros.

El Músculo al igual que el nervio se ve reforzado por la presencia de tejido conectivo. El *Epimisio* es una densa capa de tejido conectivo que rodea al músculo por su parte externa. El *Perimisio* es un tipo de tejido conectivo más elástico que envuelve a los fascículos de fibras musculares. El *Endomisio* es la capa más interna del músculo formada por abundante colágeno y fibroblastos, y rodea cada fibra muscular (fibra extrafusal).

Estas vastas envolturas de tejido conectivo tienen la función de proporcionar resistencia, elongación pasiva, una red vascular y soporte para el músculo.

El músculo esquelético está formado por las fibras extrafusales (fibras musculares) que se disponen en paralelo. Durante la contracción muscular la fuerza de cada una de las células (fibras musculares) se suma. Cada fibra extrafusal es una célula multinucleada y se encuentra rodeada por una membrana plasmática o *Sarcolema*. Existen dos proteínas de suma

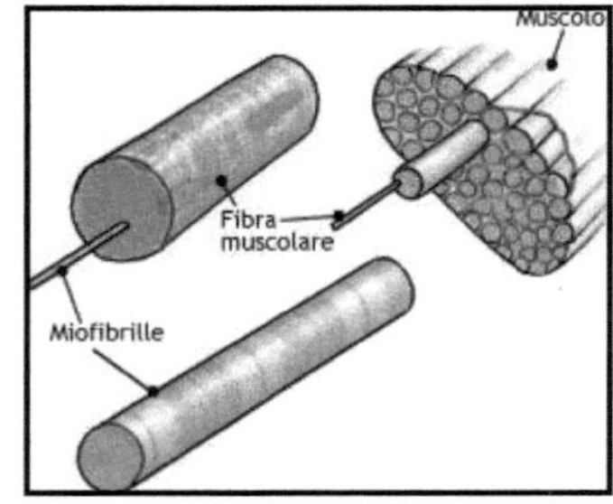

importancia que son la **ACTINA** y la **MIOSINA**, las que forman los **MIOFILAMENTOS**, que a su vez forman los **MIOFIBRILLAS** que componen la Fibra muscular, entonces:

ACTINA y MIOSINA → MIOFILAMENTOS → MIOFIBRILLAS → FIBRA MUSCULAR (fibra extrafusal). Finalmente, un conjunto de fibras musculares forma constituyen un músculo.

3. ESTRUCTURAS MICROMUSCULARES

En cuanto a la estructura micromuscular, las fibras musculares poseen estriaciones debido a la disposición de las **Bandas I** (bandas claras de Actina) y **Bandas A** (bandas oscuras de Miosina). La Banda I se encuentra dividida por la **línea Z**, mientras que la Banda A presenta en su interior una banda algo más clara

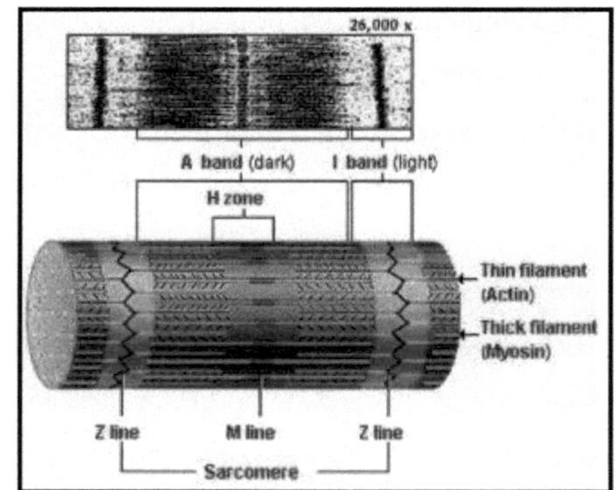

llamada **banda H** la que se encuentra dividida por la **línea M**.

El área ubicada entre ambas líneas Z se denomina **SARCÓMERO** y corresponde a la unidad contráctil del músculo esquelético.

Los filamentos delgados (Actina) contienen dos proteínas importantes que son la **TROPOMIOSINA** y la **TROPONINA**, esta última consta de tres subunidades: **I, T** y **C** (I = Inhibe la interacción de la Miosina con la Actina,

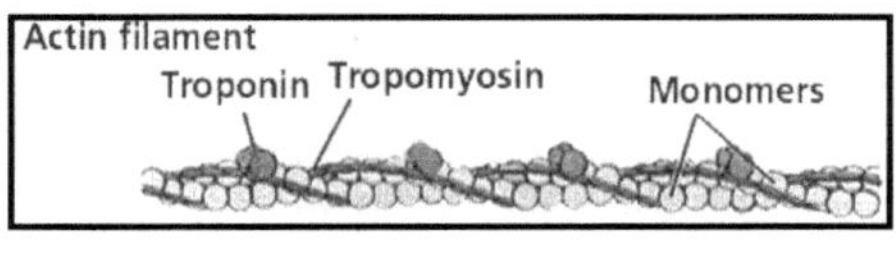

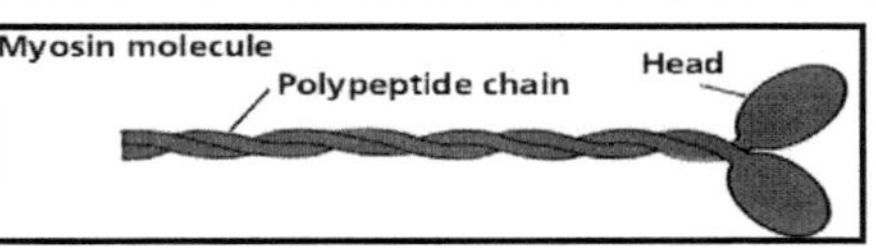

T = une la Troponina con la Tropomiosina y C = contiene sitios de unión para el calcio, lon que inicia la contracción muscular). Los filamentos gruesos (Miosina) poseen un sitio para fijarse a la Actina y otro que hidroliza ATP.

En el músculo cabe destacar la presencia de túbulos transversales (**SISTEMA T**) que se continúan con el Sarcolema de las fibras musculares y que son atravesados por ella.

Otras estructuras que se denominan **_Retículos_**

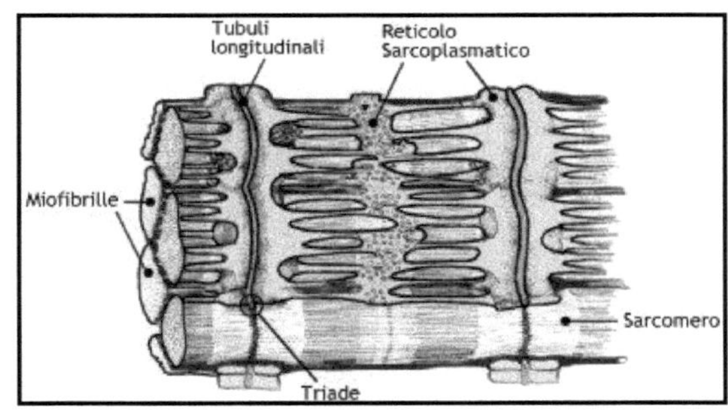

Sarcoplásmicos se unen por medio de las **_Cisternas Terminales_** al Sistema T justo en la unión de la banda A e I. La **TRIADA** la forma el Sistema T más un Retículo Sarcoplásmico a cada lado. El Sistema T es el encargado de la transmisión rápida del impulso (potencial de acción) desde el Sarcolema a las demás fibras musculares, mientras que el Retículo Sarcoplásmico participa en el movimiento de calcio (Ca^{+2}).

Como el músculo es un tejido heterogéneo, se compone por diferentes tipos de fibras musculares (las diferencias están en base a las proteínas que las conforman); las fibras **TIPO**

I (Slow Twitch), fibras rojas de lenta contracción, y las **TIPO II** (Fast Twitch), fibras blancas de rápida contracción, estas últimas se subdividen en A, B y C.

Tabla 6. Diferencias entre las Fibras Musculares TIPO I y II

CARACTERÍSTICA	TIPO I	TIPO IIA	TIPO IIB
Capacidad Oxidativa	Alta	Moderadamente Alta	Baja
Capacidad Glucolítica	Baja	Alta	Más Alta
Diámetro Fibrilar	Pequeña	Mediana	Grande
Irrigación (capilares)	Abundante	Abundante	Pobre
Velocidad contráctil	Lenta	Rápida	Rápida
Resistencia a la Fatiga	Alta	Moderada	Baja
Cantidad Glucógeno	Baja	Alta	Alta
Cantidad Mioglobina	Alta	Alta	Baja
Cantidad Mitocondrias	Alta	Alta	Baja
Tamaño Motoneurona	pequeña	Grande	Grande

UNIÓN NEUROMUSCULAR (PLACA MOTORA)

El axón procedente de la motoneurona alfa (α) comienza a perder mielina a medida que se acerca a su terminación, en donde se divide en varios botones sinápticos que contienen vesículas con Acetilcolina (Neurotransmisor). Bajo los botones

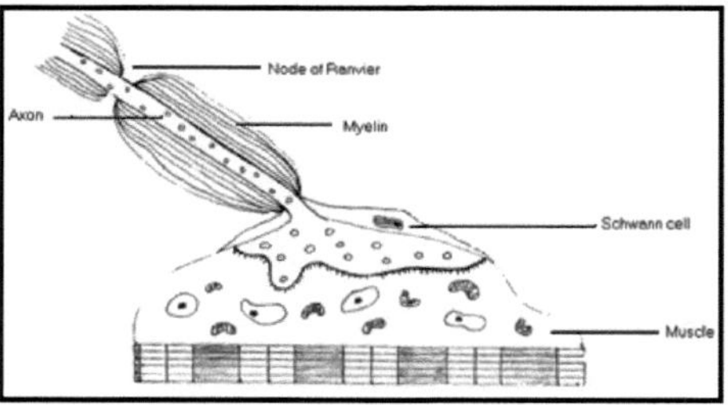

sinápticos el Sarcolema presenta *Pliegues de Unión*, puntos donde se unen la motoneurona y el músculo. De este modo se forma la unión Neuromuscular o Mioneural.

4. EVENTOS DE LA CONTRACCIÓN MUSCULAR

Primero: *Potencial Placa Terminal (Sinapsis Química)*

(1) El impulso (potencial de acción) llega a través del axón de la motoneurona al músculo.

(2) Al llegar el impulso aumenta la permeabilidad al calcio (Ca^{+2}) por parte de las terminaciones de la motoneurona.

(3) Esto ocasiona la salida de Acetilcolina desde las vesículas (recordar que estas vesículas yacen en los botones sinápticos).

(4) La acetilcolina es captada por receptores que se ubican en los pliegues de unión.

(5) La unión Receptor-Acetilcolina aumenta la conductancia del sodio (Na^{+2}) y del potasio (K^{+}) en el Sarcolema (el flujo de entrada de sodio produce un potencial despolarizante que lleva al músculo a su nivel de disparo o umbral).

Segundo: *A nivel muscular*

(1) El Sistema T transmite el impulso (potencial de acción) a todas las fibras musculares

(2) Esto desencadena la liberación de calcio (Ca^{+2}) desde las Cisternas Terminales a través de los *receptores de Rianodina*.

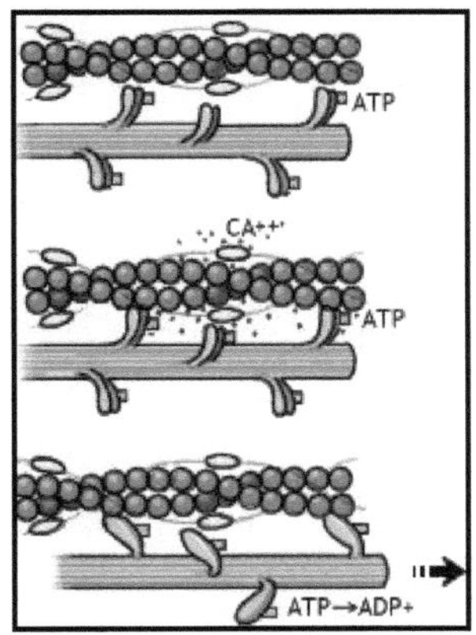

(3) El calcio (Ca^{+2}) se une a la Troponina C, lo que debilita la unión de la Troponina I con la Actina (en reposo esta unión cubre los sitios de enlace de la Actina para la Miosina), esto ocasiona el movimiento de la Tropomiosina que deja al descubierto los sitios de unión de la Actina para la Miosina (Cada Troponina C que capta calcio deja libre siete sitios de unión de Actina para la Miosina).

(4) El ATP de las cabezas de Miosina es degradado lo que conlleva a formar los puentes cruzados provocando el enderezamiento de la Miosina, y de este modo la ***contracción muscular***.

(5) El Retículo Sarcoplásmico se encarga de almacenar más calcio (Ca^{+2}) en las cisternas terminales para su liberación en el siguiente impulso (potencial de acción).

5. TIPOS DE CONTRACCIÓN y SUMA DE CONTRACCIONES

El músculo esquelético puede efectuar dos tipos de contracciones; *contracción isométrica*, contracción sin variación de longitud y en la cual físicamente hablando no se genera trabajo (W = F x d), y *contracción isotónica o anisométrica,* contracción con variación de los puntos de inserción del músculo y que sí se efectúa trabajo. Las contracciones isotónicas o anisométricas pueden son de dos tipos; *contracción Concéntrica* (la que se realiza en contra de la fuerza de gravedad, generando un acercamiento de los puntos de origen e inserción del músculo, y la que recluta las fibras musculares en el orden I, IIA y IIB) y la *contracción Excéntrica* (la que se realiza a favor de la gravedad, alejando los puntos de origen e inserción, y en la que se reclutan las fibras en el orden IIB, IIA y I).

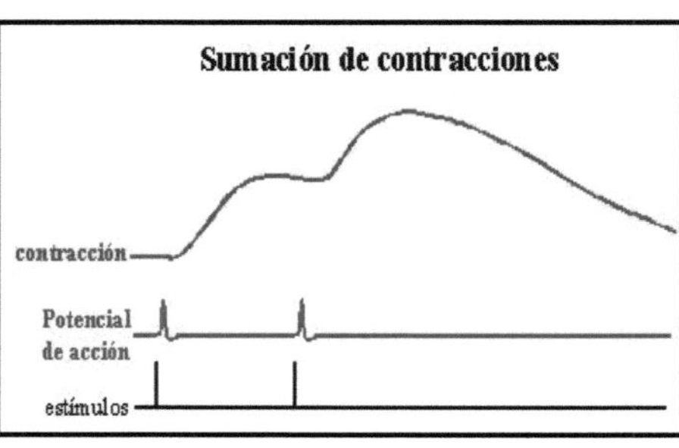

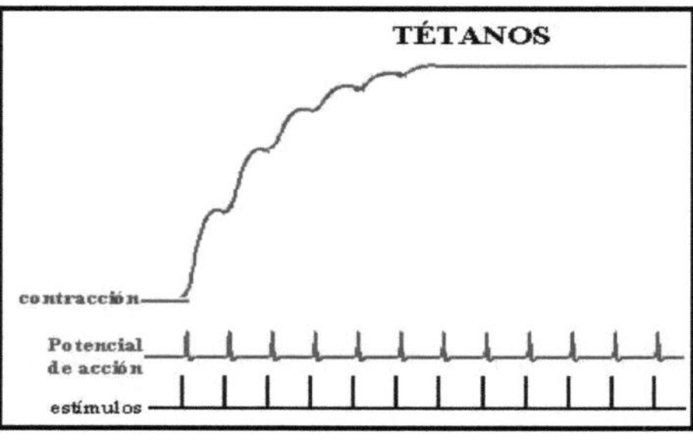

La **Sumación Espacial** se produce cuando se estimula la fibra muscular antes de que ocurra relajación (repolarización) lo que ocasiona una sumación de la contracción generada (producto del nuevo estímulo) a la contracción ya en curso (esto provoca una respuesta más grande). La *Sumación Temporal* ocurre producto de una estimulación pulsátil la que se convierte en una sola contracción continúa llamada **Tétanos**. Existen dos tipos de Tétanos: *Tétanos completo*, donde no existen períodos de relajación entre los estímulos, y *Tétanos incompleto*, donde existen períodos de relajación incompleta entre los estímulos.

ELEMENTOS FUNDAMENTALES PARA OBTENER UNA BUENA CONTRACCIÓN

- *Elementos elásticos*
- *Reclutamiento:* es la sumación en primer lugar de fibras de más bajo umbral y luego las de umbral mayor (depende de la fuerza que se realice)
- *Longitud Muscular:* importante para producir una buena contracción, debe ser más menos de 20%.
- *Velocidad de Acortamiento:* a mayor velocidad de acortamiento menor es la fuerza que se requiere, y viceversa.

FACTORES QUE INFLUYEN EN LA MODULACIÓN DE LA FUERZA (Tensión)

(1) El reclutamiento de un mayor o menor número de unidades motoras, esto conlleva a la activación de un número mayor o menor de fibras musculares.

(2) Aumento de la frecuencia de los impulsos por parte de las motoneuronas lo que ocasiona un incremento de la tensión desarrollada por cada fibra debido a una sumación de impulsos (potenciales de acción) sucesivos.

6. MÚSCULO Y LONGEVIDAD

Con la edad la capacidad de generar fuerza por los músculos esqueléticos va disminuyendo. Se ha demostrado que la pérdida o reducción de fuerza en ancianos es producto de una *Atrofia* muscular y alteraciones del tejido contráctil (diferencias en la activación de unidades motoras reclutadas y umbral de disparo). El fenómeno de disminución del tamaño y número de fibras musculares se denomina **SARCOPENIA**. También se ha demostrado que los músculos de ancianos constan de menor cantidad de tejido contráctil y más tejido no contráctil (grasa y tejido conectivo) lo que resulta en la menor producción de fuerza. Algunos autores manifiestan una declinación de las fibras tipo II v/s el tipo I, donde el tipo II sufrirían una atrofia selectiva. En cuanto a las motoneuronas se ha comprobado un descenso de las que representan el grupo alfa (son las que inervan las fibras extrafusales). Los ancianos poseen menos unidades motoras, y las fibras "huérfanas" se encuentran inervadas por unidades motoras colaterales.

La tasa de disparo (umbral) también se vería afectada por la edad, lo que posiblemente se asocie a denervación secundaria o brotes de unidades motoras colaterales.

También se ha planteado la disminución de fuerza muscular en términos de alteraciones de la función intrínseca del músculo. Las hipótesis acusan como responsable al *Retículo Sarcoplásmico*, pues las cantidades de calcio (Ca^{+2}) que esta estructura liberaría estarían disminuidas con la edad.

7. LESIONES MUSCULARES, TENDINOSAS y LIGAMENTOSAS

(I) Lesiones Musculares:

Las lesiones musculares se dividen en dos tipos; lesiones con daño anatómico (daño sarcómero) y lesiones sin daño anatómico. En el primer grupo yacen los desgarros y en el segundo grupo encontramos los calambres y las contracturas.

(1) Lesiones Sin daño anatómico

(a) Calambres: corresponde a una contracción involuntaria de cierta región de un músculo, es auto resolutivo a diferencia de la contractura. Los calambres pueden ser de origen *Idiopático* (no se conoce su causa) o producto de la *Fatiga* (asociado a falta de potasio, ATP, calcio o Magnesio: déficit en dieta). Como tratamiento se recomiendan ejercicios de elongación del o los músculos afectados e incorporar en la dieta calcio, magnesio y potasio en caso de un calambre producto de la fatiga.

(b) Contractura: es el incremento del tono de un músculo, provoca dolor generalizado y no es auto resolutivo. Las contracturas pueden ser *Defensivas* (respuesta ante estímulos nocivos o con el fin de proteger estructuras dañadas) o por sobre uso. Un buen tratamiento puede constar de ejercicios de elongación, masaje descontracturante, calor (relajación muscular) y frío (disminuye la velocidad de conducción nerviosa).

(2) Lesiones con daño Anatómico

(a) Desgarros: aquí se produce un daño de las proteínas contráctiles del músculo; se divide en tres tipos:

- **Desgarro Fibrilar:** es aquel es que sólo se destruye una pequeña cantidad de fibras. La inflamación es pequeña y el dolor es localizado a punta de dedo.
- **Desgarro Parcial:** existe gran daño anatómico (compromete gran parte del músculo). La inflamación es notoria, el individuo tiene impotencia funcional y un dolor intenso.
- **Desgarro Total:** separación entre el origen e inserción del músculo. El tratamiento es sólo quirúrgico.

El desgarro suele ocurrir por desbalances musculares, afectando al músculo más elongado. Además, los desgarros suelen ocurrir durante las contracciones musculares excéntricas (se producen cuando se sobrepasa la capacidad del músculo de resistir la fuerza generada).

El tiempo de recuperación de un desgarro dependerá de los vasos sanguíneos dañados (importancia y número de vasos dañados).

El tratamiento inmediato post lesión corresponde a la aplicación de frío lo que permite salvar más células y vasos sanguíneos, lo que se traduce en una menor hemorragia interna (mientras menor sea el número de células salvadas más grande será la cicatriz). Muy importante es la corrección de los desbalances musculares mediante ejercicios de elongación de los músculos hipertónicos y el fortalecimiento de los músculos de menor tono. Además, es conveniente potenciar la estabilidad pasiva y la propiocepción (sistema nervioso).

Estabilidad Activa = proporcionada por los músculos, Estabilidad Pasiva = proporcionada por los ligamentos y las cápsulas articulares y Propiocepción = proporcionada por el sistema nervioso.

ECUACIÓN DE ESTABILIDAD:

> **ESTABILIDAD = ESTABILIDAD ACTIVA + ESTABILIDAD PASIVA + PROPIOCEPCIÓN**

La alteración de cualquiera de los tres componentes de la ecuación obliga a potenciar los elementos restantes.

(b) Dolor muscular de aparición tardía (DOMS): en los individuos no entrenados la fuerza realizada es primero mediante las fibras IIB (sujeto entrenado utiliza primero las fibras tipo I) lo que ocasiona la destrucción de las líneas Z y favorece la microrrotura muscular. El DOMS es auto resolutivo, luego se produce la inmunidad muscular (teorías plantean que es el modo para reclutar las fibras tipo IIB de mejor calidad).

(II) Lesiones Tendinosas:

El tendón posee una capacidad de elongación de 0.6 a 6%. Las fibras que componen a un tendón poseen una *"Zona Crítica"* hipo vascular en las regiones donde el tendón sufre torsiones. Por lo tanto, la elongación favorece aún más la hipovascularización, la que sí es repetitiva puede llegar a ocasionar una Tendinosis (degeneración del tendón). El desbalance muscular favorece la elongación del músculo con menos tono y a la vez la degeneración del tendón de dicho músculo. El tratamiento consiste en mejorar la hipermemia (llegada de sangre) a la región tendinosa (masaje transverso profundo o masaje de Cyriax; consiste en la presión en sentido transversal del tendón), disminuir las adherencias, corregir el desbalance muscular y mejorar la propiocepción.

(III) Lesiones Ligamentosas:

Las lesiones ligamentosas se conocen como *Esguinces* (rotura de fibras ligamentosas). Existen tres grados:

- *Grado I:* Rotura de 25% Fibras
- *Grado II:* Rotura de un 25% a 75% Fibras
- *Grado III:* Rotura de un 75% a 100 Fibras

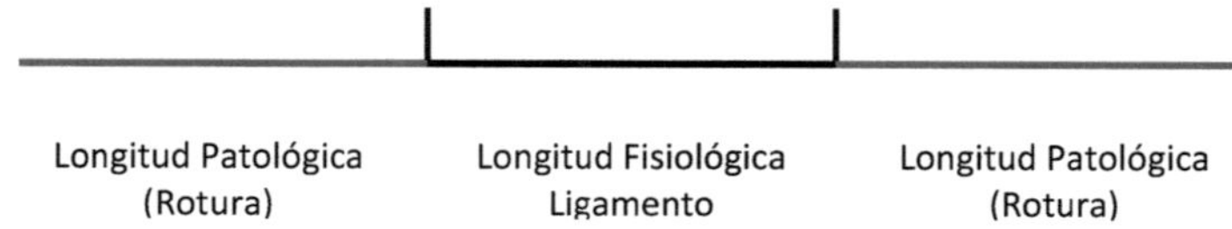

El ligamento al sufrir una lesión no se inflama (el colágeno, principal componente del ligamento, no sufre inflamación), sino que lo hace el tejido peri ligamentoso. La cicatrización conlleva a que el ligamento quede más acortado que su longitud fisiológica. El tratamiento consiste en estabilizar, mejorar la propiocepción, ejercicios de estiramiento progresivo, corregir posibles desbalances musculares y Ultrasonidos (mucho cuidado con esta terapia, no aplicar en exceso, pues se corre el riesgo de aumentar demasiado la extensibilidad del colágeno dejando el ligamento más alargado lo que se traduce en la pérdida de su funcionalidad).

7. NIVELES DE ESTIMULACIÓN ELÉCTRICA

Es posible identificar tres niveles o respuestas ante la electroestimulación transcutánea; *Nivel Sensible, Motor y Doloroso*. Sin embargo, antes de alcanzar el primer nivel o respuesta (sensible) existe un *nivel Sub umbral*, el cual se alcanza con combinaciones de intensidades y duraciones de estímulos

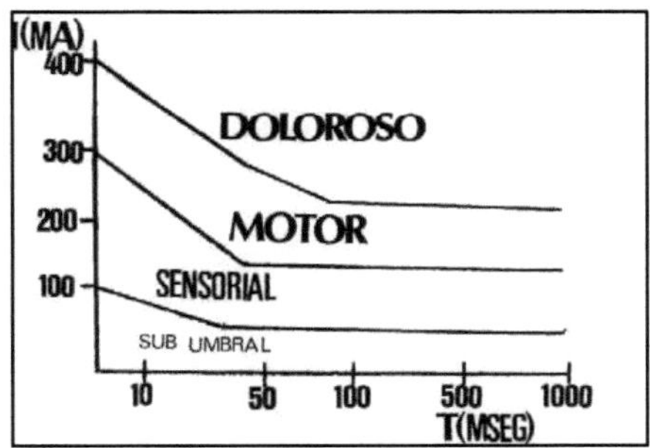

bajas. El nivel sensible es el primer umbral en alcanzarse mediante electroestimulación, aquí se produce una *parestesia eléctrica* (hormigueo y cosquilleo). Si aumentamos la intensidad o la duración del estímulo alcanzamos el segundo nivel o nivel motor (umbral motor), lo que se traduce en contracciones musculares palpables o visibles. Si el estímulo es aún más intenso, la respuesta se ya se ubica en el nivel doloroso (umbral doloroso), donde la percepción de la corriente se hace desagradable, dolorosa o no soportable (puede estar acompañada por contracciones musculares dolorosas si los axones de las motoneuronas yacen cerca de los electrodos estimulantes). Es importante recalcar que la aparición del umbral doloroso puede variar de una persona a otra (recordar que el dolor tiene un componente estructural y emocional).

CARACTERÍSTICAS DE LA ELECTROESTIMULACIÓN

Es conveniente diferenciar dos conceptos:

(1) **Estimulación Eléctrica Neuromuscular (EENM):** es la estimulación eléctrica del músculo inervado a través de las motoneuronas.

(2) **Estimulación Eléctrica Muscular (EEM):** es la estimulación eléctrica sobre el músculo desnervado con el objetivo de mantener su trofismo.

La electroestimulación produce potenciales de acción (impulsos) en el nervio y músculo. Con el estímulo eléctrico los potenciales de acción se transmiten a partir del punto de aplicación a través de la fibra en ambas direcciones, tanto en dirección fisiológica u *Ortodrómica* como *Antidrómica*.

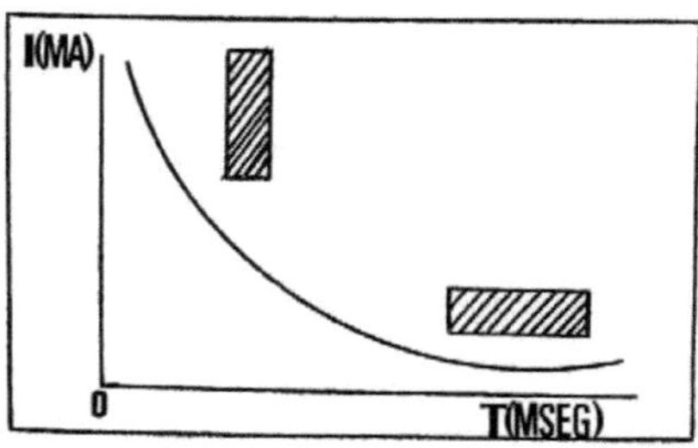

En la electroestimulación transcutánea uno de los electrodos tiene un exceso de carga eléctrica (ánodo (+)) durante un breve período de tiempo, mientras que el otro electrodo (cátodo (-)) tiene un déficit de carga eléctrica; esto hace fluir la carga desde el electrodo de mayor carga al de menor carga (de positivo fluirá a negativo).

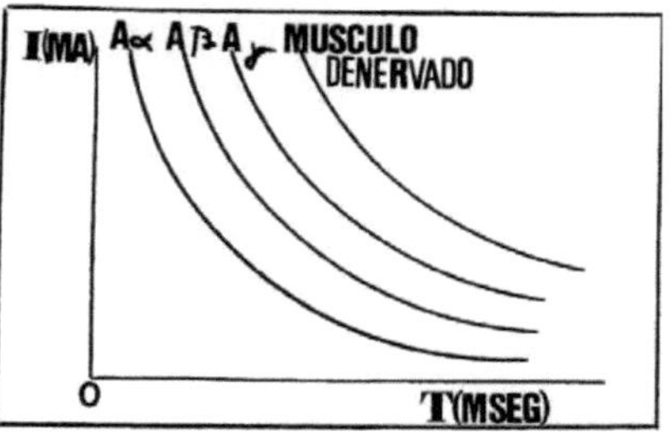

La corriente estimuladora debe ser suficientemente intensa como para producir un potencial de acción que se pueda propagar por la membrana (el estímulo debe ser capaz de alcanzar el nivel de disparo o umbral). De este modo se cumple la ley del *"Todo o Nada"*, es decir, que si la intensidad y duración del estímulo son adecuadas ocurrirá la respuesta deseada. Se pueden hacer infinitas combinaciones de intensidades y duración del estímulo para excitar la fibra nerviosa muscular. El músculo inervado es mucho más excitable que el desnervado, pues este responde mejor a estímulos de suficiente intensidad y corta duración, mientras que para estimular adecuadamente un músculo desnervado se requieren estímulos de mayor duración e intensidad.

Se requiere una mayor intensidad (amplitud) y mayor duración de pulso para lograr la estimulación de un músculo desnervado pasando primero por las motoneuronas alfa, beta y gamma.

Si un músculo posee fibras de nervadas e inervadas (lo que se denomina denervación parcial), estímulos de alta duración excitan ambas fibras, por lo tanto, se pueden obtener contracciones con estímulos de intensidad pequeña.

Si los estímulos son breves las fibras desnervadas van respondiendo con más dificultad, por lo tanto, se debe aumentar la intensidad para obtener una contracción muscular.

Si estimulamos un nervio en busca de una contracción muscular, no todos los axones que lo conforman producirán un potencial de acción con la misma intensidad de corriente (el umbral de los axones varía entre ellos). Por lo tanto, el reclutamiento de todos los axones del nervio se realizará a intensidades altas, pero con el riesgo de alcanzar el umbral doloroso. De este modo una electroestimulación confortable no recluta todos los axones (número de axones reclutados es variable dependiendo del umbral doloroso del individuo).

Es importante destacar las diferencias en los tipos de contracción muscular obtenidas por cierres o aperturas de circuito, así también según la polaridad de la corriente. El polo positivo (ánodo) se ubica siempre a distal, mientras que el polo negativo (cátodo) debe localizarse a proximal. Podemos encontrar cuatro combinaciones respecto a la colocación y apertura/ cierre de los polos para producir diferentes grados de contracción muscular:

(1) **Corriente de Cierre Catódico (CCC):** el circuito se cierra con el cátodo (polo negativo). Provoca la mejor contracción muscular (+++).

(2) **Corriente de Cierre Anódico (CCA):** el circuito se cierra por medio del ánodo (polo positivo). Provoca una buena contracción (++).

(3) **Corriente de Apertura Anódica (CAA):** el circuito se abre con el ánodo. Provoca una contracción muscular débil (+)

(4) **Corriente de Apertura Catódica (CAC):** el circuito se abre por el cátodo. La contracción muscular es muy pobre (-).

REOBASE Y CRONAXIA

Existe un número infinito de combinaciones de realizar en una curva Intensidad – Tiempo para excitar un tejido. Si las combinaciones Intensidad – Tiempo están desplazadas a la izquierda o por debajo de la curva de denomina **SUBUMBRAL**, mientras que si se desplazan a la derecha o arriba de la curva se denomina **SUPRAUMBRAL**. La **REOBASE** y la **CRONAXIA** son dos parámetros que se extraen de una curva Intensidad/Tiempo.

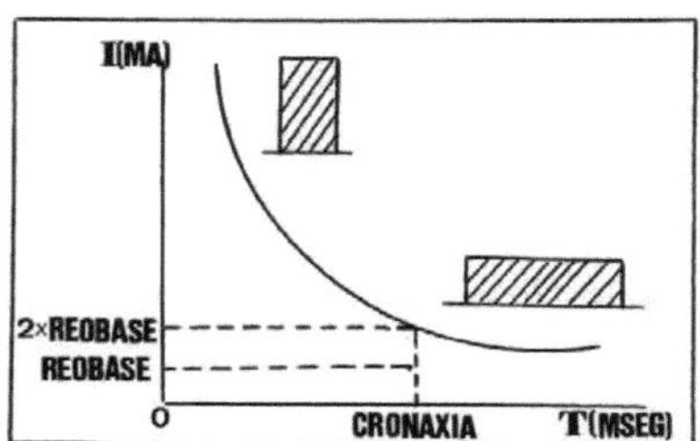

- **Reobase:** es la intensidad mínima para alcanzar el umbral (contracción muscular) en un tiempo de duración finita (generalmente hasta 1000mseg).

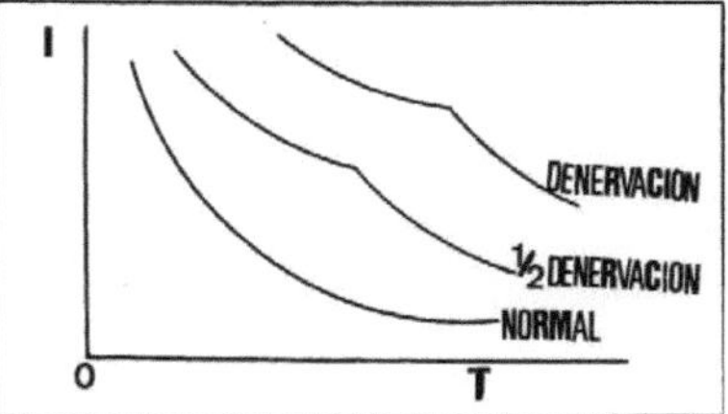

- **Tiempo útil:** es el tiempo mínimo de intensidad igual a la Reobase para alcanzar el umbral (contracción muscular).

- **Cronaxia:** es el tiempo necesario con intensidad doble a la Reobase para producir una contracción muscular:

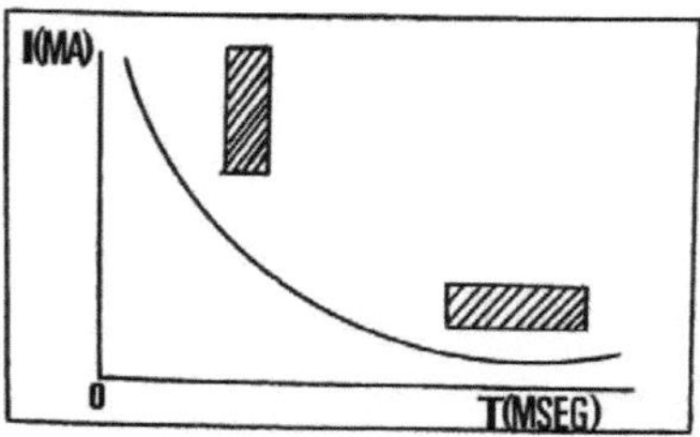

  - 0.01 a 1.2mseg = músculo normal

  - 1.5 a 20mseg = músculo parcialmente desnervado

  - 25 a 200mseg = músculo desnervado

La Cronaxia de un nervio intacto (músculo sano) es mucho menor que la del músculo desnervado.

CAPÍTULO 8
CONCEPTOS BÁSICOS DE ELECTRICIDAD, ELECTROSTÁTICA, CIRCUITOS Y CORRIENTES

1. INTRODUCCIÓN

La electricidad es el estudio de las propiedades y el comportamiento de las cargas eléctricas. La carga eléctrica es una propiedad de la materia transferible, es decir, un cuerpo puede entregar carga a otro cuerpo. Existen en la naturaleza dos tipos de cargas: positivas (+), llamadas *Protones* (p^+), y las negativas (-), llamadas *Electrones* (é). Además, existe un elemento neutro conocido como *Neutrón*.

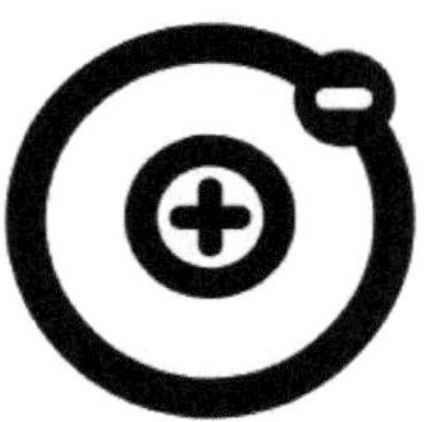

Si hablamos de Iones estos corresponden simplemente a átomos con déficit o incremento en el número de electrones. Si un átomo pierde en algún momento su electrón (razones varias) pasa a denominarse **CATIÓN**, mientras que si este gana algún electrón pasará a denominarse **ANIÓN**. De acuerdo con la experiencia se ha establecido que las cargas del mismo signo se repelen (-/- y +/+), mientras que las de signos opuestos se atraen (+-).

En la electrización no se crea carga, sino que sólo se transmite de un cuerpo a otro, de modo que la carga total permanece constante (la carga se conserva). El flujo de corriente se efectúa de ánodo (+) a cátodo (-), mientras que el flujo de electrones es inverso, de cátodo (-) a ánodo (+).

CORRIENTE: ÁNODO → CÁTODO / ELECTRONES: CÁTODO → ÁNODO

Como vimos las cargas eléctricas ejercen entre sí fuerzas de atracción y repulsión (según su signo). Se ha llegado a la conclusión de que la fuerza de atracción o de repulsión entre dos cuerpos electrizados depende de la *distancia* existente entre ellos y del *grado de electrización* de cada uno.

Los primeros estudios para determinar la fuerza eléctrica entre cargas fueron realizados por **Charles Augustin COULOMB**, el cual estableció el siguiente principio: *"La fuerza con que se atraen o se repelen dos cargas puntuales en reposo es igual al producto de dichas cargas dividido por el cuadrado de la distancia que las separa, todo ello multiplicado por una constante (K)".* Esto se traduce en la siguiente expresión matemática:

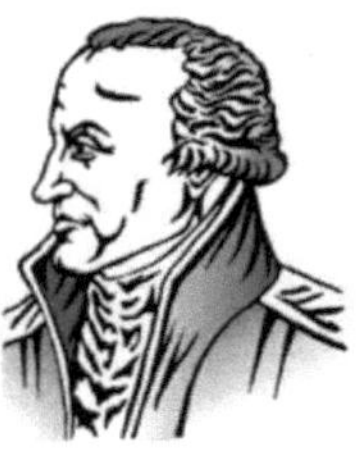

$$F = K \times Q_1 \times Q_2 / d^2$$

Donde; Q_1 y Q_2 = cargas, d = distancia y K = constante electrostática

Se ha determinado experimentalmente que el valor de "K" es igual a 9×10^9 Nxmtr^2/c^2. Esta fórmula resulta casi idéntica a la expresión de la *"Ley de Gravedad"*:

$$F = G \times M_1 \times M_2 / d^2$$

Las diferencias entre ambas ecuaciones radican en que en la Ley de Coulomb la fuerza puede ser de atracción o repulsión (no sólo de atracción como el caso de la gravedad) y que la constante "K" es un valor grande v/s la constante "G" que es un valor pequeño.

La fuerza de un coulomb para un único electrón equivale a 1.6×10^{19} c.

2. CAMPO ELÉCTRICO y MAGNÉTICO

Se dice que existe un **Campo Eléctrico (E)** en una región del espacio si una carga eléctrica colocada en un punto de esa región experimenta una fuerza eléctrica. Entonces, la fuerza eléctrica de partículas cargadas dirigida a otras partículas se denomina **Campo Eléctrico (E)**.

El valor de la intensidad de un Campo Eléctrico (E) en cualquier punto es igual a la fuerza que experimenta la unidad de carga positiva, si se coloca en dicho punto:

$$E = K \times Q^+ / d^2$$

Una forma muy útil de esquematizar gráficamente algún campo es trazar líneas que vayan en la misma dirección que dicho campo en varios puntos. Para la construcción de líneas de campo, en este caso eléctrico, se debe tener en cuenta lo siguiente:

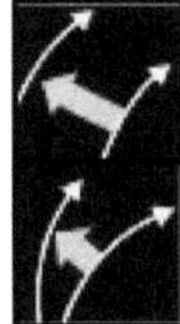
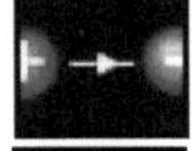
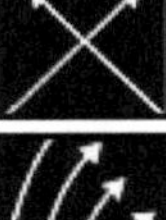

- El campo eléctrico va en dirección tangente a las líneas de campo.
- Los lugares en los cuales el valor de campo es mayor son aquellos en los cuales las líneas se encuentran más juntas, y viceversa.
- Por convención las líneas deben comenzar desde las cargas positivas y terminar en las cargas negativas, y en ausencia de estas últimas las líneas deben terminar en el infinito.
- Las líneas de campo jamás pueden cruzarse.
- El número de líneas que salen de una carga positiva es proporcional a la cantidad de carga.

En el caso de un campo eléctrico creado por una carga positiva, las líneas de campo partirán de la carga y se perderán en el infinito. El campo producido por una carga negativa tiene líneas de campo que proceden del infinito y terminan en la carga.

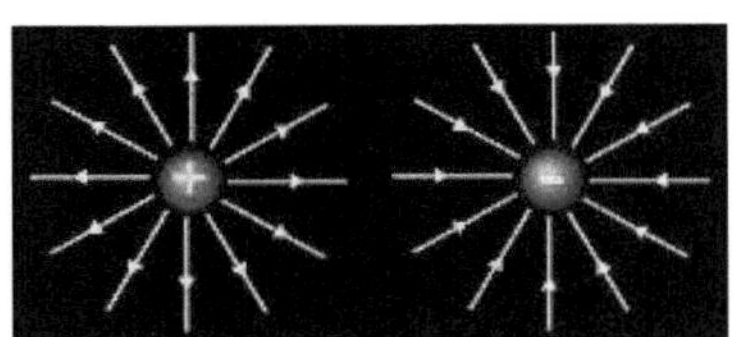

Las líneas de campo de dos cargas enfrentadas (positiva y negativa), nacen en la primera y terminan en la segunda. En el caso de dos cargas positivas se produce la repulsión de las líneas de fuerza.

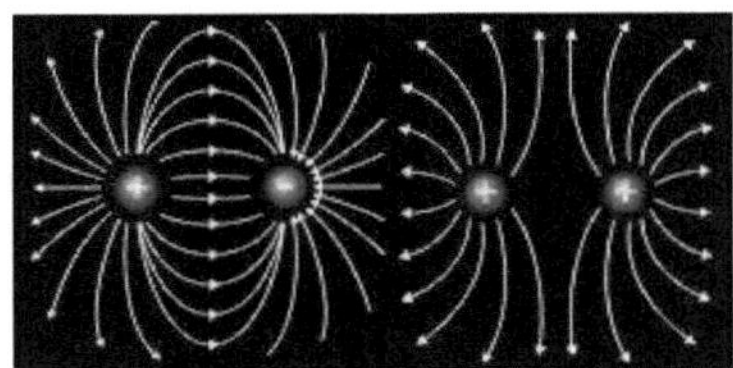

Se denomina **Campo Magnético** a la fuerza de una partícula eléctrica en el espacio que la rodea, esta fuerza actuará sobre otras partículas. Donde existe un *Campo Eléctrico* se genera un *Campo Magnético* (recordar que los campos Eléctricos y Magnéticos de

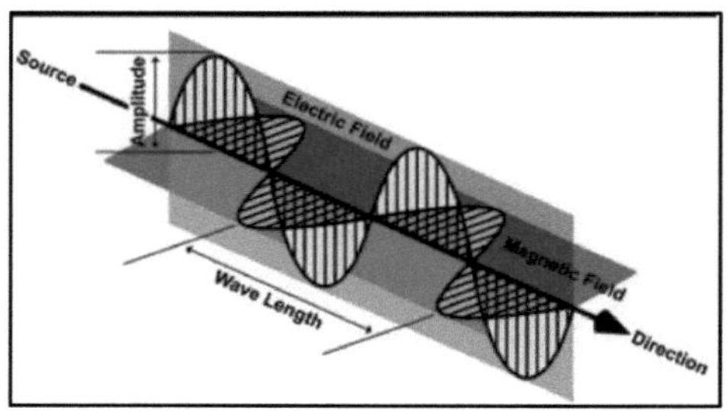

una onda son perpendiculares entre sí). La unidad de medida de los campos Magnéticos es el *Tesla (T)*. El uso terapéutico de los Campos Magnéticos no está comprobado.

3. TERMINOLOGÍA BÁSICA

A. Voltaje: es el cambio de energía potencial eléctrica entre dos puntos en un campo Eléctrico por unidad de carga (es la diferencia entre la carga eléctrica de los polos positivo (+) y negativo (-)). Voltaje es sinónimo del término diferencia de potencial (ΔP). En términos generales el voltaje representa la fuerza de conducción hecha por las partículas cargadas y que se denomina Fuerza Electromotriz (FEM). La unidad en que se expresa el voltaje es el *Volt (V)*; 1 Volt = 1 Joule/1 Coulomb. En terapéutica generalmente las aplicaciones que se utilizan son del orden de los milivolts (10^{-3} volt).

B. Conductores y Aislantes: los metales son buenos conductores pues sus orbitales más externos permiten el libre movimiento de sus electrones, los cuales entrarían fácilmente en contacto con los electrones en movimiento.

En el cuerpo humano el líquido extracelular (LEC) posee una alta capacidad de conducción. Sin embargo, la conducción eléctrica ocurre de acuerdo con las características del tejido; tenemos por un lado el tejido nervioso y muscular que se comportan como excelentes conductores, mientras que la grasa y la piel responden como malos conductores de corriente, por lo tanto, estos últimos funcionan como dieléctricos o aislantes.

C. Corriente Eléctrica (I): es el movimiento de partículas cargadas (carga eléctrica) que pasa a través de un conductor en respuesta a un campo eléctrico. Se designa mediante la letra

(I) y se mide en *Amperes (A)* (1 Ampere = 1 Volt/ Resistencia). Para producir corriente se requiere:

1. la presencia de partículas en libre movimiento en algunas sustancias.
2. la aplicación de una fuerza conductora sobre estas partículas.
3. Un circuito por donde circulen las partículas cargadas.

La fórmula para determinar la cantidad de corriente eléctrica es:

$$I = \Delta q / \Delta t$$

El Ampere (A) corresponde al movimiento de 1 Coulomb (c) de carga que pasa por un punto en 1 segundo. En terapéutica las corrientes empleadas son del orden de los miliamperes (10^{-3} A) o microamperios (10^{-6} A).

Comparación entre los Sistemas biológicos y Metálicos

Sistemas Biológicos:

- Los iones son las partículas cargadas en movimiento
- La fuerza está dada por componentes de voltaje, pero también por gradientes químicos

Sistemas Metálicos (No biológicos):

- Los electrones (é) son las partículas cargadas móviles
- La fuerza que producirá su movimiento es la aplicación de un voltaje.

D. Resistencia, Conductancia y Ley de OHM: los materiales difieren en su capacidad para conducir la corriente eléctrica. Mientras menor sea la *Resistividad* (Resistencia específica, propiedad intrínseca del material), mayor será el flujo de corriente eléctrica a un voltaje determinado. Entonces la *Resistencia* se define como la oposición al movimiento de partículas cargadas en un conductor. Los factores que determinan la resistencia eléctrica son: (1) la longitud del conductor, (2) el área transversal del material y (3) la resistividad del material (p). La resistencia eléctrica se mide en **Ohm (Ω)**, 1 Ohm = 1 volt/ 1 ampere. De este modo la resistencia (R) es igual a:

$$R = p \times l/A$$

RESISTIVIDAD DE ALGUNOS METALES A TEMPERATURA AMBIENTE (20°C)	
METAL	**p ($\Omega \times m$)**
PLATA	1.62×10^{-8}
COBRE	1.69×10^{-8}
ALUMINIO	2.75×10^{-8}
TUNGSTENO	5.25×10^{-8}
HIERRO	9.68×10^{-8}

La **Conductancia (C)** se define como la relativa facilidad con que se mueven las cargas en un medio. Esta se mide en **Mho** o en **Siemens** y se designa con la letra (G).

$$R = 1/G$$

La **LEY de OHM** propuesta por el alemán **Georg S. Ohm** (derecha), establece la relación entre el Voltaje (V), la Corriente (I) y la Resistencia (R). Esta ley nos permite determinar la magnitud de la corriente o la diferencia de potencial (ΔP o V).

$$I = V/R \qquad V = I \times R$$

Esta ley descrita en términos de Conductancia (G) es:

$$I = V \times G \qquad V = I/G$$

E. Potencial Eléctrico (V): el potencial eléctrico en 1 punto es el trabajo (W) necesario para trasladar la unidad de carga positiva desde el infinito hasta el punto en cuestión en contra de las fuerzas eléctricas del campo. La diferencia de potencial (ΔP) entre 2 puntos en un campo eléctrico es el trabajo (W) necesario para trasladar la unidad de carga desde un punto a otro.

La diferencia de potencial eléctrico (V) de un punto expresado en volt debido a una carga eléctrica (Q) en coulomb a una distancia (d) en metros viene dada por la siguiente ecuación:

$$V = K \times Q / d$$

F. Inductancia Eléctrica: se define como la propiedad de una bobina que consiste en la formación de un campo magnético y en el almacenamiento de energía electromagnética cuando circula por ella una corriente eléctrica. Se mide en *Henry* (H).

4. CIRCUITOS ELÉCTRICOS

Un circuito eléctrico es cualquier trayectoria cerrada que permite el flujo de carga (electrones). Se le considera como la unión de una o varias fuentes con una o más resistencias por medio de conectores. Para que exista flujo de carga el circuito debe estar cerrado. El ejemplo clásico de un circuito es la batería o pila unida a alambres conectados a una ampolleta (bombilla).

Existen tres tipos de circuito; en **Serie**, en **Paralelo** y **Mixtos**.

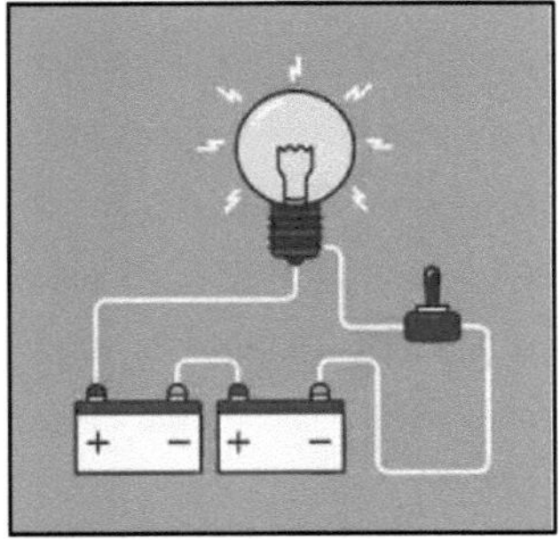

(1) Circuito en Serie:

Se define como aquel circuito en el que la corriente eléctrica sólo tiene un camino para llegar al punto de partida, sin importar los elementos intermedios (los dispositivos están conectados de forma tal que la carga fluye sucesivamente).

La desventaja de estos circuitos radica en lo siguiente: si se interrumpe la corriente en alguna parte del circuito se acaba el flujo de carga para lo que resta del circuito. El ejemplo más común de este tipo de circuitos son las luces del árbol de navidad, donde la experiencia nos indica que al malograrse 1 de las ampolletas termina perjudicando a todo el resto del circuito que continúa. La ventaja de este tipo de circuitos es que todo se conecta a una sola toma de corriente.

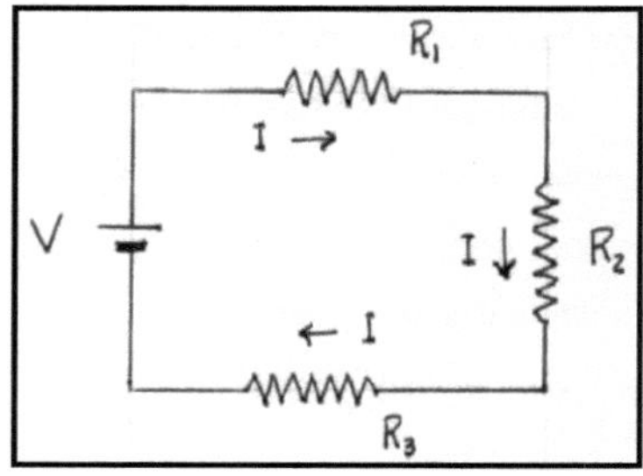

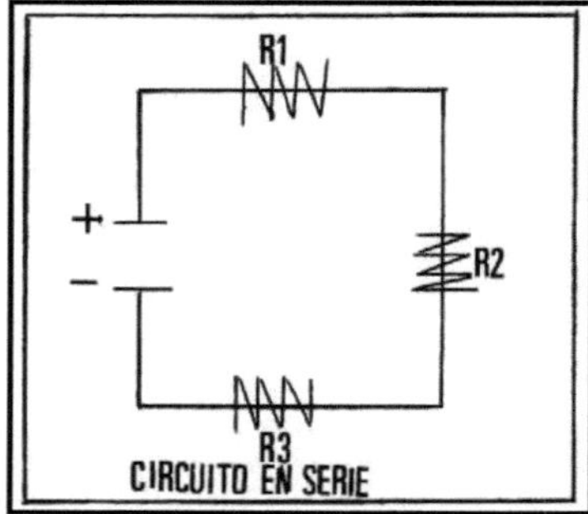

Para encontrar la resistencia total de los circuitos en serie (R_{eq}) se debe hacer una sumatoria (Σ) de estas resistencias. Ejemplo:

Ejemplo: R_1 = 2 (Ω), R_2 = 3 (Ω) y R_3 = 4 (Ω), por lo tanto, la resistencia equivalente (R_{eq}) es igual a **9 (Ω)**. Recordando que el voltaje es 220 Volt y según la Ley de Ohm que la I = ΔV/R, tenemos que la corriente eléctrica que atraviesa este circuito equivale a 24.44 (A).

Características del Circuito en Serie:

(a) Tiene una trayectoria para la corriente eléctrica y una misma resistencia.

(b) La suma de las resistencias individuales es la resistencia total.

(c) El voltaje suministrado se divide entre los dispositivos eléctricos que el circuito contiene.

Si al circuito en serie le aumentamos el número de aparatos conectados disminuirá el voltaje suministrada para cada uno y ante una sobrecarga colapsará todo el circuito. Si hablamos de ampolletas (bombillas) de un circuito y se quema un de ellas, todo el sistema muere.

(2) Circuito en Paralelo:

Se define como aquel circuito en el que la corriente eléctrica se bifurca en cada nodo. Los aparatos están conectados al mismo par de puntos de tal forma que cualquiera de ellos completa un circuito independiente de los demás, por lo tanto, su característica más importante es el hecho de que el potencial (energía eléctrica consumida) en cada elemento del circuito tienen la misma diferencia de potencial (ΔP).

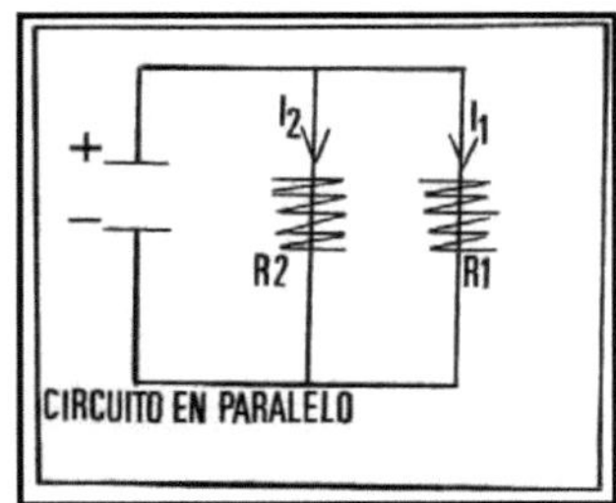

Características del Circuito en Paralelo:

- Tienen el mismo voltaje para todos los componentes del circuito.
- La corriente eléctrica total se divide en todas las ramificaciones en paralelo.
- La corriente eléctrica pasa más fácilmente a través de los dispositivos de resistencia pequeña.
- Si se añaden más ramas paralelas, la resistencia total (resistencia equivalente) se reduce, lo que se traduce en que la resistencia global del circuito es menor que la resistencia de cualquiera de sus ramas.

En un circuito en paralelo la forma de calcular la resistencia equivalente del circuito es sumando cada una de las resistencias como fracción; $R_{eq} = 1/R_1 + 1/R_2 + 1/R_3 .... 1/R_n$.

Ejemplo: $R_1 = 2\ (\Omega)$, $R_2 = 3\ (\Omega)$ y $\Delta V = 220$ volts. Determinar R_{eq}, I_1 e I_2 y I_{total};

(A) $1/R_{eq} = 1/2 + 1/3 = 5/6$, por lo tanto $R_{eq} =$ **6/5 (Ω)**

(B) $I_1 = \Delta V/R_1$; $220/2 = 110$ A

   $I_2 = \Delta V/R_2$; $220/3 = 73.3$ A

(C) $I_{total} = I_1 + I_2$; $110 + 73.3 =$ **183.3 A**

(3) Circuito Mixto:

Es un circuito que se caracteriza por la combinación de elementos tanto en Serie como en Paralelo.

Ejemplo: Si $R_1 = 4$ (Ω), $R_2 = 6$ (Ω), $R_3 = 8$ (Ω) y $\Delta V = 220$ volts.

Determinar: R_{eq}, I_1 e I_2, Itotal, ΔV_1 y ΔV_{eq1}

a) $1/R_{eq1} = 1/6 + 1/8 = 7/24$, entones $R_{eq1} = 24/7$ o 3.4 (Ω)

b) $R_{eq} = 3.4 + 4$; $R_{eq} =$ **7.4 (Ω)**

c) $I_{total} = 220/7.4 =$ **29,72 A**

d) $I_1 = \Delta V/R_1$; $220/4 =$ **55 A**

e) $I_2 = \Delta V/R_2$; $220/3.4 =$ **64.7 A**

f) $\Delta V_1 = I \times R_1$; $29,72 \times 4 =$ **118.88 volts**

g) $\Delta V_{eq1} = I \times R_{eq1}$; $29.72 \times 3.4 =$ **101.04 volts**

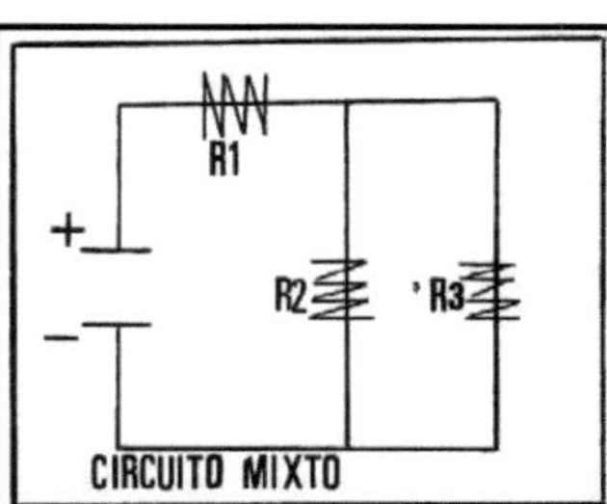

5. CAPACITORES o CONDENSADORES

Los Capacitores son los dispositivos utilizados para el almacenamiento de cargas eléctricas. Es un sistema formado por dos conductores (placas) que poseen la misma carga eléctrica, aunque de signo contrario. Permiten almacenar grandes cantidades de carga eléctrica sin que el potencial sea muy elevado.

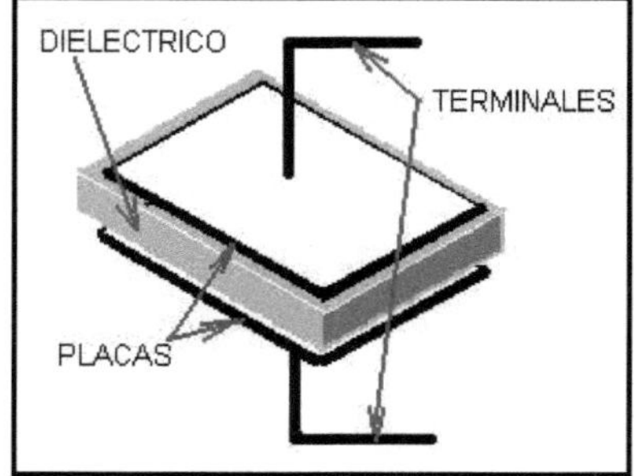

Para que un Capacitor almacene carga eléctrica es necesario que exista una diferencia de potencial entre los conductores que lo forman. Esto se consigue conectando cada uno de los conductores o armaduras a una fuente de tensión; uno al polo positivo (+) y otro al polo negativo (-). Ambos conductores poseen la misma carga neta, aunque de signo contrario. Los conductores (placas) están separados mediante un dieléctrico o aislante para que la carga no se transfiera de un conductor a otro.

Carga y Capacidad del Condensador

Se denomina carga de un condensador al valor absoluto de la carga eléctrica de cualquiera de los dos conductores (placas) que lo conforman: **Q = |Q₊| = |Q₋|**

La capacidad (C) de un condensador es la relación que existe entre la carga que él posee (Q) y la diferencia de potencial (V) que existe entre sus armaduras o placas:

$$C = Q/V$$

La Capacitancia de un condensador se mide en *Faradios (F)*, 1F = 1C/1V.

Asociación de Condensadores en Serie y Paralelo

Dentro de un circuito eléctrico pueden conectarse varios condensadores para obtener una capacidad resultante. Los condensadores al igual que ocurre con las resistencias (resistores) pueden asociarse en serie o en paralelo. La capacidad equivalente (C_{eq}) o capacidad total de varios condensadores conectados en serie viene dada por: $1/C_T = 1/C_1 + 1/C_2 + \dots 1/C_n$.

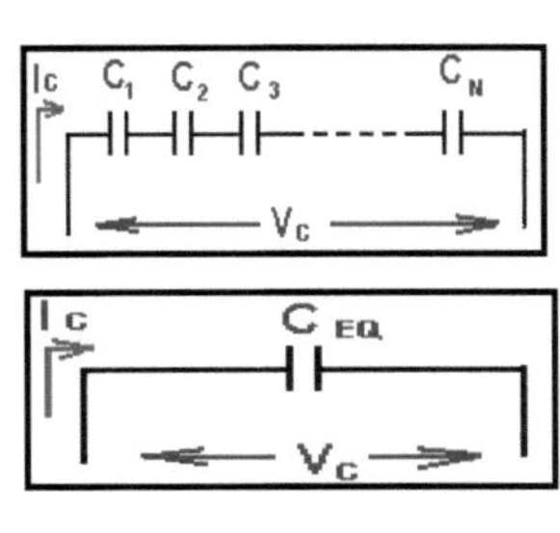

Si los condensadores están conectados en paralelo la capacidad resultante se obtiene sumando las capacidades de los condensadores dados: $C_T = C_1 + C_2 + C_3 + ... C_n$.

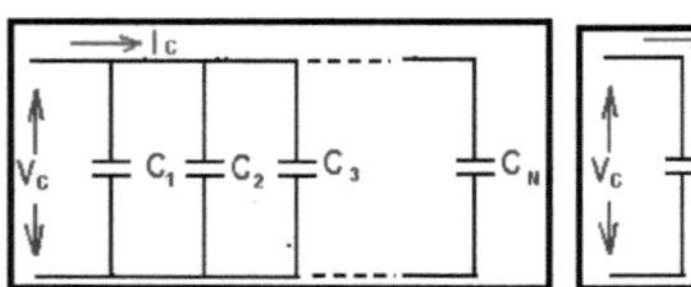

6. CORRIENTES DIRECTAS y ALTERNAS

Las *corrientes Directas* (o continuas) están descritas en la literatura como CD. Son corrientes lentas. En su caso implica un flujo de carga que siempre va en la misma dirección. El signo de sus terminales es siempre el mismo. Los electrones (é) se trasladan en la misma dirección; el terminal negativo, cátodo (-), los repele y el terminal positivo (+), ánodo, los atrae (ejemplo de corriente directa es la corriente galvánica). Se ha intentado utilizar este tipo de corrientes en

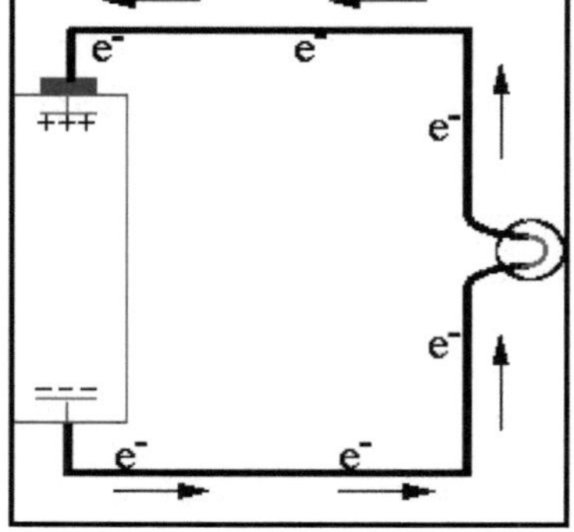

terapéutica, pero se debe tener precaución, pues esta corriente daña fácilmente las estructuras provocando rápidamente irritación, enrojecimiento y quemaduras.

Las corrientes Alternas se encuentran descritas en la literatura como CA. La diferencia con la corriente continua es que circula solo en un sentido. La corriente alterna (como su nombre lo indica) circula por durante un tiempo en un sentido y después en sentido opuesto, repitiéndose el mismo proceso en forma constante. Este tipo de corriente es la que nos llega a nuestras casas y la usamos para alimentar la TV, el equipo de sonido, la lavadora, la refrigeradora, etc.

7. LENGUAJE DE LAS CORRIENTES ELECTROPULSANTES

Como vimos en el capítulo 1 las corrientes eléctricas han sido utilizadas en terapéutica desde hace más de 100 años. Actualmente existe confusión entre las descripciones técnicas históricas y comerciales lo que complica a los tratantes. La descripción comercial divide a los aparatos en alto o bajo voltaje y a las corrientes en baja o media frecuencia. Habitualmente las corrientes empleadas en electro estimulación se designan como de *baja frecuencia* (0 – 1.000 Hz) y de *media frecuencia* (1.000 – 10.000 Hz). Desde una perspectiva clínico-práctica las corrientes utilizadas en electro estimulación se clasifican en *no interrumpidas* e *interrumpidas*. Una corriente no interrumpida es aquella que circula de manera mantenida, sin cambios de la polaridad ni interrupción a lo largo del tiempo, pero con variaciones en la amplitud.

Si la corriente no cambia de polaridad se llama unidireccional, directa o monopolar, mientras que si ocurre cambio de polaridad se denominan bidireccionales, bipolares o bifásicas pudiendo ser simétricas o asimétricas.

Las corrientes interrumpidas, que también reciben el nombre de pulsantes, son las que circulan por cortos períodos de tiempo en forma de pulsos, es decir, interrumpida por intervalos de tiempos de descanso.

Designación Tradicional de las corrientes eléctricas (de acuerdo al nombre)

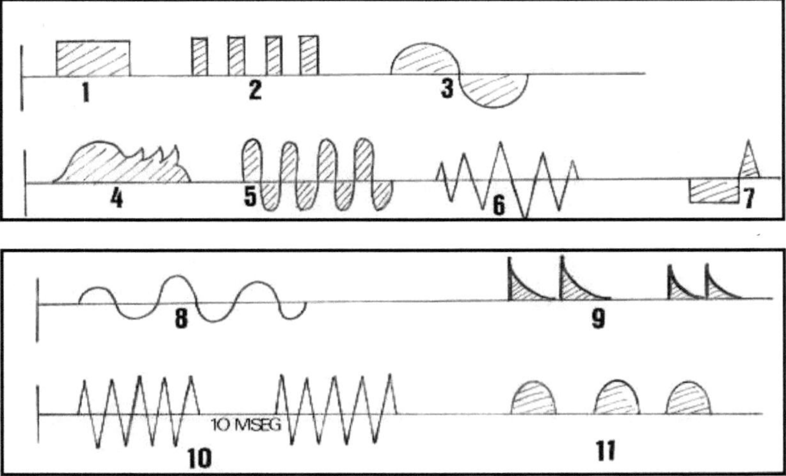

1= Corriente Galvánica, 2 = Galvánica interrumpida, 3 = Sinusoidal, 4 = Estáticas, 5 = Alternas, 6 = Espiga en aumento y descenso, 7 = Farádicas, 8 = Corrientes Interferenciales, 9 = Corrientes Fáradicas, 10 = Corrientes Rusas y 10 = Corrientes Diadinámicas.

Características descriptivas (cualitativas) de las corrientes eléctricas.

(A) Número de fases:

Monofásica (1A), Bifásica (1B) o Polifásica

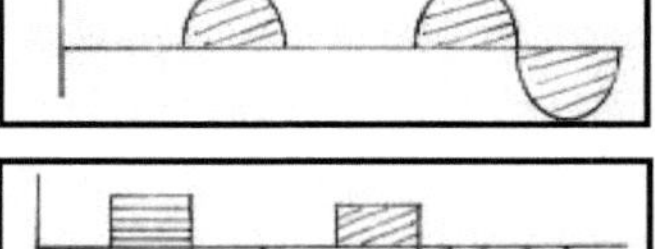

(B) Sistema de Fases: (más relación con la forma)

Pulso Simétrico (2A) o Asimétrico (2B)

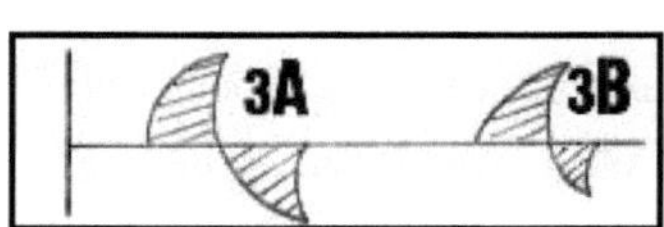

(C) Balance de Fases: (más relación con la carga)

Balanceado (3A) o No Balanceado (3B)

(D) Forma de la onda:

Rectangular (1) Triangular (2), Sinusoidal (3), Exponencial (4). La forma determina la peligrosidad de la corriente; la forma exponencial es la más peligrosa (++++), luego le sigue la rectangular (+++), la triangular (++) y la sinusoidal (+).

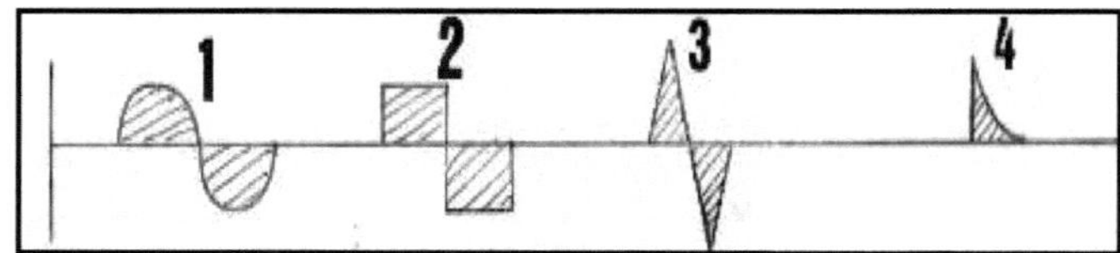

Conceptos de las gráficas eléctricas;

A: Amplitud, **B:** Duración de Pulso, **C:** Longitud de Onda, **D:** Tiempo de ascenso, **E:** Tiempo de descenso, **F:** Intervalo y **G:** Carga eléctrica del pulso.

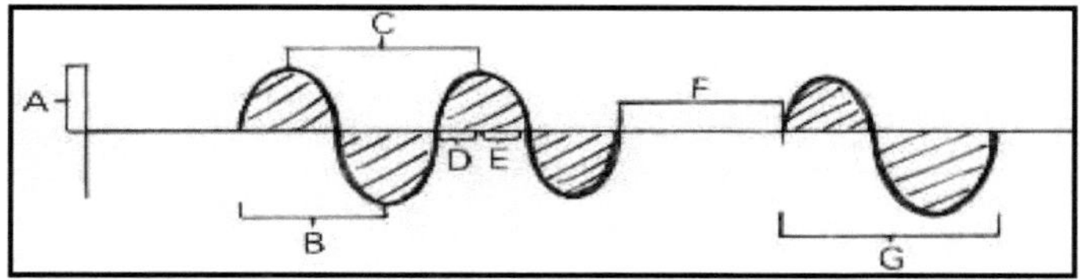

Se llama *Modulación* a la forma con que se pueden modificar los parámetros que caracterizan una forma de onda en el tiempo siguiendo un patrón determinado. De este modo tenemos:

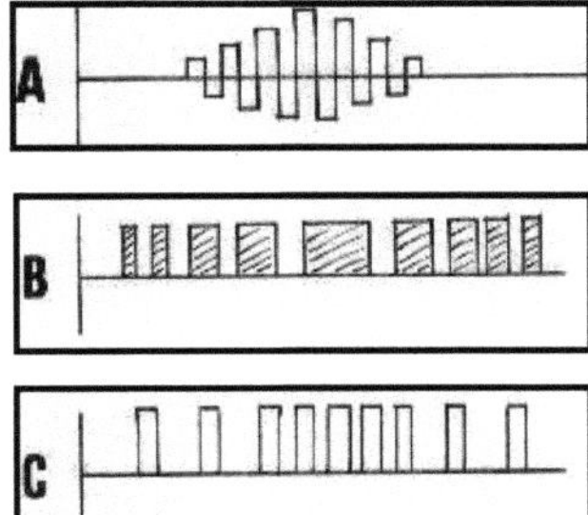

A. **Modulación de la Amplitud**
B. **Modulación del Pulso**
C. **Modulación de la Frecuencia**

Otro concepto relevante es el de *Trenes de Pulso* (Burst) que consiste en una gran descarga de impulsos en un tiempo dado por segundos de estimulación (habitualmente se utiliza en entrenamiento muscular). Dentro de los trenes se establecen los llamados *"tiempos de emisión"* o *"Duty Cycles"* que son los tiempos de entrega de la corriente medida de forma porcentual.

8. ELECTROTERAPIA

Se define como el uso de corriente eléctrica como agente terapéutico directo al organismo. La electroterapia nace a partir de las torturas con corriente en el siglo XVIII. La electroterapia a frecuencias bajas produce mayor contracción muscular, mientras que las modalidades de altas frecuencias se usan para producir efecto analgésico.

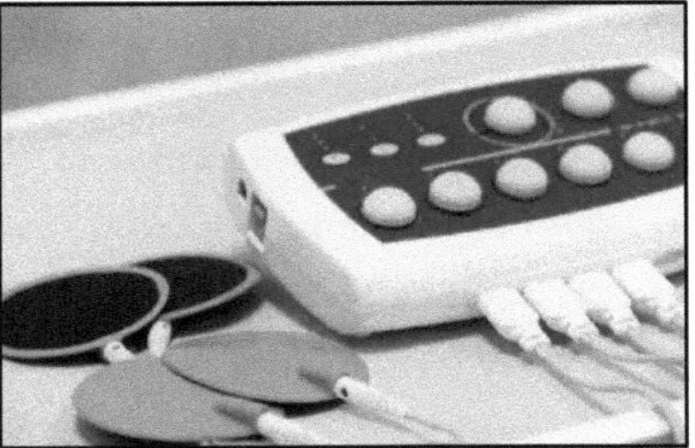

Implementación necesaria:

* El aparato de electroterapia debe ser capaz de permitir la regulación tanto de la frecuencia como la intensidad de la corriente.
* Los conductores salen del equipo.
* Los electrodos van acompañados de medios de transmisión (Gel o solvente conductor).
* El tejido es el que cierra el circuito eléctrico (el circuito siempre debe estar cerrado para que la corriente fluya).

ÁNODO (+) y CÁTODO (-)

El cátodo (-) es el electrodo activo y es señalado con el signo negativo y es el elemento que entrega electrones, siendo por lo tanto el responsable de despolarizar al nervio periférico. El electrodo activo debe situarse a distal. El ánodo (+) es el electrodo pasivo y es el señalado con el signo positivo.

Clasificación de las Corrientes Eléctricas

1. Según Polaridad:

* **Corrientes Unidireccionales**
* **Corrientes Alternas *(Bidireccionales)***

2. Según su frecuencia;

* **Corriente sin Frecuencia** – Corriente Continua o Galvánica
* **Corrientes de baja Frecuencia *(< 1.000Hz)*** – Corriente Träbert (2-5), Corrientes Diadinámicas, Corriente de Leduc, TENS
* **Corrientes de media Frecuencia *(1.000 a 10.000Hz)*** – Corrientes Kotz, Corrientes Interferenciales o Corrientes Aussie.
* **Corrientes de alta Frecuencia *(> 10.000Hz)*** – Corrientes de D`Arsonval, Onda Corta, Microondas

3. Según la forma

- **Corriente Continua** – Corriente Galvánica – el flujo de los electrones es ininterrumpido, la intensidad es constante si no hay variación de la resistencia. Es siempre unidireccional y no produce excitación motora. Presenta efectos polares.

- **Corriente Variable;** Corrientes Interrumpidas - No Interrumpidas – Combinadas. Impulsos unidireccionales o bidireccionales. Presentan frecuencia de estimulación lo que permite efectos analgésicos excito motores y tróficos. Las frecuencias oscilan entre 1 y 150Hz.

Corrientes Interrumpidas

- **Pulsos Rectangulares** – Corriente Träbert y Corriente de Leduc
- **Pulsos Progresivos** – Corrientes Farádicas, Corrientes de Lego y Corrientes Lapicque
- **Pulsos Moduladas** – Corrientes Diadinámicas y Corrientes Aperiódicas de Adams

Corrientes No Interrumpidas

- Corriente Ondulatoria
- Corriente Alterna

Corrientes Combinadas

- Corrientes de Waterwille
- Corrientes Interferenciales

9. Terminología en Electroestimulación

- **Estimulación Eléctrica Transcutánea (TES)**: Estimulación que se realiza a través de la piel con electrodos contacto o percutáneos

- **Estimulación Eléctrica Nerviosa Transcutánea** *(TENS, Transcutaneus Electrical Nerve Stimulation):* Estimulación de fibras nerviosas sensibles (sensitivas, dolorosas y autonómicas).

- **Estimulación Eléctrica Neuromuscular** *(NMES, Neuromuscular Electrical Stimulation)*: Acción excito motriz o motora producida por estimulación eléctrica normalmente definida para músculo sano.

- **Estimulación Eléctrica Muscular** *(MES, Muscular Electrical Stimulation)*: Acción directa sobre la fibra muscular. Sólo resulta posible en músculos desnervados.

- **Estimulación Eléctrica Funcional** *(FES, Functional Electrical Stimulation)*: La Asociación Americana de Terapia Física (APTA) la define como la estimulación neuromuscular con finalidad de reemplazo ortésico (suplencia de función perdida). Movimiento evocado que es útil en la realización de un gesto finalizado y llevado a cabo en una situación real (AVD).

10. Modalidades de Corrientes Eléctricas

(A) Corriente Directa (Galvánica)

Se denomina corriente continua que opera con voltajes entre 60 a 80 volts. Se caracteriza por ser una corriente unidireccional, es decir, de polaridad e intensidad fija durante el tiempo de tratamiento. Sus acciones fisiológicas derivan básicamente de los efectos de electrolisis y

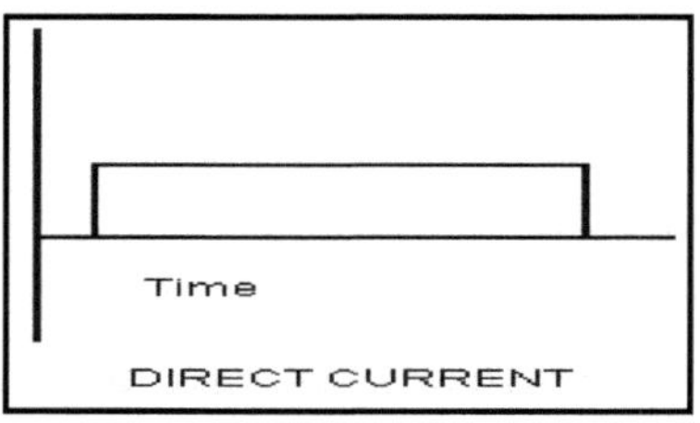

electroforesis que ocurren en las soluciones orgánicas al estar sometidos a una corriente de flujo constante.

La aplicación actual de la galvanización se limita a la técnica de iontoforesis (suministro de fármacos cargados producto del electro repulsión colocando el medicamento bajo el electrodo del mismo signo).

Ley de las acciones polares: La excitación nace en el cátodo durante el cierre de la aplicación y muere en el ánodo durante la apertura.

(B) Corrientes de baja Frecuencia

Son corrientes que se sitúan en el rango de 0 a 1.000Hz. En su forma básica derivan de la corriente galvánica interrumpida en forma de pulsos. Actualmente las formas de corrientes nos proporcionan pulsos monofásicos, y también bifásicos evitando los efectos secundarios de la corriente galvánica polarizada.

1. Corriente Träbert (Corrientes 2-5 o Ultraexcitante)

Consiste en un pulso rectangular monofásico de 2mseg de fase y 5mseg de intervalo de fase. Esto proporciona una frecuencia de 143Hz. Debido a su gran duración de fase resulta una corriente poco

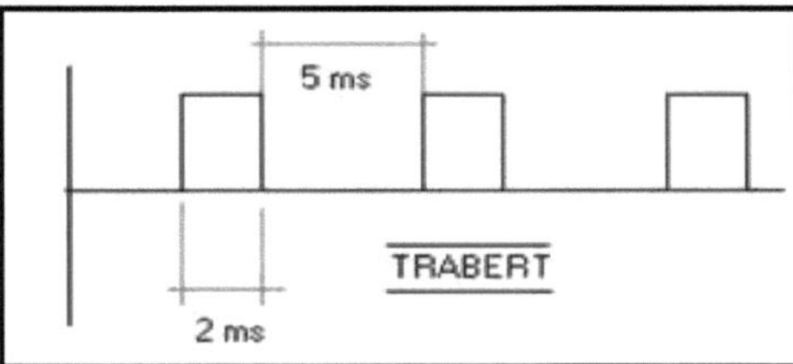

confortable para el paciente. Suele aplicarse preferentemente a nivel del dorso (posiciones de Träbert) debido a que allí la corriente resulta mejor tolerada.

2. Corriente de Leduc (Corrientes 1-10)

Corriente de pulso rectangular de 1mseg de duración y 10mseg de intervalo (el intervalo dura 10 veces más que el impulso). La frecuencia de estas corrientes es de 90Hz

3. Corriente de Lapicque

Corriente monofásica pulsada de ascenso de progresión lineal, uniforme y rectilínea. Al ascenso es muy lento y el cese brusco. La duración de pulso es de 5mseg con un periodo de 10mseg.

4. Corriente de LeGo

Corriente monofásica pulsada de progresión exponencial en ascenso y descenso. Alcanza el 63% de su intensidad máxima a los 2mseg de duración de fase. Su duración de fase va desde los 30 a 50mseg con un intervalo de pulso entre 50 a 70mseg. Alcanza frecuencias que oscilan entre 8 y 12Hz. Esta corriente era generada por antiguos equipos que producía estos impulsos por descarga de un condensador. Los pulsos progresivos exponenciales permiten estimular selectivamente la fibra muscular periférica desnervada.

5. Corrientes Aperiódicas de Adams (FM)

Consiste en pulsos monofásicos rectangulares, modulados en la duración de los intervalos lo que viene determinado por cambios en la frecuencia. Cada impulso tiene una duración de 1mseg o 2mseg separados por intervalos en constante variación, Los pulsos se encuentran agrupados en trenes de impulso 3 a 4 ráfagas por segundo. Esto resulta en una frecuencia variable de barrido ascendente y descendente entre 10 y 120Hz (habitualmente se pueden fijar los límites de barrido).

6. Corriente Neofarádica u Homofarádica

Corriente pulsada monofásica triangular o cuadrangular cuya duración de fase es 1mseg con tiempos de pausa altos 2mseg o más. La corriente es entregada en forma de trenes de impulso acompañados de un intervalo de descanso. Se utiliza para el diagnóstico y tratamiento de músculos denervados.

7. Corrientes Diadinámicas (Estereotipadas o Moduladas de Bernard)

Es una corriente sinusoidal monofásica de 50Hz o 100Hz producida por la rectificación en simple o doble onda a partir de la corriente alterna. La corriente de 50Hz o corriente monofásica fija presenta una duración de fase de 10mseg con una pausa de 10mseg. La corriente de 100Hz o difásica fija presenta una duración de fase de 10mseg sin intervalos.

Son corrientes polarizadas, por lo que producen efectos galvánicos bajo los electrodos, lo que debe considerarse para adoptar las precauciones propias de la corriente galvánica. Son utilizadas para el tratamiento del edema.

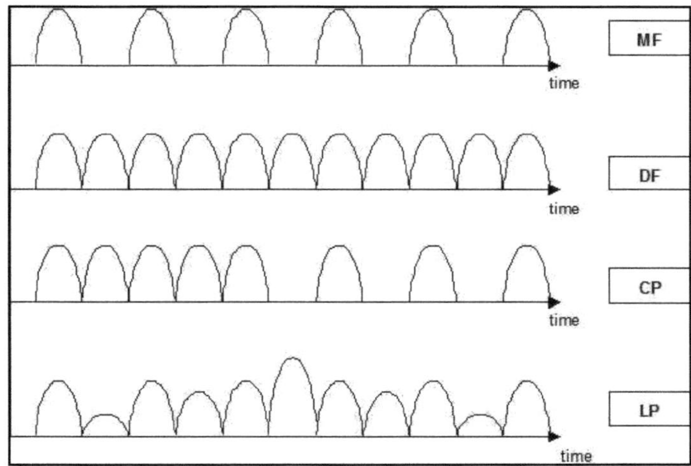

8. Corriente de Waterwille

Corresponde a la combinación de una corriente galvánica y corriente farádica. Se presentas dos posibilidades: Que la corriente neofarádica se sume o se reste a la corriente galvánica. De aquí tenemos los siguientes gráficos:

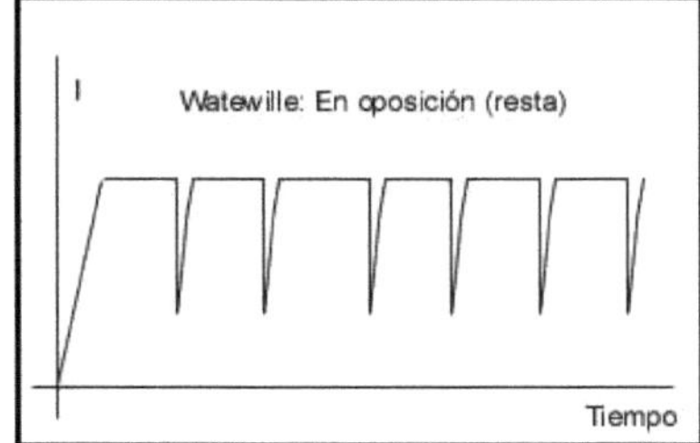

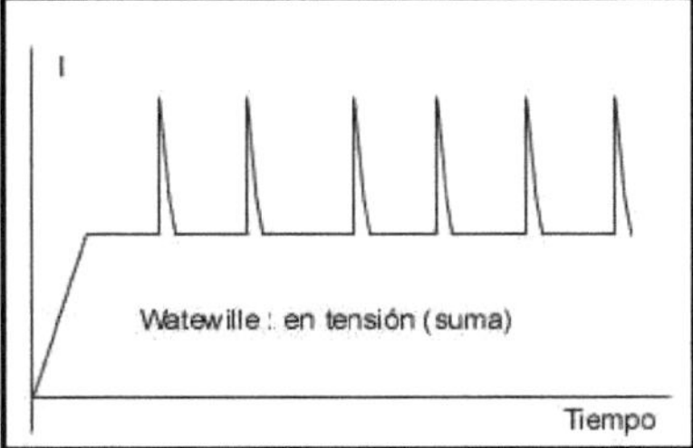

9. TENS (Estimulación Eléctrica Transcutánea Nerviosa)

Es una corriente pulsada bifásica simétrica o asimétrica de forma cuadrangular o cuadrangular triangular. Los tiempos de impulso se regulan entre 0,05 y 1mseg (50 a 1.000µseg), al igual que los tiempos de reposo. Las frecuencias de trabajo oscilan entre 1 y

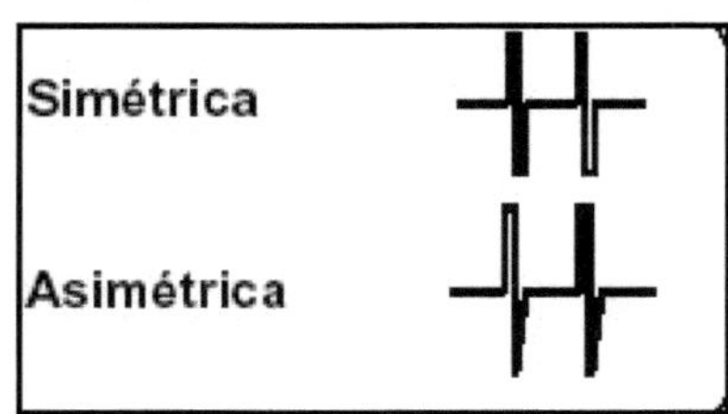

250Hz. Sus efectos son principalmente analgésicos, aunque también se utiliza en la estimulación de la unidad neuromuscular.

Las corrientes excitantes disminuyen su eficacia a medida que su pendiente es menor. Ante la repetición de pulsos con pendientes más bajas o progresivas, la fibra muscular sana eleva su umbral de excitación, lo que dificulta la consecución de una contracción muscular, produciéndose acomodación. Esta capacidad no la conservan las fibras musculares alteradas, por lo que la aplicación de impulsos progresivos permitirá la estimulación selectiva de las mismas.

(C) Corrientes de media Frecuencia

Estas corrientes se sitúan entre el rango de 1.000 a 10.000Hz. Este tipo de corrientes suelen ser sinusoidales o rectangulares y alternas. Algunos equipos operan a frecuencias fijas de 4.000Hz. La impedancia de la piel disminuye y el umbral sensitivo se incrementa al trabajar con frecuencias más altas. Al trabajar con estas corrientes se consigue una mayor facilidad en la penetración, mayor tolerancia, y mejor sensación cutánea comparada con las corrientes de baja frecuencia.

1. Corrientes Interferenciales (Nemectrodímicas)

Son corrientes sinusoidales, alternas que operan con frecuencias entre 2.000 a 10.000Hz. Los impulsos se encuentran modulados en amplitud, resultado de la interferencia de las ondas en el organismo o dentro del electroestimulador. Muchos

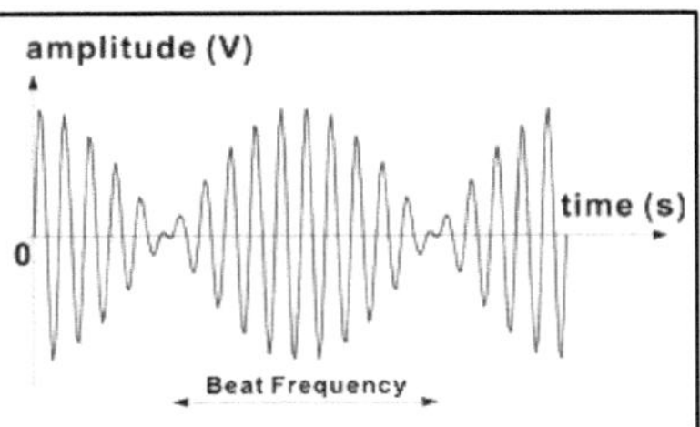

equipos operan a frecuencias fijas de 4.000Hz. Principalmente están diseñadas con fines analgésicos, aunque también permiten la estimulación muscular.

2. Corrientes de Kots (Corrientes Rusas)

Corrientes cuadrangulares bifásicas entregadas en trenes de impulsos. Las frecuencias de trabajo suelen ser 2.000 a 2.500Hz, y los impulsos de corriente alterna están modulados por una frecuencia de ráfaga (habitualmente 50Hz). Diseñadas principalmente para la

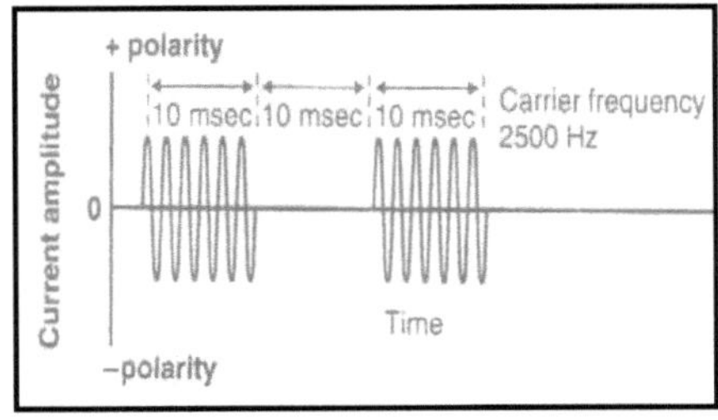

estimulación de la fibra nerviosa motora (músculos sanos) con el propósito de conseguir fortalecimiento muscular.

3. Corrientes Aussie (Corriente Australiana)

También llamada corriente australiana, fue desarrollada tras 15 años de investigaciones por el profesor PhD Alex Ward de la Universidad de LaTrobe en Melborne, Australia. Es un tipo de corriente alterna sinusoidal (senoidal) con una frecuencia portadora de 1.000Hz o 4.000Hz entregada en burst. La duración de los burst es de 4ms o 2ms, modulados a frecuencia variable de 1 a 120 Hz, habitualmente utilizando 50Hz. Para la estimulación sensorial, se usa corriente de frecuencia de 4.000 Hz y modulación en Burst con duración de 4 ms. Para la estimulación motriz (máximo torque), es una corriente de frecuencia de 1.000 Hz y modulación en Burst con duración de 2 ms. La corriente puede trabajarse de forma continua o entregada en trenes de impulsos.

11. Precauciones para el uso de Electroterapia

- **Enfermedad Cardíaca;** la estimulación eléctrica debe aplicarse con precaución en pacientes con antecedentes de infarto al miocardio, o que presente anormalidades congénitas o adquiridas

- **Problemas Mentales;** pacientes con anormalidades cognitivas no pueden referir dolor o la sensación de la corriente eléctrica que está siendo aplicada. Además, estos pacientes están habitualmente en un estado de agitación y puede retirarse lo electrodos durante el tratamiento.

- Sensibilidad Alterada

- **Tumores Malignos;** no existen investigaciones acerca de la relación entre la estimulación eléctrica y tumores. Se piensa que la corriente eléctrica podría ayudar a que un tumor crezca. Además, la corriente eléctrica puede favorecer la metástasis del tumor

- **Irritación de la piel o heridas abiertas;** la impedancia de la piel disminuye y la sensibilidad es más baja a las corrientes eléctricas bajo la presencia de irritaciones o heridas abiertas, lo que puede resultar en la entrega de un exceso de corriente en el área afectada.

- **Iontoforesis luego de otro agente físico;** No es recomendable utilizar iontoforesis luego de la aplicación de otro agente físico (calor, hielo, ultrasonido), pues puede alterar la permeabilidad de la piel. Sin embargo, el calor produce vasodilatación e incrementa el flujo sanguíneo que puede acelerar la dispersión de la droga en el área de tratamiento.

12. Contraindicaciones para el uso de Electroterapia

- **Arritmias o Marcapasos;** los estimuladores eléctricos no deberían utilizarse en pacientes con marcapasos debido a que la estimulación eléctrica puede interferir en el funcionamiento de dispositivo o alterar la frecuencia cardiaca. La estimulación eléctrica puede también agravar una arritmia inestable no tratada con marcapasos

- **Sobre el Seno Carotideo;** se debe tener cuidado al colocar electrodos en la parte lateral o anterior del cuello, en las áreas donde se encuentra el seno carotideo, pues la estimulación de estas áreas puede inducir una rápida caída en la presión arterial lo que puede desencadenar desmayos del paciente.

- **Trombosis o Tromboflebitis;** no debe aplicarse electro estimulación sobre áreas con problemas de trombosis o tromboflebitis, debido a que la estimulación puede incrementar la circulación, aumentando el riesgo de liberar un embolo.

- **Embarazo;** los efectos de la estimulación eléctrica en el desarrollo del feto y el útero durante el embarazo no se han determinado. Por lo tanto, es recomendable que los electrodos de estimulación no sean situados en algún lugar donde la corriente puede afectar al feto. Los electrodos no deberían ser aplicados en la región lumbar, abdomen o caderas (ejemplo; caso de una bursitis), pues parte de la corriente puede cruzar el útero. Ocasionalmente puede utilizarse estimulación eléctrica para el control del dolor durante el trabajo de parto y considerarse como una alternativa a la anestesia general o bloqueo espinal. Los electrodos son colocados en la región lumbar o abdominal dependiendo de donde provenga el dolor. El paciente aumenta la intensidad durante la contracción y la disminuye entre ellas.

CAPÍTULO 9
TONO MUSCULAR Y ANORMALIDADES DEL TONO

1. INTRODUCCIÓN

Existen varias definiciones en los textos respecto al Tono muscular; algunos autores lo han descrito como la *"Tensión en reposo"* del músculo, otros como el *"grado de activación previo al movimiento"*, y como *"fuerza a la que el músculo se resiste a la extensión"*, pero sin duda la mejor definición es la que lo señala como ***"la resistencia pasiva del músculo al estiramiento"***. Si cortamos el nervio motor de un determinado músculo, éste ofrecerá poca o ninguna resistencia al estiramiento, por lo tanto, se dice que está **fláccido** o **hipotónico**. Un músculo **hipertónico** es aquel que presenta una gran resistencia al estiramiento. El Tono muscular se explora clínicamente por la sensación de resistencia que ofrecen los músculos a la extensión y flexión pasiva de los miembros del paciente.

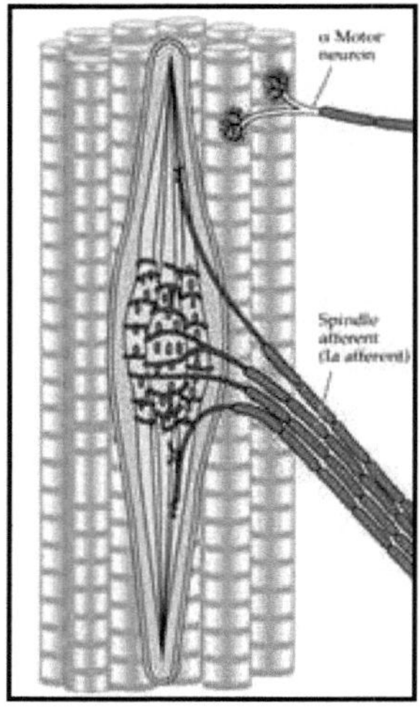

Las funciones del Tono muscular son: 1. Mantención de la Postura, 2. Almacenamiento de Energía y 3. Cooperación en la sutileza de los movimientos.

2. FISIOLOGÍA BÁSICA

Para mejor comprensión de este capítulo es necesario exponer algunos conocimientos básicos del Tono muscular.

A. HUSO MUSCULAR

El Huso muscular es un receptor del músculo esquelético cuyas fibras (fibras Intrafusales) se disponen en paralelo con las fibras que componen el músculo (fibras Extrafusales). Un Huso muscular está formado por cerca de 10 fibras envueltas en una cápsula de tejido conectivo. Estas fibras son más embrionarias que las fibras que conforman el músculo esquelético y sus estriaciones son menos notorias, y el nombre que reciben es *fibras Intrafusales*. Existen dos tipos de fibras Intrafusales en un Huso muscular; las *Fibras de Bolsa o Saco Nuclear* y las *fibras de Cadena Nuclear*.

(I) Fibras de Bolsa o Saco Nuclear:

Poseen un gran número de núcleos en una zona central dilatada. Este tipo de fibras se dividen en dos subtipos:

(a) Fibras de Saco o Bolsa Nuclear tipo I (baja actividad ATPasa miosina)

(b) Fibras de Saco o Bolsa Nuclear tipo II (alta actividad ATPasa miosina)

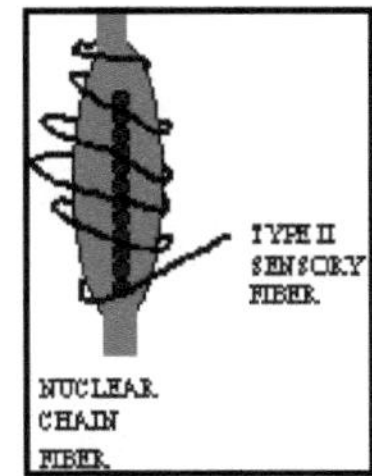

(II) Fibras de Cadena Nuclear:

Fibras delgadas y cortas que no presentan una región central dilatada y definida.

El Huso muscular también posee terminaciones nerviosas, las que corresponden a dos tipos:

1. *Primarias (o Anuloespirales):* son las terminaciones de las *fibras aferentes IA* (rápida velocidad de conducción). Estas fibras poseen dos ramas, una para las fibras de Saco Nuclear tipo I y otra para las fibras de Saco Nuclear tipo II, y además para las fibras de Cadena Nuclear.

2. *Secundarias (o en Rosetón):* son las porciones terminales de las fibras sensoriales *tipo II*. Sólo llegan a las fibras de Cadena Nuclear.

Las fibras tipo IA son gruesas (12 a 20 micrones) y perciben los estiramientos rápidos que requieren una conducción

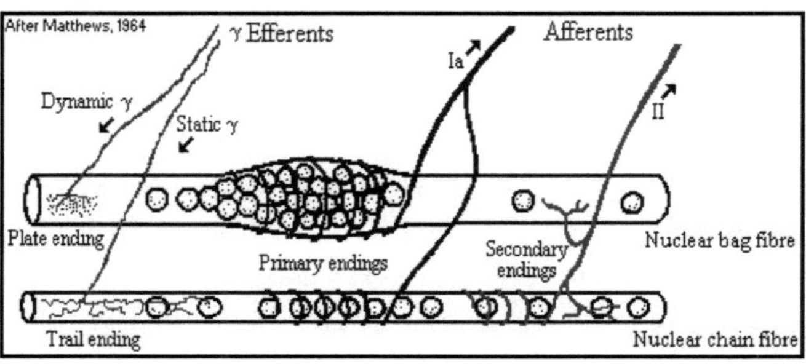

aferente veloz. Las fibras tipo II son finas (5 a 12 micrones) y perciben los estiramientos lentos y sostenidos que desencadenan aferencias lentas. Poseen un nivel de disparo (umbral) cinco veces mayor que las fibras IA.

El Huso también tiene inervación motora propia gracias a las **Motoneuronas gamma (γ)**, que también provienen de la asta anterior de la médula espinal, al igual que las Motoneuronas alfa (α), que inervan a las fibras musculares (fibras extrafusales).

Existe un grupo de Motoneuronas Beta (β) que inervan fibras Intrafusales y Extrafusales

Las Motoneuronas gamma (γ) finalizan en dos terminaciones; *terminaciones en Placa* y *terminaciones Rastreras*.

B. FUNCIONES DEL HUSO

El Huso muscular es el receptor encargado de censar la longitud del músculo. Cuando el músculo esquelético se estira, el Huso resulta también estirado de manera pasiva, pues las fibras musculares (fibras extrafusales) y las fibras Intrafusales son paralelas.

Ahora se detallará la secuencia de acontecimientos que desencadena el estiramiento:

1. El estiramiento estimula las fibras nerviosas del Huso IA y II (Al estirar el Huso se producen impulsos o potenciales generadores proporcionales al grado de estiramiento del músculo).

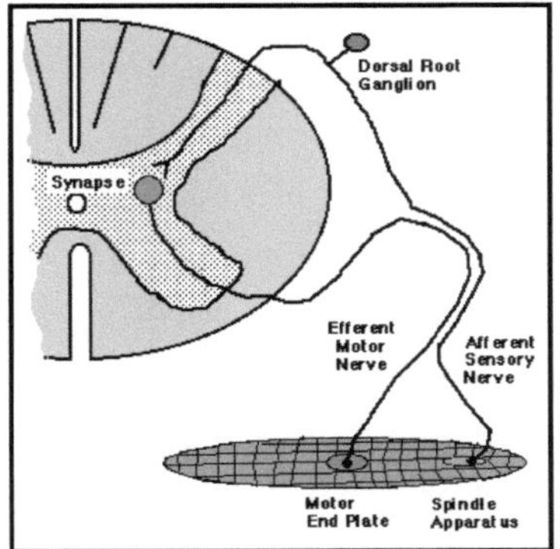

2. Los Impulsos generados se transmiten por las fibras IA y II hacia la médula espinal.

3. La información ingresa por la asta posterior de la médula espinal (antes pasando por el Ganglio de la Raíz Dorsal o GRD) para hacer sinapsis o conexión con la motoneurona alfa (α).

4. La motoneurona alfa (α) por vía eferente envía el impulso (potencial de acción) para producir contracción de las fibras Extrafusales (unidades contráctiles).

5. Al contraerse el músculo, el Huso muscular deja de percibir el estiramiento.

Esto se conoce como **reflejo Miotático, de Extensión** o **de Estiramiento**. Se dice que este es un mecanismo de retroalimentación, pues si el Huso deja de emitir señales el músculo se relaja.

No olvidemos que el Huso tiene inervación motora propia a través de las motoneuronas gamma (γ) que también tienen sus cuerpos neuronales en la asta

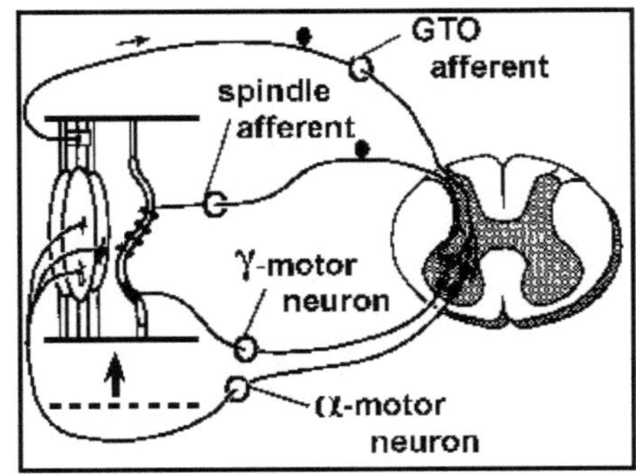

anterior de la médula espinal. Si se estimulan las motoneuronas gamma (γ) los extremos del Huso se acortan. Esta estimulación deforma las fibras Intrafusales generando impulsos hacia la médula, y, por lo tanto, según lo expuesto anteriormente se producirá una contracción muscular (contracción refleja). De este modo la contracción del músculo se puede lograr por estimulación de

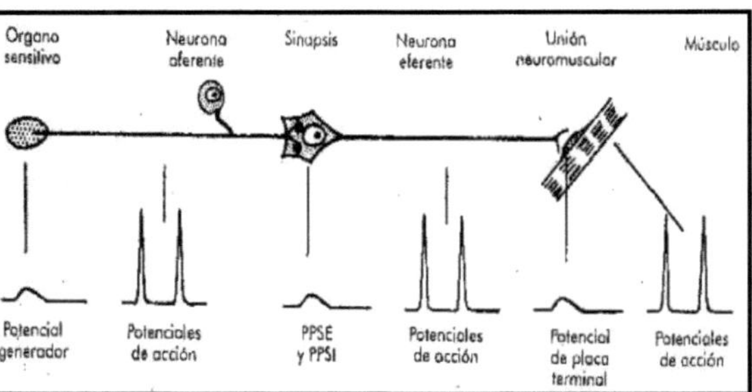

las motoneuronas alfa (α) (contracción muscular de manera directa) o por estimulación de las motoneuronas gamma (γ) (contracción de manera indirecta a través del reflejo miotático).

Puede darse el caso de que exista al mismo tiempo una descarga de las motoneuronas gamma (γ) y que el músculo resulte estirado. En esta situación los impulsos generados por el acortamiento de las fibras Intrafusales vía las motoneuronas gamma (γ) se suman a los impulsos generados producto del estiramiento (potenciales de acción adicionales) lo que acelera la respuesta contráctil. Las motoneuronas gamma (γ) descargan por ejemplo en situaciones de ansiedad o por estimulación de la piel por agentes nocivos.

Una acción refleja se define como una respuesta estereotipada frente a un estímulo sensorial específico.

Dentro de las características principales de los reflejos tenemos; que el punto de estimulación determina los músculos que se contraerán para producir la respuesta refleja, y que la Intensidad del estímulo determina la amplitud de la respuesta

Tabla 7. Número de Husos en algunos Músculos Esqueléticos

MÚSCULO	PESO (gr) MUSCULO	NÚMERO DE HUSOS
GASTROCNEMIO	7.7	5
RECTO FEMORAL	8.36	12
TIBIAL ANTERIOR	4.57	15
SEMITENDINOSO	6.41	18
SÓLEO	2.49	23
INTERÓSEOS PIE	0.33	88
INTEROSEO MANO	0.21	100

B. ÓRGANO TENDINOSO DE GOLGI

Es otro receptor que posee el músculo esquelético, pero su ubicación es en los tendones.

A diferencia del Huso muscular, el ***Órgano del Tendón de Golgi*** se dispone en serie y no en paralelo a las fibras musculares (fibras extrafusales) y es estimulado tanto con contracciones pasivas (estiramiento

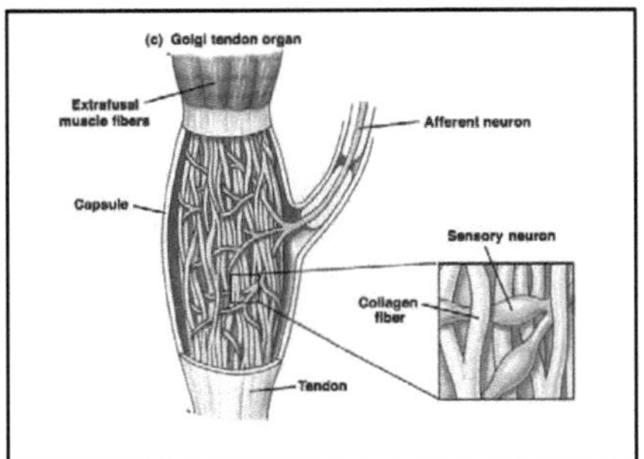

pasivo del tendón) como con contracciones activas. El Órgano Tendinoso de Golgi posee terminaciones nerviosas del ***tipo IB*** (sensitivas mielinizadas de rápida velocidad de conducción).

FUNCIÓN DEL ÓRGANO TENDINOSO DE GOLGI

Cuando existe una contracción de un músculo, este se acorta mientras que sus tendones se ven estirados. El estiramiento fuerte, ocasionado por la tensión (contracción o Estiramiento) del músculo, estimula al Órgano del Tendón de Golgi, el cual a través de sus fibras sensitivas Ib envía el impulso (potenciales generadores) a la médula espinal. Esta información ingresa por la asta posterior de la médula, pasando previamente por el Ganglio de la Raíz Dorsal. En la médula existen conexiones entre las neuronas sensitivas Ib e Interneuronas, las que a su vez se comunican con las motoneuronas alfa (α). Por lo tanto, el impulso (potencial de acción) alcanza la Interneurona, la cual genera impulsos inhibidores (potenciales postsinápticos Inhibidores) sobre la motoneurona alfa (α) del músculo que está sufriendo el acortamiento y de esta forma inhibiéndolo.

También se ha comprobado la existencia de conexiones de tipo estimulador de las fibras IB a nivel de la médula con las motoneuronas alfa (α) de los músculos antagonistas. Este fenómeno es conocido como ***Reflejo Miotático Inverso*** o ***Inhibición Autógena***.

Las interneuronas Ib provienen del Órgano Tendinoso de Golgi y efectúan un control sobre la tensión muscular a través de una regulación negativa, siendo un mecanismo paralelo para la regulación del Tono muscular, además del control superior.

C. ARCO REFLEJO

Se dice que el arco reflejo es la unidad básica de la actividad nerviosa integrada. El arco reflejo básico está conformado por un ***Órgano Sensitivo***, una ***neurona Aferente***, una o más ***Sinápsis*** (en un centro integrador o Ganglio simpático), una ***neurona Eferente*** y un ***Efector***. Las conexiones entre las neuronas aferentes y eferentes están en la médula espinal o en el cerebro.

Las neuronas aferentes penetran por las astas posteriores de la médula espinal o por los nervios craneales y las neuronas eferentes salen por las astas anteriores de la médula o por las salidas motoras de los nervios craneales.

ACTIVIDAD DEL ARCO REFLEJO

A continuación, se enumerarán los acontecimientos de un arco reflejo:

(1) La actividad del Arco Reflejo comienza en un receptor (órgano sensitivo), el cual produce impulsos generadores (potenciales generadores).

(2) Esto ocasiona impulsos del tipo "todo o nada" en la neurona aferente

(3) El impulso viaja por las neuronas aferentes a la médula espinal o cerebro, lugares donde se establecen conexiones sinápticas.

(4) Estas conexiones producen impulsos estimuladores o inhibidores (potenciales Postsinápticos excitadores o inhibidores, "PPSE o PPSI").

(5) Estos impulsos viajan a través de las neuronas eferentes que van a producir respuestas tipo "todo o nada" en el efector (sea músculo, glándula u otro).

(6) Finalmente el efector pone en marcha la respuesta.

D. REFLEJOS TENDINOSOS

Los reflejos estimulan las neuronas sensoriales y motoras, además permiten identificar problemas neurológicos (hipo e hiperreflexia). Existen dos tipos de reflejos; los ***reflejos***

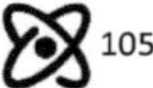 105

Monosinápticos y los **Polisinápticos**. Los reflejos monosinápticos, tal como su nombre lo indica, constan de sólo una sinápsis. Como ejemplos de este tipo tenemos:

✓ **Reflejo Miotático o de Estiramiento**; donde el estímulo es el Estiramiento, el receptor es el Huso muscular y el efector es el músculo que se contrae

✓ **Reflejo Miotático Inverso o de Estiramiento Inverso o Inhibición Autógena**; donde el estímulo es la contracción muscular, el receptor es el Órgano Tendinoso de Golgi y el efector es el músculo que empieza a relajarse luego de estar contraído.

Cuando se produce el reflejo miotático o de estiramiento, ocurre la **Inervación Recíproca**, la cual consiste en lo siguiente: Los impulsos generados por las fibras sensitivas del Huso muscular (IA y II) entran por la asta posterior y además de hacer sinápsis con la motoneurona alfa (α), establecen conexión con una Interneurona **(Neurona en Botella de Golgi)**. Esta Interneurona está conectada con la motoneurona alfa (α) del músculo antagonista. La Interneurona secreta

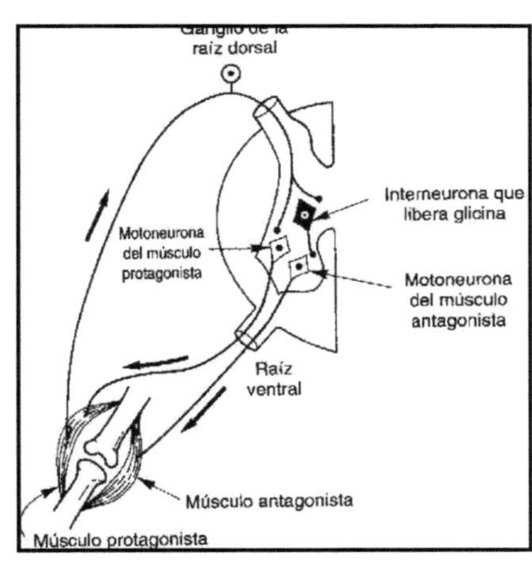

Glicina, un neurotransmisor inhibidor de la acción de la motoneurona alfa (α) antagónica. Algunos ejemplos de Reflejos Miotáticos; *reflejo Tricipital (C_7), reflejo Bicipital (C_5, C_6), reflejo Patelar o Rotuliano (L_4) y reflejo Aquiliano (S_1).*

REFLEJOS POLI SINÁPTICOS

Estos reflejos se caracterizan por poseer un gran número de sinápsis en cada una de sus ramas. Las ramas que constan de menos sinápsis alcanzan primero a las motoneuronas y luego lo hacen las ramas más largas. Esto ocasiona un bombardeo a las motoneuronas a partir de un estímulo único, y además las respuestas son más prolongadas. Algunas de las ramas retornan sobre sí mismas y permiten a la actividad *"reverberar"* hasta que ya no se pueda producir respuesta. Estos *circuitos reverberantes* son recurrentes en el cerebro y la médula espinal. Ejemplos de reflejos polisinápticos:

REFLEJO FLEXOR O DE EVITACIÓN

aparece en respuesta a una estimulación Nociceptiva dolorosa en la piel, músculo o tejido celular subcutáneo. La respuesta que se produce es la contracción de los músculos flexores e inhibición de los músculos extensores, con lo cual la extremidad afectada por el estímulo doloroso se flexiona. Este mecanismo permite apartar la extremidad del estímulo.

Este reflejo (reflejo Flexor) incluye la respuesta extensora cruzada, la cual

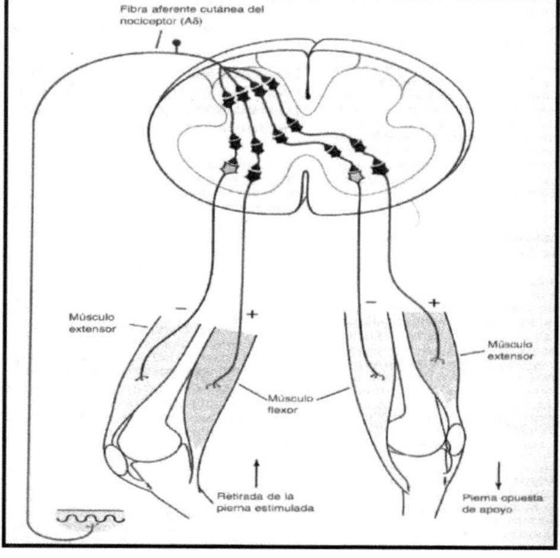

forma parte del reflejo de evitación y que además de la flexión del miembro afectado por el estímulo doloroso incluye la extensión del miembro contralateral (del lado contrario).

Esto tiene implicancias útiles, se podría por ejemplo inhibir un músculo hipertónico trabajando sobre el mismo músculo del lado contralateral, además de trabajar sobre el antagonista del mismo músculo hipertónico.

3. Origen y Control del Movimiento

El movimiento tiene su origen en la Corteza Cerebral, específicamente en la corteza motora, donde yacen áreas cerebrales que participan conjuntamente para llevar a cabo el movimiento humano, siendo las de mayor relevancia el área Promotora, Motora complementaria y Motora Primaria. El movimiento comienza en el área Premotora (6 de

Brodman), la cual se vincula con lo volitivo (voluntad) y Motora complementaria. Ambas aumentan su actividad cuando se planifica un movimiento sin realizarlo. El área Promotora recibe información del Cerebelo a través del Tálamo y se proyecta a la musculatura Proximal, mientras que el área Motora complementaria recibe aferencias de los Ganglios Basales, también a través del Tálamo, y se proyecta a los músculos distales. Ambas áreas envían proyecciones hacia el área Motora Primaria (MI).

El área Motora Primaria (área 4 Brodman) se encarga de la ejecución del movimiento, es decir, corresponde a la fase final del procesamiento Motor. Esta área se extiende contralateralmente a motoneuronas especialmente a las que se vinculan con movimientos sutiles, es decir, musculatura de dedos, manos, pies, músculos faciales y los relacionados con la vocalización. Además, recibe información proveniente del área Sensorial Primaria (SI), lo que permite recibir información respecto a la sensación de músculos y tendones que participan en el movimiento.

A. VÍA PIRAMIDAL

La vía Piramidal se origina en los cuerpos neuronales del Sistema Nervioso Central, cuyos axones se dirigen al tallo encefálico o médula espinal, estableciendo sinapsis en forma directa o indirectamente con los núcleos motores de los nervios craneales o las neuronas del Asta Anterior de la sustancia gris. La Vía Piramidal se divide en haces o fascículos nerviosos, dentro de los cuales encontramos: *el tracto Corticoespinal, Corticobulbar, Reticuloespinal, Vestibuloespinal y Rubroespinal.* El recorrido de la vía Piramidal comienza en el área motora Primaria (recordar que esta zona recibe aferencias del área

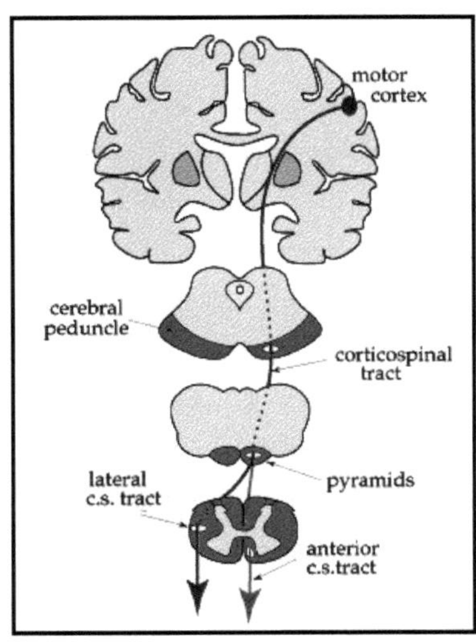

Promotora, Motora Complementaria y Somatosensoial I o SI) , luego se dirige a la Corona

Radiada, de aquí al brazo posterior de la cápsula interna, dirigiéndose luego al pie del Pedúnculo, para después extenderse a las pirámides bulbares donde se produce la decusación (1/3 Inferior ocurre el entrecruzamiento) de aproximadamente el 90% de las fibras motoras y que forman el haz Corticoespinal, mientras por otro lado un 10% no decusa y desciende en forma ipsilateral.

Decusación, del latín *"decussare"* o *"cruzar como X"*. Es el cruzamiento con forma de X de los tractos o vías de fibras nerviosas en la línea media.

1. Haz o Fascículo Corticoespinal

Antiguamente se pensaba que iniciaba y controlaba todos los movimientos voluntarios. Las células de la vía corticoespinal se originan en la corteza motora primaria (área 4 de Brodman) y corteza premotora (área 6 Brodman). A nivel de las pirámides (extremo distal del Bulbo) se produce la decusación del 90% de las fibras de esta vía pasando a formar estas fibras el Tracto Corticoespinal Lateral, localizado en el Cordón Lateral de la sustancia blanca de la médula espinal. A este nivel las fibras se organizan de forma somatotópica (las fibras de la región cervical se ubican más medial

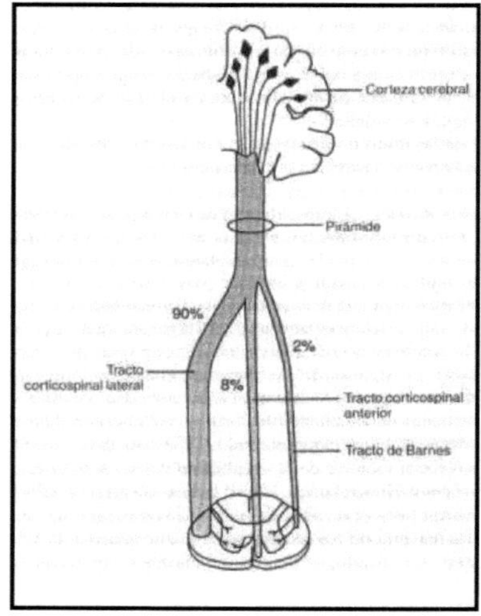

y más lateral se ubica lo torácicas, lumbares y sacras). Las fibras que no sufren decusación (10%) conforman el Tracto Corticoespinal Anterior (o Fascículo de Türck), que discurre por el cordón Anterior y cruza a niveles segmentarios terminando en neuronas motoras contralaterales. Existe un 2 a 3% fibras que no se cruza y tiene influencia sobre motoneuronas ipsilaterales. La Vía Corticoespinal se proyecta a interneuronas que yacen entre las láminas IV a VII (clasificación de Rexed), las cuales establecen conexiones sinápticas sobre las gamma y alfa motoneuronas, pero también existen proyecciones directas sobre las motoneuronas alfa y gamma que yacen en la lámina VIII y IX. Los impulsos conducidos por la vía corticoespinal son facilitadores de las neuronas motoras flexoras. El Tracto Corticoespinal Lateral termina en motoneuronas de la porción lateral de la asta anterior de la médula espinal, mientras que las del Tracto Corticoespinal Anterior terminan en la parte medial de la asta ventral e inervan la musculatura del cuello, tronco y la porción proximal de las extremidades. La estimulación de las fibras de la vía corticoespinal produce coactivación de las neuronas motoras alfa y gamma que inervan el mismo músculo provocando de esta forma la contracción simultánea. También existen evidencias de que la vía corticoespinal participa en la modulación de aferencias sensitivas a nivel medular, lo que se explicaría según las conexiones que establece en las láminas IV, V y VI (clasificación de Rexed). Las terminaciones de la vía Corticoespinal ejercerían una inhibición presináptica sobre algunas fibras aferentes primarias e inhibición posináptica o excitación de las neuronas de relevo sensitivo.

La vía Corticoespinal es esencial para los movimientos diestros y precisos, además de la ejecución de los movimientos digitales finos y discretos.

Las lesiones de esta vía provocan parálisis; lesiones por arriba de la decusación provocan parálisis contralateral, mientras que si las lesiones ocurren por abajo del nivel de lesión genera parálisis ipsilaterales.

2. Vía Corticobulbar (o Corticonuclear):

Está formado por neuronas motoras que se originan en la parte anterior de la circunvolución precentral (área Motora primaria). Esta vía acompaña la vía Corticoespinal a través de la de la corona radiada y cápsula interna. Algunas fibras descienden junto a las fibras corticoespinales y otras lo hacen dentro de la protuberancia y el Bulbo. A medida que la vía coticobulbar desciende, el Tronco Cerebral proporciona en forma continua fibras a los núcleos motores de los pares craneanos.

Los movimientos de las extremidades están controlados por la corteza contralateral, mientras que los músculos de ambos lados de la cabeza y tronco están influenciados por la corteza motora de ambos lados. De este modo los núcleos motores vinculados con la deglución, fonación, masticación y los movimientos linguales reciben influencias de las vías corticobulbares contralaterales e ipsilaterales.

3. Vía Reticuloespinal:

El origen de las fibras de esta vía se localiza en la formación reticular de la protuberancia y el bulbo raquídeo. La vía Reticuloespinal se divide en dos tractos: Tracto Reticuloespinal Pontino que se localiza en el cordón anterior de la médula y Tracto Reticuloespinal Medular, que se ubica en el cordón Lateral de la médula. Ambos tractos descienden con un predominio ipsilateralmente, pero también poseen algunos componentes cruzados. El Tracto Reticuloespinal Pontino facilita las motoneuronas extensoras, mientras que el Tracto Reticuloespinal Medular las flexoras. Los Axones originados en la protuberancia terminan en las láminas VII y VIII (clasificación de Rexed), mientras que las fibras originadas en el Bulbo terminan en la lámina VII.

B. Núcleos de la Base (Ganglios Basales)

Son masas nucleares localizadas profundamente dentro de los hemisferios Cerebrales, Diencéfalo y Mesencéfalo. Los Ganglios Basales están formados por el 1. Cuerpo Estriado, el cual se constituye por el núcleo Caudado y Lenticular, estando el último formado por el Putamen y Globo Pálido, 2. el

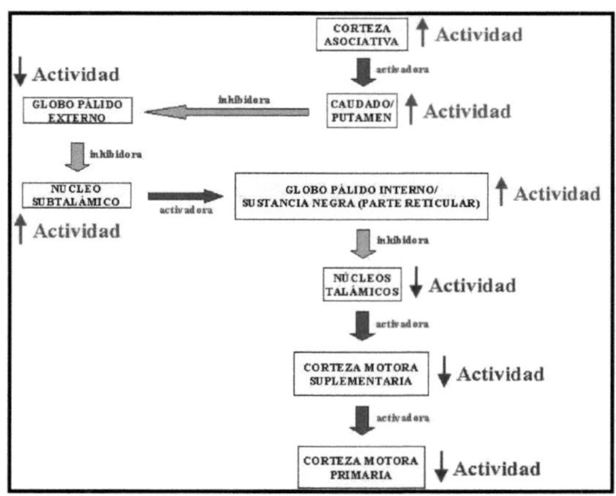

Núcleo subtalámico y la Sustancia Nigra. Los Ganglios Basales se encargan del inicio de los movimientos voluntarios y el control de los ajustes de la postura. En los Ganglios Basales

existe una vía directa que activa el movimiento y una vía indirecta que tiende a inhibir el movimiento.

La vía directa (1) tiende a transformar la idea abstracta de un movimiento en la realización de este. La idea abstracta del movimiento se origina en la corteza asociativa, y ésta tiene conexiones activadoras con el caudado y putamen (el caudado y putamen tienen una estructura parecida, y podrían considerarse funcionalmente como un mismo núcleo dividido en dos partes por la cápsula interna). El caudado y putamen tienen conexiones inhibidoras con el globo pálido interno y con la parte reticular de la sustancia negra, de manera que cuando el caudado se

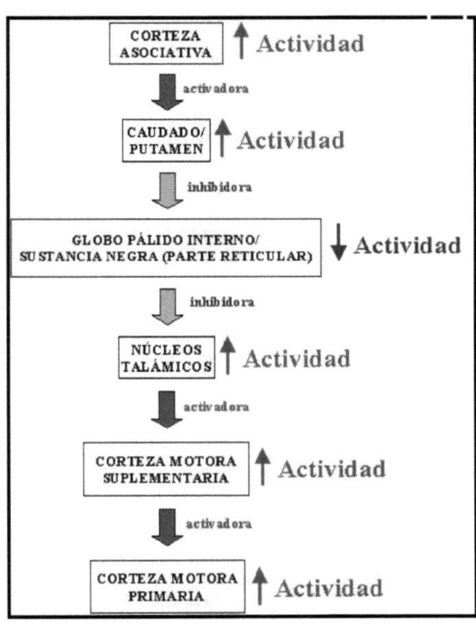

activa, el globo pálido interno y la parte reticular de la sustancia negra disminuyen su actividad. El globo pálido interno y la parte reticular de la sustancia negra tienen conexiones con los núcleos talámicos, y estas conexiones también son inhibidoras. Por tanto, cuando se activa el caudado y putamen aumenta la actividad de los núcleos talámicos, porque se inhibe la inhibición del globo pálido y la sustancia negra, y dos vías inhibidoras en serie producen activación. Los núcleos talámicos activan a la corteza motora suplementaria, la cual remite la orden del movimiento a la corteza motora primaria, y esta finalmente envía la orden a las motoneuronas de la médula espinal para que se ejecute el movimiento. Por esta vía la idea de un movimiento se transforma en su ejecución.

Existe una vía indirecta (2) que tiende a producir el efecto contrario, y a inhibir los movimientos. Algunas neuronas del caudado y putamen tienen conexiones inhibidoras con el globo pálido externo, este inhibe al núcleo subtalámico y el núcleo subtalámico a su vez activa al globo pálido interno y parte reticular de la sustancia negra. Cuando se activa esta vía, el caudado y putamen inhiben al globo pálido externo, esto desinhibe al núcieo subtalámico, que a su vez activa al globo interno y parte reticular de la sustancia negra. Entonces, el aumento de actividad en el globo pálido interno y parte reticular de la sustancia negra inhiben a los núcleos talámicos, lo cual produce inhibición de la corteza motora. Esta vía inhibe los movimientos porque tiene tres sinapsis inhibidoras en serie en lugar de dos como la vía directa, y esto invierte el sentido de la estimulación.

La vía directa tiende a activar los movimientos voluntarios, y la vía indirecta a inhibir la aparición de componentes involuntarios en el movimiento. Un adecuado equilibrio entre las dos produce los movimientos normales.

VÍA DOPAMINÉRGICA

Las neuronas de la parte compacta de la sustancia negra son origen de una vía dopaminérgica que actúa sobre el caudado y putamen. Las neuronas del caudado y putamen que proyectan al globo pálido interno y parte reticular de la sustancia negra tienen receptores para la dopamina de tipo D_1, que son activadores, por lo que la dopamina activa la vía directa estimuladora de los movimientos. Las neuronas del caudado

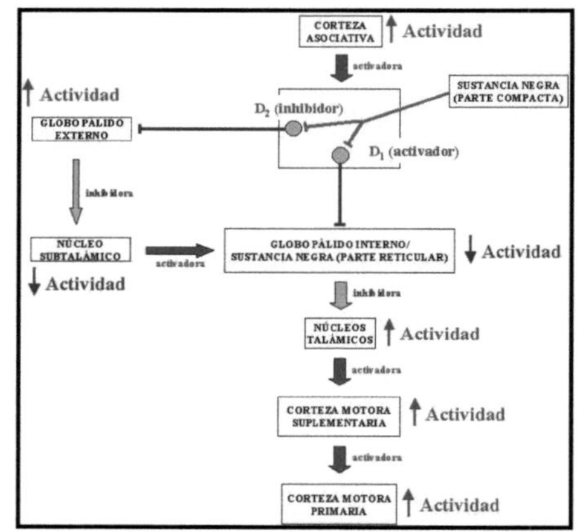

y putamen que proyectan al globo pálido externo tiene receptores para la dopamina de tipo D_2, que son inhibidores, por lo que la dopamina inhibe a la vía indirecta inhibidora del movimiento.

La dopamina, por tanto, estimula el movimiento por las dos vías, porque estimula la vía estimuladora e inhibe a la vía inhibidora.

C. CEREBELO

El Cerebelo se divide anatómicamente en:

1. *Lóbulo Floculo – Nodular (Archicerebelo o Vestíbulocerebelo),* encargado de la mantención del Equilibrio.
2. *Lóbulo Anterior (Paleocerebelo o Espinocerebelo),* cuya función se vincula a la mantención de la postura, regulación del Tono Muscular, coordinación de miembros inferiores y la marcha.
3. *Lóbulo Posterior (Neocerebelo o Cerebrocerebelo),* que se encarga de controlar los movimientos coordinados finos.

NÚCLEOS CEREBELOSOS PROFUNDOS

- **FASTIGIO** (relacionado con el Vestibulocerebelo)
- **INTERPÓSITO** (vinculado al Espinocerebelo)
- **DENTADO** (vinculado al Cerebrocerebelo)

La principal función del cerebelo es la coordinación del movimiento, es decir, permitir que el movimiento se realice con facilidad y precisión. Los núcleos profundos tienen una actividad continua en situación basal, y tienen conexiones excitadoras con el origen de las vías motoras (corteza motora a través del tálamo, núcleo rojo, núcleos vestibulares y formación reticular, que son el origen respectivamente de las vías motoras corticoespinal, rubroespinal, vestibuloespinales y reticuloespinales). Así, los núcleos del cerebelo mantienen una activación tónica de las vías motoras que facilita la realización del movimiento. Las células de Purkinje inhiben a los núcleos profundos, con lo que pueden inhibir unos componentes del movimiento y otros no, y así dar forma al movimiento. El cerebelo regula el tono muscular, modificando la actividad de las motoneuronas gamma, de manera que aumenta el tono para mantener la postura, o lo inhibe para facilitar la realización de los movimientos voluntarios. También contribuye a la coordinación de los movimientos poliarticulares. Las fibras paralelas recorren una larga distancia en la corteza del cerebelo, y en su recorrido pueden actuar sobre células de Purkinje correspondientes a varias articulaciones, coordinando su actividad. El cerebelo participa en el aprendizaje de los movimientos. Mientras se está aprendiendo un movimiento nuevo se producen frecuentes espigas complejas en las células de Purkinje. Esto produce depresión a largo plazo, por lo que una vez que el movimiento se ha aprendido disminuye la frecuencia de las espigas simples. Puesto que las células de Purkinje inhiben a los núcleos profundos, la disminución de las espigas simples produce una mayor actividad de los núcleos profundos y de las vías motoras.

El cerebelo se divide en tres regiones funcionales. La estructura microscópica es semejante en las tres, por lo que las diferencias entre ellas se deben a que tienen distintas conexiones aferentes y eferentes, y realizan el mismo tipo de procesamiento, pero con distinta información.

Vestibulocerebelo o Archicerebelo (Lóbulo Floconodular)

El vestíbulocerebelo corresponde anatómicamente con el nódulo-flóculo. Colabora con los núcleos vestibulares en las funciones de mantenimiento del equilibrio y de ajuste del reflejo vestibuloocular. Las lesiones del vestibulocerebelo en un lado producen síntomas parecidos a las lesiones de los núcleos vestibulares en el lado cotralateral. La razón de esto es que, puesto que la corteza del vestibulocerebelo inhibe a los núcleos vestibulares ipsilaterales, la lesión del vestibulocerebelo produce hiperactividad vestibular ipsilateral, que equivale a una lesión de los núcleos vestibulares contralaterales.

Espinocerebelo o Paleocerebelo (Lóbulo Anterior)

Incluye al vermis cerebeloso y la zona intermedia de los hemisferios cerebelosos. El vermis junto con el núcleo fastigio se asocia a los movimientos axiales (del tronco y raíz de los miembros) y la zona intermedia de los hemisferios junto con el núcleo interpositus se asocia a los movimientos la parte distal de las extremidades El espinocerebelo se encarga de controlar la ejecución de los movimientos. Recibe información por las vías espinocerebelosas de cómo se están realizando los movimientos, y si detecta que el movimiento comienza a apartarse del objetivo deseado, envía señales correctoras. El núcleo fastigio envía las señales correctoras al origen de las vías que controlan los movimientos axiales, que son la vestibuloespinal y reticuloespinal, y el núcleo interpuesto envía señales correctoras al origen de las vías que controlan los movimientos distales, que son la vía corticoespinal lateral y rubroespinal. El espinocerebelo coordina la actividad de músculos agonistas y antagonistas durante los movimientos. Regula la relajación del antagonista durante realización del movimiento, y también la contracción del antagonista al final del movimiento para frenarlo cuando llega al objetivo.

Neocerebelo o Pontocerebelo (Lóbulo Posterior)

Comprende la parte lateral de los hemisferios cerebelosos y el núcleo dentado. Participa en la preparación del movimiento. Recibe información de la corteza, a través de los núcleos del puente, sobre el movimiento que se desea realizar, elabora el plan motor (determina qué músculos hay que contraer, y en qué secuencia, para realizar ese movimiento) y envía ese plan motor a la corteza motora, a través del tálamo, para que se ejecute. El cerebrocerebelo es necesario para el aprendizaje de movimientos complejos (p. ej. aprender a tocar el piano). El cerebrocerebelo también interviene en funciones cognitivas no relacionadas directamente con el movimiento.

Esquema Sistema Motor

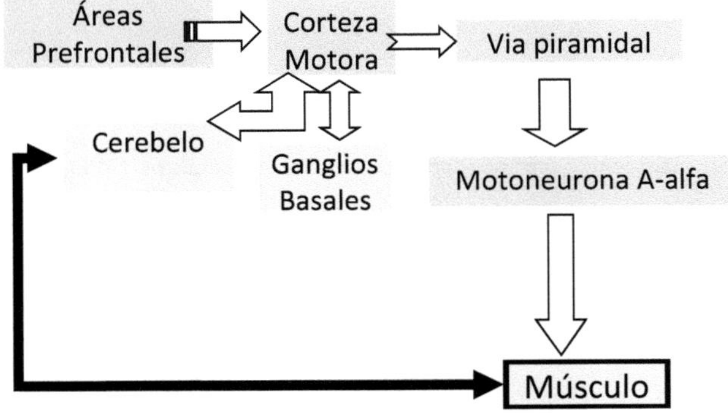

4. LESIONES MOTONEURONAS

Según lo anteriormente expuesto podemos encontrar dos niveles de motoneuronas; primera motoneurona o motoneurona superior (formada por las fibras nerviosas piramidales de las vías directa y cruzada) y segunda motoneurona o motoneurona inferior. Las vías piramidales (corticoespinales) pueden sufrir

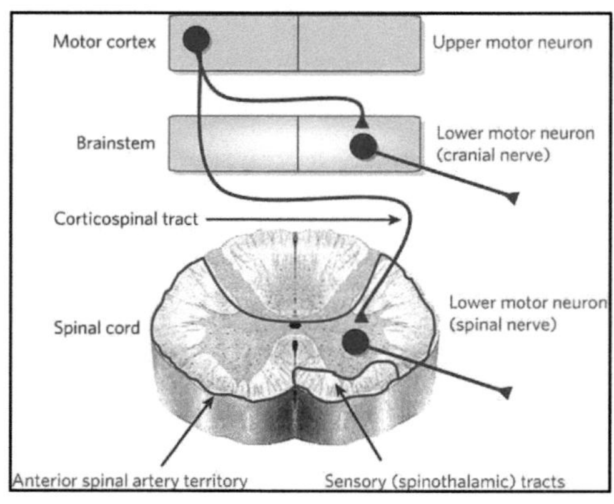

lesiones que variarán según su ubicación. Lesiones que ocurren sobre el nivel de decusación producirá una parálisis (pérdida del movimiento) del lado contralateral, en cambio una lesión que se dé por debajo de la decusación conlleva a una parálisis ipsilateral (del mismo lado). Las parálisis piramidales (primera motoneurona) preservan los músculos de la mitad superior de la cara y de la respiración, pues ellos tienen inervación bilateral. De este modo la patología de las motoneuronas puede afectar el primer o segundo nivel (motoneurona superior o inferior).

A. ALTERACIÓN DE PRIMERA MOTONEURONA

Comúnmente ocasionado por Accidentes vasculares Encefálicos (AVE), Hemorragias o Tumores Cerebrales. La afección de las Motoneuronas de las vías piramidales consta de dos etapas; una **etapa aguda** (o etapa fláccida) en la que encontramos *Flaccidez* y *Arreflexia* de duración máxima de 3 a 4 semanas (raro que sea más) y luego sobreviene la etapa definitiva que se denomina **espástica** en que se produce *Hemiplejia* o *Hemiparesia* proporcionales al grado de lesión, *Hipertonía*, *Reflejo de Babinski* (dorsiflexión del primer ortejo y apertura de los dedos restantes ante la estimulación táctil de la planta del pie).

Plejia = *parálisis Total*, Paresia = *parálisis parcial.*

Accidente Cerebrovascular o Accidente Vascular Encefálico: ocurre porque la circulación del cerebro falla, por lo que las células de esa localización no funcionan y tienen riesgo de morir. La causa es la rotura o bloqueo de un vaso sanguíneo; por lo tanto, un AVE puede ser de origen **Isquémico o Hemorrágico**. Los AVE de tipo Isquémico pueden ser debido a problemas Trombóticos, Embolia o Hipoperfusión sistémica, mientras que los AVE de carácter Hemorrágico se deben principalmente a Hemorragia Intracerebral y Hemorragia Subaracnoidea. Un 1% de la población ha sufrido un AVE. Es la causa más importante de invalidez en la tercera edad. El bloqueo de un vaso sanguíneo es por los siguientes motivos:

- Trombo = un coágulo dentro de un vaso sanguíneo del cuello o cráneo.
- Embolo = coágulos formados en otro lugar del cuerpo llegan a través de la circulación a los vasos del cerebro y obstruyen el flujo de sangre.
- Estenosis = estrechez del diámetro de un vaso sanguíneo.

Los vasos sanguíneos suelen romperse por la Hipertensión (debilita las paredes de los vasos rompiéndolos) o por alguna anomalía preexistente.

El daño piramidal (motoneurona superior) conlleva a la postura piramidal, caracterizada por hipertonía de los músculos flexores, pronadores, rotadores internos y aductores del miembro superior y de los extensores, rotadores externos y abductores en el miembro inferior. La hipertonía piramidal produce el reflejo de *"Fuelle de Navaja"* el que consiste en una gran resistencia ofrecida por una extremidad determinada al estiramiento y que luego decrece permitiendo la elongación (esto es lo mismo que ocurre al sacar la hoja cortante del fuelle 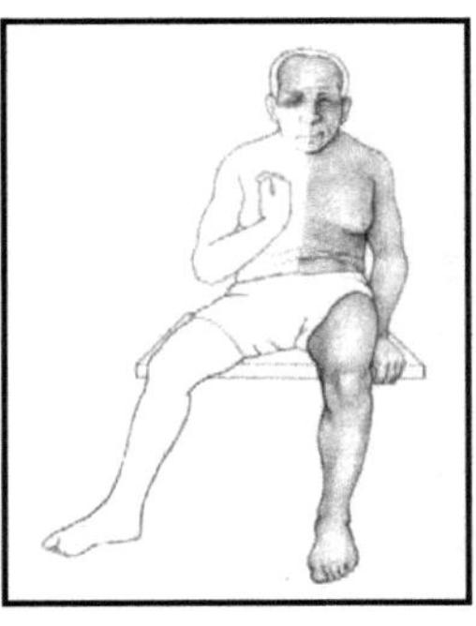 de una navaja). La hiperreflexia es consecuencia de los reflejos polisinápticos en que se producen varias respuestas a frente a un sólo estímulo, una manifestación característica es el *Clonus* (consiste en contracciones rítmicas regulares en respuesta a un estiramiento brusco y sostenido). Además, cabe la existencia de reflejos patológicos como el *reflejo de Babinski*.

TABLA 8. Características generales de las lesiones de primera y segunda Motoneurona

Primera Motoneurona	Segunda Motoneurona
Sin Atrofia ni Fasciculaciones	Con Atrofia y Fasciculaciones

Espasticidad	Hipotonía
Hiperreflexia	Hipo a Arreflexia
Reflejos Anormales (Babinski)	No existen Reflejos Anormales

B. ALTERACIÓN DE SEGUNDA MOTONEURONA

Las lesiones se clasifican en *Radiculopatías*, las cuales comprometen las raíces nerviosas a nivel de la médula espinal, y las *alteraciones de Nervio Periférico*; recordar que el nervio periférico posee desde afuera hacia dentro fibras sensitivas, fibras motoras y fibras autonómicas. La diferencia entre ambas alteraciones radica en que una Radiculopatía respeta Dermatomas, mientras que una afección de Nervio Periférico no.

DERMATOMA: Los dermatomas son áreas de la piel inervadas por fibras provenientes de una sola raíz nerviosa. Hay 8 raíces nerviosas para las 7 vértebras cervicales; por otro lado, cada una de las 12 vértebras torácicas, de las 5 lumbares y de las 5 sacras tienen una sola raíz nerviosa espinal que inervan áreas específicas de la piel. La ilustración muestra cómo los nervios inervan diferentes áreas. Por ejemplo, un nervio procedente de la quinta vértebra lumbar (L5) inerva una franja de piel de la parte baja de la espalda, el exterior del muslo, el interior de la pierna y el talón.

En las alteraciones Radiculares podemos hacer una evaluación de los tres cordones medulares (Anterior: Motor, Lateral: Dolor y Posterior: Sensibilidad y Propiocepción) de cada nivel radicular; de este modo tenemos:

NIVEL	DERMATOMA	MIOTOMA	REFLEJO
C5	Piel Cara externa del brazo (evaluar sensibilidad y Dolor)	Músculos Deltoides o Bíceps Braquial	Bicipital
C6	Piel de toda la cara externa del miembro superior hasta el pulgar e índice	Músculos Bíceps Braquial o Extensores de Muñeca	Estiloradial
C7	Piel del dedo Medio de la mano	Músculo Tríceps Braquial o Flexores de Muñeca	Tricipital
C8	Piel del dedo Meñique (o dedo mínimo)	Músculo Flexor profundos de los Dedos	No presenta

T1	Piel de la cara Interna del Antebrazo	Músculos Interóseos palmares y/o dorsales	No presenta
L2	Piel del tercio proximal del antebrazo	Músculo Iliopsoas	No presenta
L3	Piel del tercio medio del antebrazo	Músculo Cuádriceps Femoral	No presenta
L4	Piel de la cara interna del tobillo	Músculo tibial anterior	Patelar
L5	Piel del dorso del Pie	Músculo extensor del primer Ortejo (Hallux	Isquiotibiales
S1	Piel de la cara externa del tobillo	Músculo Fibular Largo	Calcáneo

5. TONO MUSCULAR

El Tono Muscular como vimos anteriormente, es la resistencia pasiva del músculo al estiramiento o la extensión. El Tono está compuesto por dos resistencias, una activa, generada por la actividad neural, y otra pasiva, tensión biomecánica inherente al tejido conectivo y al largo del músculo evaluado. El Tono muscular está dentro de grados de normalidad, teniendo variaciones positivas (leves aumentos) o variaciones negativas (leves disminuciones), pero puedo caer en niveles de anormalidad; **Hipertonía** (o Espasticidad) o **Hipotonía** (o Flaccidez), ambas resultado de daño neurológico.

HIPOTONÍA	VARIACIÓN (-)	TONO NORMAL	VARIACION (+)	HIPERTONIA
ANORMAL (Flaccidez)	TONO MUSCULAR NORMAL			ANORMAL (Espasticidad)

TONO MUSCULAR ANORMAL

El Tono Muscular se evalúa movilizando pasivamente los diferentes segmentos de la extremidad y comprobando la resistencia de los músculos a la elongación pasiva, además se debe palpar en condiciones de reposo el o los músculos a evaluar. Alteraciones del Tono:

(1) Flaccidez: es la falta de Tono (o resistencia a los movimientos pasivos) dentro de un rango intermedio de longitud muscular asociado a parálisis cerebral.

(2) Hipotonía: es la disminución del Tono comparativamente con el de un músculo normal. Ambos suelen acompañarse se Arreflexia y pérdida de la fuerza muscular. Se producen cuando se interrumpe cualquier parte del arco reflejo monosináptico.

(3) Hipertonía: es el aumento del Tono muscular. Se asocia a lesiones que afectan los centros Supraespinales o sus Tractos descendentes. Puede presentarse como Espasticidad o Rigidez.

- Rigidez = se asocia a una lesión extrapiramidal (ganglios basales). Existe un aumento de la resistencia a los movimientos pasivos durante todo el rango de movimiento *("Rigidez en Tubo de Plomo")*.

- Espasticidad = es el aumento de la resistencia pasiva de un músculo que es dependiente de la velocidad del movimiento con que se efectúa el estiramiento y se acompaña de reflejos osteotendinosos exagerados. Se asocia a lesión de motoneurona superior y afecta predominantemente a los músculos anti gravitatorios, además presenta resistencia de *"Fuelle de Navaja "*.

Fenómenos asociados a la Espasticidad:

Clonus; Babinski; Co-Contracción Agonista/Antagonista (con un movimiento rápido se produce un bloqueo de la extremidad ante un movimiento rápido por contracción simultánea de Agonistas y Antagonistas); **Aumento de Tono dependiente de la velocidad** (al mover la extremidad a lenta velocidad hay aumento de Tono, mientras que al moverla a alta velocidad el Tono disminuye). No necesariamente están presentes los cuatro fenómenos en conjunto.

6. ELECTROMIOGRAFIA (EMG)

Es el único examen fidedigno para la evaluación del Tono Muscular. Esta determinado como un examen cuantitativo de la función muscular en un grupo muscular. El examen requiere de un equipamiento especial; agujas, electrodos y un monitor (para observar las respuestas del o los músculos en cuestión). Se evalúa en base a una línea isoeléctrica el número de espigas que denotan la cantidad de fibras reproducidas ante un estímulo. También se puede relajar el músculo y demostrar su actividad eléctrica, la cual es derivada de alguna manera de la actividad neural del Tomo muscular en ese instante.

La EMG es un examen de alta sensibilidad, que permite al paciente un pequeño grado de retroalimentación. También consiente hacer una diferenciación de la actividad neurológica y de la biomecánica de los tejidos; al elongar un tejido sin resistencia externa es atribuible a factor biomecánico.

Las desventajas de la EMG radican en que el examen requiere del manejo de un personal muy entrenado, además evalúa sólo pequeñas áreas, es muy costosa y en Chile son sólo algunos neurólogos experimentados los que la llevan a cabo.

ESCALA DE ESPASTICIDAD DE ASHWORTH

0: Tono Muscular Normal

1: Hipertonía Leve; aumento del Tono muscular con "detención" en el movimiento pasivo de la extremidad. Mínima resistencia en menos de la mitad del arco de movimiento.

2: Hipertonía Moderada; aumento del Tono muscular durante la mayor parte del arco de movimiento, pero puede moverse pasivamente con facilidad la extremidad afectada.

3: Hipertonía Intensa; aumento prominente del Tono muscular para realizar los movimientos pasivos.

4: Hipertonía Extrema; La parte afectada permanece rígida tanto para la flexión como para la extensión.

ESCALA DE ESPASTICIDAD DE ASHWORTH MODIFICADA

1: Ligero Aumento del Tono, manifestado por un enganche y liberación con mínima resistencia al final del rango de movimiento, cuando la parte afectada es desplazada en flexión o extensión.

1+: Ligero aumento del Tono muscular, manifestado por un ligero enganche, seguido por una mínima resistencia a través del restante (menos de la mitad) rango de movimiento.

CONSIDERACIONES PARA LA MEDICIÓN DEL TONO MUSCULAR

✓ Posición del Segmento que evaluar

✓ Evaluar la indemnidad del sistema vestibular

✓ La longitud muscular debe ser considerada

✓ Ubicación exacta de los electrodos y aquellos elementos utilizados como herramientas evaluativas.

7. PATOLOGÍAS QUE COMPROMETEN EL TONO MUSCULAR

A. PARALISIS CEREBRAL (Problema Pre, Peri y Posnatal)

La Parálisis Cerebral se define como una lesión estática de carácter no progresivo sobre el Sistema Nervioso Central (SNC), que produce cambios en el desarrollo durante el período rápido de crecimiento. No es el resultado de una malformación y produce un trastorno motor. Esta debe aparecer antes de los cinco años, si acontece después no se considera como parálisis cerebral. La Parálisis Cerebral tiene una frecuencia estimada en 2,5/1000 nacidos vivos. El factor más influyente en el promedio de las parálisis cerebrales es la mayor sobrevida de los recién nacidos vivos de muy bajo peso.

Clasificación de las Parálisis Cerebrales:

a. ***Espásticas*** = Son Parálisis Cerebrales espásticas (Clonus, Babinski), los reflejos se encuentran exacerbados. Ocurre por daño de la Vía Piramidal y/o Corteza Motora (área 4 de Brodman)

b. ***Diskinéticas*** = Parálisis Cerebral Extrapiramidal. Se producen movimientos involuntarios, no controlados. Ocurren fluctuaciones del Tono muscular, desde la hipotonía a una hipertonía, y viceversa. Se asocia a un daño Extrapiramidal (Ganglios Basales, Núcleos Subtalámicos, Sustancia Nigra).

c. ***Atáxicas =*** Se producen movimientos descoordinados, además se presentan alteraciones del Equilibrio. Ocurren por daños en el Cerebelo.

d. ***Mixtas =*** Es la combinación de las Parálisis Cerebrales Espásticas y Diskinéticas (Espasticidad y movimientos involuntarios).

Plejia → Parálisis Total o Completa | Paresia → Parálisis Parcial

1. ***Hemiparesia (o Plejia):*** un hemicuerpo afectado, puede encontrarse un % de afección mayor en el miembro inferior o superior.

2. ***Hemiparesia Doble:*** las cuatro extremidades se encuentran afectadas, pero existe un mayor compromiso de los miembros superiores (puede existir un mayor predominio de un lado).

3. ***Diplejia:*** las cuatro extremidades se encuentran comprometidas, pero existe un predominio de afección sobre los miembros inferiores (puede existir un mayor predominio de un lado)

4. ***Tetraparesia (o Plejia):*** Las cuatro extremidades se encuentran igualmente comprometidas.

5. ***Paraparesia (o Plejia):*** sólo están afectados los miembros inferiores.

6. **Monoparesia:** compromete sólo una extremidad.

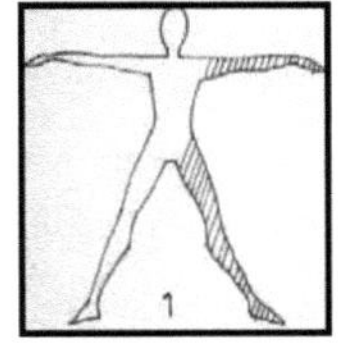
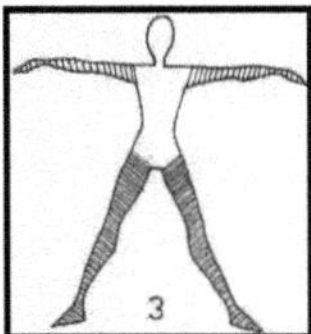
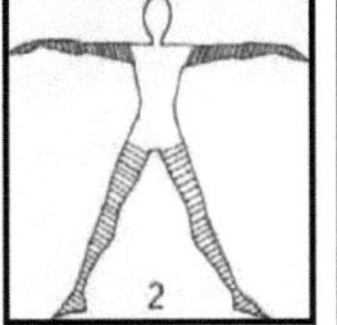
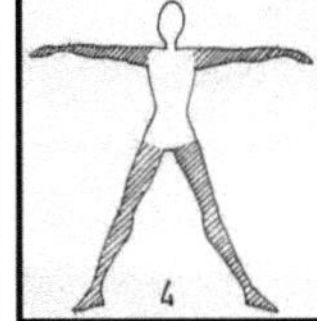
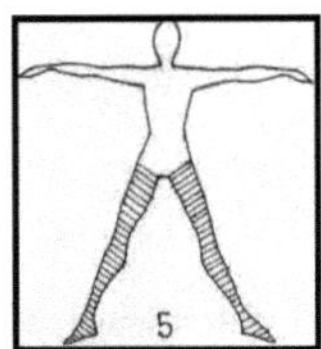
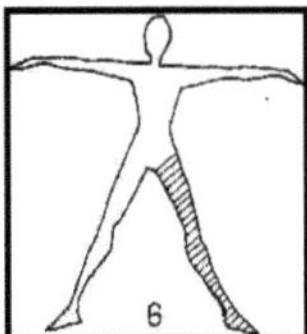

B. LESIONES MEDULARES

Las lesiones de la médula espinal sean cortes parciales o totales, afectarán sin duda a los tres cordones (o columnas) encargados de llevar la información a los centros superiores. Como vimos el cordón ANT es el encargado de manejar la información motora, el cordón LAT es el que lleva la información correspondiente a la Temperatura, Dolor y Tacto Grueso y el cordón POST es el que está a cargo de la información relacionada con el Tacto fino y la Propiocepción.

Vía del Lemnisco Medial o Cordón Posterior o Columna Dorsal.

Esta encargada de la transmisión de las modalidades sensitivas que se vinculan con el Tacto fino y Propiocepción. Las fibras que forman los tractos del cordón posterior tienen sus cuerpos neuronales en el Ganglio de la Raíz Dorsal (GRD). Las fibras que ingresan por debajo de T6 se ubican en la porción medial del cordón posterior y forman el Tracto Grácil, mientras que las fibras que ingresan a la médula por arriba de T6 tienen una ubicación más Lateral y constituyen el Tracto Cuneiforme. Las fibras del Cordón posterior se encuentran estratificadas o laminadas, de modo que las fibras correspondientes a la zona sacra son más mediales y las de la región

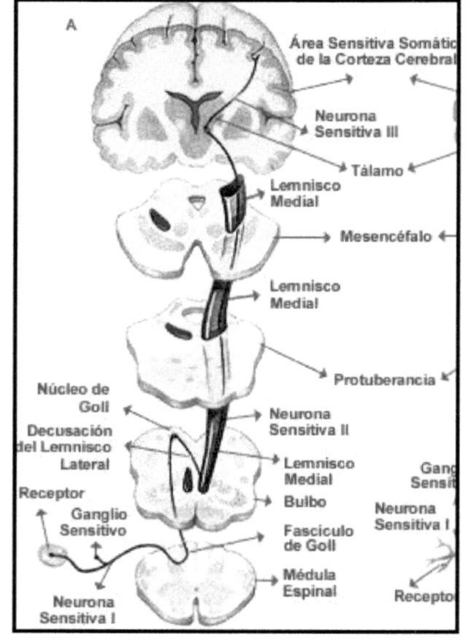

cervical son más laterales. Las fibras que forman el Cordón posterior ascienden ipsilateralmente por toda la médula (sin cruzar la línea media) y establecen conexiones sinápticas en los núcleos de la columna posterior (núcleos Grácil y Cuneiforme) a nivel del Bulbo. Las fibras cruzan luego la línea media para formar el lemnisco medial, el cual asciende hasta el Tálamo y de aquí a la corteza sensitiva primaria (circunvolución poscentral). 85%

de las fibras del cordón posterior son aferentes primarias, con sus cuerpos neuronales en los GRD y se activan por estimulación de mecanorreceptores (Aferentes Unimodales). El 15% restante son fibras aferentes No primarias, producto de conexiones sinápticas que se establecen a partir de las fibras procedentes del GRD con otras neuronas que se ubican entre la lámina III y V (clasificación de Rexed). Estas neuronas se activan tanto por estimulación de mecanorreceptores como de Nociceptores (aferentes Polimodales).

La Columna dorsal tiene además cierta participación en el control motor vía conexiones existentes entre el Tálamo y la Corteza Motora Primaria (el núcleo Posterolateral del Tálamo recibe la información de la Columna Dorsal y la transmite a MI y SI).

Tracto Espinotalámico Lateral o Sistema anterolateral

El Tracto Espinotalámico Lateral se relaciona con las modalidades sensoriales del Dolor y la Temperatura. Esta vía está formada por fibras cuyos cuerpos neuronales yacen en los GRD y son fibras tipo C y A-delta, amielínicas. Estas fibras establecen conexiones sinápticas en las láminas I a VI (clasificación de Rexed); las fibras A-delta y C terminan en la lámina I a III, además las fibras A-delta terminan en la lámina V. Los axones procedentes de estas zonas realizan conexiones con neuronas de las láminas V a VIII. Los axones de las neuronas de las láminas V a VIII y de la lámina I cruzan la línea media a nivel de la comisura blanca anterior uno o dos segmentos por arriba del nivel de entrada y el forman el

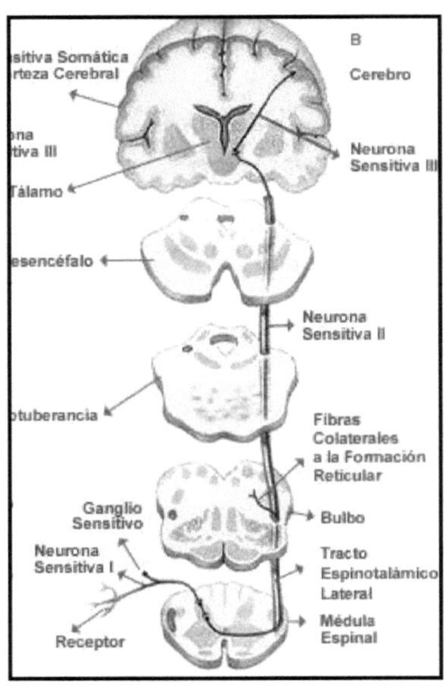

Tracto Espinotalámico Lateral. Las fibras de este tracto ascienden hasta el Tálamo. Desde el Tálamo, las neuronas que llevan la información envían proyecciones a dos áreas sensoriales;

la primera yace en la circunvolución posrolándica (o poscentral) y la segunda en la pared de la cisura de Silvio (corresponde a las áreas 1,2 y 3 de Brodman).

Las fibras de origen sacro se ubican más lateral, mientras que las fibras de origen cervical son más mediales. Las fibras que conducen el Dolor recurren la porción ventral del tracto y las que llevan la información acerca de la modalidad térmica lo hacen por la parte posterior.

C. SINDROMES MEDULARES

1. Síndrome Sección Completa:

- A nivel de la sección encontramos lesión de segunda motoneurona

- Hacia debajo de la lesión de primera motoneurona (Síndrome Piramidal) y pérdida de toda la sensibilidad (Tacto, Dolor y Temperatura).

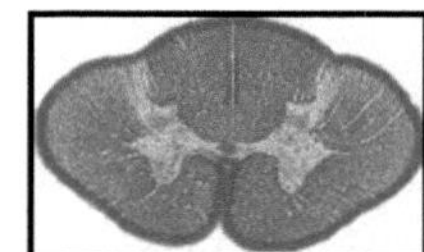

2. Síndrome de Hemisección (Síndrome de "Brown Sequard")

- A nivel de la sección ipsilateral encontramos lesión de segunda motoneurona

- Por debajo del nivel de lesión ipsilateral, lesión de primera motoneurona y del cordón Posterior (Tacto y Propiocepción).

- Por debajo del nivel de lesión contralateral se aprecia compromiso del cordón Lateral.

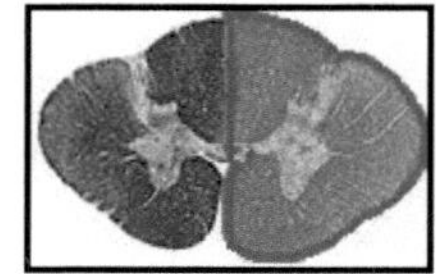

3. Síndrome Centromedular o Sieringomélico

- Afecta la decusación (cruce) periependimaria, por lo tanto, bajo el nivel de la lesión existe un compromiso de ambos cordones Laterales.

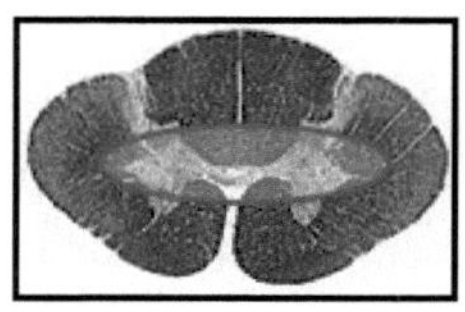

4. Síndrome del Cordón Posterior

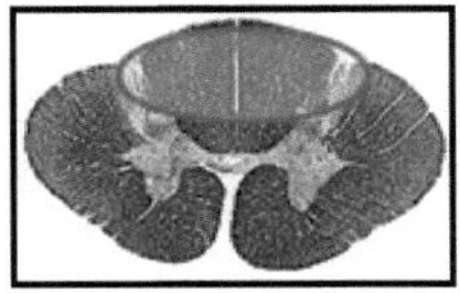

- Afecta sólo los cordones posteriores, por lo tanto, hay un compromiso del Tacto y la Propiocepción bajo el nivel de lesión de todo el cuerpo.

5. Síndrome Espinal Anterior

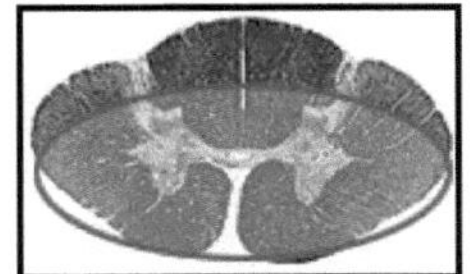

- A nivel de la lesión existe una afección de segunda motoneurona
- Bajo el nivel de lesión podemos suponer un síndrome de primera motoneurona y déficit (no ausencia) de Dolor y Temperatura, pues el cordón Lateral ocupa también una pequeña parte del cordón Anterior, de este modo las lesiones anteriores de la médula también lo comprometen.

6.Sindrome Radicular

- La lesión de una raíz nerviosa produce una afección motora y sensorial atingente a la raíz lesionada (distribución dermatómica).
- Las raíces nerviosas emergen por arriba del cuerpo vertebral en los niveles cervicales y por debajo de las vértebras en los niveles torácicos, lumbares y sacros (por esta razón existen 8 raíces cervicales).
- Si la lesión ocurre en las raíces cervicales, se tratará de una Tetraplejia (parálisis de las cuatro extremidades), mientras que si la afección compromete niveles torácicos, lumbares o sacros se tratará de una Paraplejia (parálisis de los miembros inferiores).

Clínica de acuerdo con Niveles de Lesión Medular

La lesión de las raíces C_1, C_2 y C_3 es incompatible con la vida (controlan los nervios de los músculos respiratorios), a menos que se conecte al paciente a un Respirador Artificial.

Nivel de lesión C$_4$ (raíz de C$_4$ indemne):

- Paciente respira por sí solo.

- Sensibilidad en la región anterosuperior de la pared torácica (y desde luego en el cuello y cara).

- No existe función motora del miembro superior.

Nivel de Lesión C$_5$ (raíz de C$_5$ indemne):

- Función motora del Deltoides (C$_5$) y porción larga del Bíceps (C$_5$ y C$_6$).

- Se suma la sensibilidad de la cara lateral del brazo.

Nivel de Lesión C$_6$ (raíz de C$_6$ indemne):

- Función motora completa del Bíceps (C$_5$ y C$_6$), Manguito Rotador (C$_5$ y C$_6$) y extensores de Muñeca (Primer y Segundo Radial; C$_6$).

- Se suma la sensibilidad de la cara lateral del Antebrazo hasta el pulgar e índice.

Nivel de Lesión C$_7$ (raíz de C$_7$ indemne):

- Función motora del Tríceps (C$_7$), los flexores de Muñeca (C$_7$) y los extensores de los dedos (C$_7$).

- Se suma la sensibilidad del dedo medio.

Nivel de Lesión T$_1$ (raíz de C$_8$ indemne):

- Función motora de casi todo el miembro superior y de los músculos intrínsecos de la mano (Interóseos Palmares y Dorsales). Los músculos Tenares e Hipotenares (C$_8$ y T$_1$) actúan con la mitad de su capacidad. No es posible hacer pinzas ni empuñar la mano, la mano adopta la posición de *"garra"*.

- Se suma la sensibilidad de la Mano (faltaría sólo la del borde medial del brazo para completar la sensibilidad completa del miembro superior).

Lesiones en o bajo T_1 producen una Paraplejia completa o parcial de los 2/3 inferiores del Tronco y miembro Inferior. La función motora la evaluamos con los músculos Intercostales, Abdominales y Paravertebrales, todos los cuales se encuentran inervados segmentariamente. La sensibilidad puede determinarse en las siguientes zonas; Línea Mamilar (T_4), Proceso Xifoides (T_7), Ombligo (T_{10}) e Ingle (T_{12}).

Nivel de Lesión L_2 (raíz de L_1 indemne):

- Función motora parcial del Iliopsoas (L_1, L_2 y L_3) (todo el miembro Inferior pléjico)
- Se suma la sensibilidad del 1/3 proximal de la cara Anterior del Muslo.

Nivel de Lesión L_3 (raíz de L_2 indemne):

- Función motora satisfactoria del músculo Iliopsoas (L_1, L_2 y L_3). Aductores (L_2, L_3 y L_4) y músculo Cuádriceps femoral (L_2, L_3 y L_4) mínima función motora.
- Sensibilidad en los 2/3 superiores de la cara anterior del muslo.

Nivel de Lesión L_4 (raíz de L_3 indemne):

- Función motora del músculo Iliopsoas normal (L_1, L_2 y L_3), músculos Aductores y Cuádriceps femoral (L_2, L_3 y L_4) tienen una fuerza importante.
- Sensibilidad de la cara anterior del muslo hasta el nivel de la rodilla.

Nivel de Lesión L_5 (raíz de L_4 indemne):

- Se suma la función motora del músculo Cuádriceps femoral (L_2, L_3 y L_4). Tibial Anterior (L_4 y L_5) función motora parcial.
- Sensibilidad en todo el muslo y cara medial de la Tibia.

Nivel de Lesión S_1 (raíz de L_5 indemne):

- Función motora del Tibial Anterior normal (L_4 y L_5) y función parcial de los Isquiotibiales mediales; Semitendinoso y Semimembranoso (L_5 y S_1). Mínima función del Bíceps Femoral (L_5, S_1, S_2).
- Sensibilidad normal del miembro Inferior excepto del borde Lateral y cara Plantar del pie.

Nivel de Lesión S_2 (raíz de S_1 indemne):

- Función motora normal de los músculos Semitendinoso y Semimembranoso (L_5 y S_1), mayor parte del Bíceps Femoral (L_5, S_1, S_2) y función parcial del Glúteo Mayor (S_1, S_2) y de los Gastrocnemios (S_1, S_2).
- Sensibilidad normal del miembro Inferior excepto en la región perineal.

D. Síndromes Vasculares producidos por la disminución del flujo arterial de las ramas colaterales principales del Polígono de Willis

Son más frecuentes en las arterias Cerebrales Media y Anterior.

Cerebral Anterior

Irriga las superficies medial y superior de los hemisferios cerebrales y la mayor parte de la porción anterior de los Lóbulos Frontales (corresponde a la corteza motora y sensitiva para el pie y la pierna correspondiente). También riega diversas estructuras profundas como el núcleo anterior del Tálamo y el brazo anterior de la Cápsula Interna, y la corteza motora suplementaria.

Cerebral Media

Irriga la superficie lateral del hemisferio cerebral, con excepción del polo occipital y frontal. La zona cortical irrigada corresponde al área Motora y Sensitiva primaria para la cabeza, la mano y brazo y las radiaciones ópticas del lado correspondiente; y en el hemisferio dominante las zonas corticales de la palabra.

La

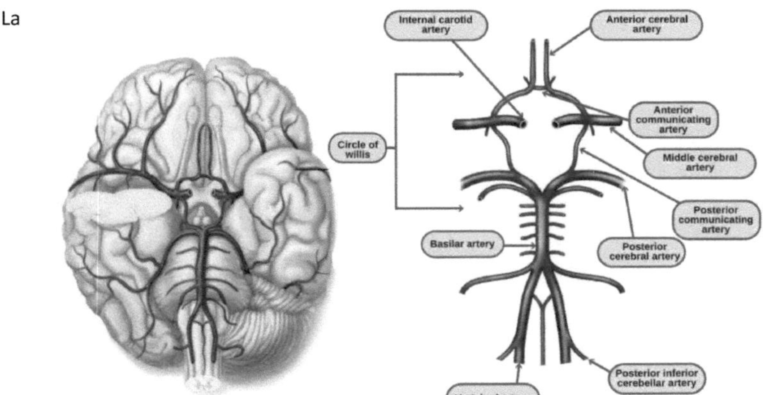

Arteria Cerebral Media emite una perforante que alcanza el centro del hemisferio cerebral, regando la Cápsula Interna y los Ganglios Basales.

Cerebral Posterior

Irriga el Polo superior de la superficie lateral del hemisferio cerebral y la porción posterior de la superficie medial e inferior de los hemisferios. La región irrigada contiene la corteza a corteza calcarina o zona receptora visual primaria.

La Arteria Cerebral posterior emite ramas perforantes que riegan el Tálamo, parte de las vías ópticas y otras estructuras Diencefálicas, incluyendo el cerebro medio.

Cerebral Anterior

La ausencia de su flujo produce infarto de las zonas corticales que controlan las funciones motoras y sensitivas de la extremidad inferior contralateral, y perturba el movimiento voluntario y la percepción sensitiva de dicha pierna.

Cerebral Media

Su pérdida del flujo produce Infarto en la porción lateral del hemisferio cerebral, lo que se traduce clínicamente en grados diversos de parálisis y pérdida de sensibilidad contralaterales, principalmente en la cara, extremidades superiores y mano y muchas veces ceguera en el campo visual homónimo contralateral. Su oclusión a nivel de su origen produce un trastorno neurológico extenso, con intensa hemiplejia contralateral y pérdida de la sensibilidad. Las oclusiones en las ramas colaterales de la Cerebral media pueden producir un cuadro clínico variable, por ejemplo, que la parálisis se manifieste solamente en la cara y en el brazo; o que en algunos pacientes predomine el trastorno de la sensibilidad que es la única anomalía neurológica; o también a veces hay pacientes que presentas disfasia.

Cerebral Posterior

La ausencia de su flujo produce Infarto de las superficies lateral – posterior y medial – posterior del hemisferio cerebral, incluyendo la corteza calcarina. Si la obstrucción arterial es proximal en la arteria se producirá Infarto del Tálamo y también de la parte alta del tallo cerebral. Clínicamente se traducirán en defectos del campo visual homónimo (hemianopsia), y los que afectan al hemisferio dominante pueden provocar trastornos de lectura, lectura visual, reconocimiento visual y orientación visual en el espacio.

La pérdida de flujo por ambas arterias cerebrales posteriores (por ejemplo: debida a oclusión de la arteria Basilar) se traducirá en una Hemianopsia doble con ceguera cortical (el paciente suele no darse cuenta de que está ciego, e incluso negarlo enérgicamente; lo que se conoce como *"Síndrome de Antón"*).

CAPÍTULO 10
CONCEPTOS BÁSICOS DE INFLAMACIÓN Y REPARACIÓN

1. INTRODUCCIÓN

Se define como un proceso reaccional complejo, inespecífico que se caracteriza por modificaciones locales coordinadas de los vasos sanguíneos y del tejido conectivo y que generalmente finaliza en el proceso de regeneración.

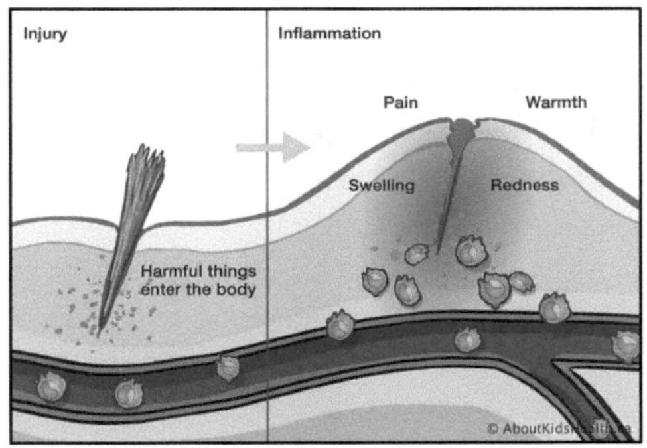

La Inflamación es la respuesta de los tejidos vivos vascularizados ante una agresión local, la que es originada a causa de Infecciones, Sustancias Químicas, Agentes Físicos o Reacciones Inmunológicas. Tiene como objeto aislar el foco de agresión y permitir la cicatrización y reparación del tejido.

La palabra Inflamación proviene del latín *"inflamare"*, lo que quiere decir *"fijar sobre fuego"*. El fenómeno inflamatorio es básicamente defensivo, pero además se le puede considerar como una reacción de alarma.

Existen dos tipos de Inflamación; **Aguda**, de menos de 3 meses de duración, y **Crónica**, de duración superior a 3 meses. La inflamación crónica puede producirse como respuesta a un proceso autoinmune o puede ser la prolongación de un proceso de inflamación agudo provocado por traumatismos de repetición. La inflamación crónica es de un bajo grado y en ella se produce gran cantidad de tejido fibroso y degeneración tisular. Hace aproximadamente 2000 años atrás, Celso (30 A.C.) propuso cuatro signos asociados a la Inflamación:

1. **Rubor:** es el signo de la hiperemia activa, producida inmediatamente por la vasodilatación al comienzo del proceso inflamatorio.

2. **Tumor:** también llamado hinchazón o aumento de volumen. Se produce por la hiperemia y edema siendo este el síntoma más importante de la inflamación.

3. **Calor:** es provocado por la mayor irrigación de Sangre que se produce en el lugar de la lesión.

4. **Dolor:** causado por la presión del exudado inflamatorio sobre las terminaciones nerviosas dañadas por acidificación del tejido a través de proteínas degradadas e Histamina.

A estos 4 signos cardinales se sumó un quinto (aporte hecho por Virchow en 1958) que fue designado como **Impotencia Funcional** (quiere decir que el órgano o tejido afectado no funcionan con normalidad).

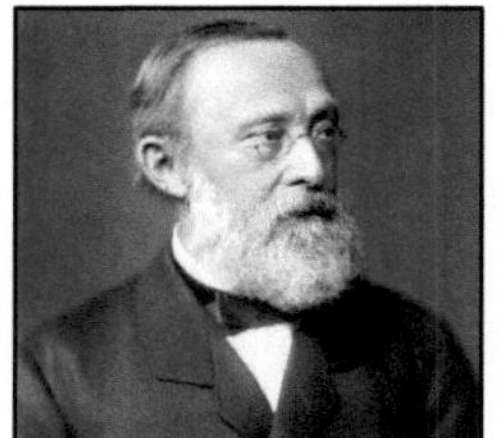

Rudolf Ludwig Carl Virchow, 1821-1902: Anatomopatólogo alemán, n. en Schivelbein (Pomerania) y m. en Berlín. Estudió en la Universidad de Berlín, donde en 1847 empezó a dar lecciones de anatomía. La Universidad de Wurzburgo le ofreció la cátedra de patología y anatomía patológica, que aceptó y desempeñó hasta su regreso a la Universidad de Berlín en 1856. En 1858 publicó el libro *"Die Cellularpathologie in ihrer Begründung auf physiologische und pathologische Gewebelehre"*, en la que continuó y amplió el trabajo emprendido por Bichat sobre las enfermedades de los tejidos al aplicarles su teoría celular. Su sentencia omnis cellula a cellula ("toda célula proviene de otra célula") marca el comienzo de la doctrina de la continuidad germinal, que alcanzó su más alto desarrollo en la teoría del germen-plasma presentada posteriormente por Weismann. Diagnosticó por primera vez la embolia cerebral y descubrió la neuroglia en la vaina de las arterias cerebrales. Paralelo a sus trabajos sobre anatomía corrió su interés por la antropología y arqueología.

2. DEFINICIONES A CONSIDERAR

A. **Exudación:** consiste en la salida de líquido, proteínas y células sanguíneas desde el sistema vascular hacia el tejido intersticial o cavidades corporales.

B. **Exudado:** es un líquido extravascular de origen inflamatorio que presenta una elevada concentración de proteínas y restos celulares. Posee una alta densidad.

C. **Transudado:** es un líquido con un bajo contenido de proteínas y lo que lo hace poseer una densidad baja. Constituye un filtrado del plasma y se debe a un desequilibrio hidrostático del endotelio vascular.

D. **Edema:** presencia de exceso de líquido en el espacio intersticial o en cavidades, pudiendo ser exudado o transudado.

E. **Pus:** Es un exudado inflamatorio purulento, el cual contiene abundantes leucocitos y restos celulares.

Tabla 10. Signos Cardinales de la Inflamación

SIGNO	*SIGNO (LATÍN)*	*CAUSA*
Calor	Calor	↑ Vascularización
Enrojecimiento	Rubor	↑ Vascularización
Crecimiento	Tumor	Bloqueo drenaje Linfático

3. ETAPAS DEL PROCESO DE REPARACIÓN TISULAR

Tabla 12. Fases del proceso Inflamatorio

ETAPA	*FASE*
INFLAMATORIA	FASE HEMORRÁGICA (20 - 30 min)
	FASE INFLAMATORIA (24 - 48hrs)
	FASE DE REGENERACIÓN:
	(A) Proliferación (2do - 4to día)
PROLIFERATIVA (FIBROPLASIA)	(B) Productiva (4to día - 3ra semana)
MADURATIVA	(C) Remodelación (3ra semana – 3er mes)

De este modo la etapa Inflamatoria ocurre desde el día primero al cuarto, la etapa Proliferativa del quinto al 20 y la etapa madurativa a partir del día 20 en adelante (Las 3 etapas se superponen entre sí).

En la Fase Hemorrágica es recomendable la aplicación de frío, por ejemplo, una bolsa de hielo, lo que reduce la necrosis tisular ocasionada producto de la inflamación y el edema gracias a la vasoconstricción inducida por frío. En las fases restantes es aconsejable el uso de agentes físicos que transmitan calor.

(A) Etapa Inflamatoria (día 1 al día 6)

Esta etapa se caracteriza por la aparición progresiva de los signos cardinales de la inflamación. En primer lugar, el incremento del flujo sanguíneo conlleva a un aumento de la temperatura local, iniciándose de esta forma una respuesta neurológica y química. Existe un incremento de la

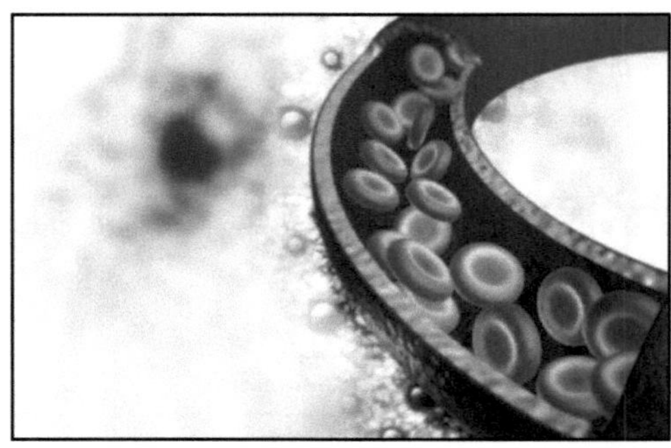

permeabilidad capilar lo que produce la salida de líquido y otros elementos al espacio intersticial lo que conlleva a la formación del edema. El edema tiende a comprimir los receptores sensitivos, lo que se traduce en información dolorosa. El resultado de todos estos acontecimientos es la pérdida de la funcionalidad.

En el transcurso de la etapa Inflamatoria se producen una serie de respuestas (vasculares, hemostáticas, celulares e inmunes), las que actúan secuencialmente y casi de modo simultáneo.

Respuesta Vascular: en un primer estadio de la inflamación se produce una vasoconstricción arteriolar (duración de pocos minutos). En este instante la pared de los capilares y vénulas es llenada por leucocitos, proceso conocido como **marginación**, además ocurre la activación de sustancias químicas como la Histamina (vasodilatador), Serotonina (vasoconstrictor) y Bradicinina (aumenta la permeabilidad de membrana y genera calor local), las que tienen a su cargo la respuesta vascular inflamatoria.

Luego sobreviene una vasodilatación, la cual aumenta el flujo de sangre y la presión hidrostática intracapilar, lo que favorece un incremento de la permeabilidad de capilares y vénulas.

Estos acontecimientos permiten que se libere líquido, y además células y macromoléculas al intersticio lo que provoca el edema. El edema tiene al comienzo las características de un transudado, pero conforme a que la inflamación progresa, va tomando las características de un exudado. El edema provoca una dilatación del espacio intersticial, lo que es conocido como "tumor" o aumento de volumen, el que genera compresión de las terminaciones nerviosas y es el responsable de la respuesta dolorosa.

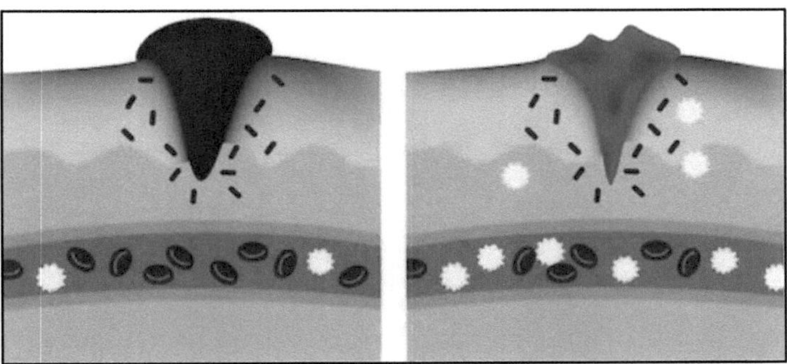

Respuesta Hemostática: ocurre como consecuencia de la pérdida de sangre. Existe una retracción de los capilares rotos y ocurre el cierre de los espacios abiertos, además acontece una agregación plaquetaria con depósitos de fibrina cuya misión es la formación del coágulo. La fibrina cumple además otro rol primordial ayudando a ocluir los pequeños vasos linfáticos y localizando el sitio inflamatorio, además tiene participación en el proceso de angiogénesis o formación de nuevos vasos sanguíneos.

Respuesta Celular: los leucocitos limpian la zona inflamada de los microorganismos y preparan el lugar para la futura reparación del tejido. En una primera etapa de la inflamación, migran a la región afectada todo tipo de leucocitos en concentraciones iguales a las que yacen en el torrente sanguíneo, de este modo arriba un porcentaje mayor de Neutrófilos. Además, los Eritrocitos (glóbulos rojos) aportan el oxígeno necesario para llevar a cabo los diferentes procesos.

Neutrófilos: Son la primera barrera de defensa. Su función es buscar, fagocitar y eliminar a las bacterias. Su vida media alcanza un promedio de 6 horas, es por esta razón que se producen más de 100.000 diarios. Los neutrófilos son atraídos a la superficie endotelial por medio de moléculas llamadas selectinas.

Luego en una fase más avanzada del proceso inflamatorio, existe un predominio de monocitos y linfocitos, cuyas funciones además de la fagocitosis implica la mediación de las reacciones inmunes del organismo.

Monocitos: alcanzan la circulación desde la médula ósea y circulan por cerca de 72 horas en el torrente sanguíneo. Luego alcanzan los tejidos y se transforman en macrófagos tisulares (ejemplo: Macrófagos alveolares pulmonares, microglía del encéfalo o células de Küpffer en el Hígado). Los macrófagos son activados por linfokinas, las que son producidas por los linfocitos en respuesta a estímulos quimiotáticos (Quimiotaxia; es la atracción química de ciertas sustancias al tejido). Su función es englobar y destruir las bacterias (fagocitosis).

Linfocitos: proceden de los ganglios linfáticos, del Timo y Bazo. Solo el 2% se localiza en la circulación. Poseen la función inmunitaria del organismo (Inmunidad; capacidad del cuerpo para resistir a los microorganismos y sustancias tóxicas).

Existen 2 tipos de Inmunidad; la Innata (inmunidad que se tiene sin que haya existido una exposición a algún agente) y la Adquirida. esta última se divide en Humoral y Celular.

(1) Inmunidad Humoral: esta mediada por los linfocitos B, los que producen inmunoglobulinas (anticuerpos circulantes) que activan el sistema del complemento y atacan y neutralizan los antígenos (principal defensa contra las infecciones bacterianas).

(2) Inmunidad Celular: mediada por los linfocitos T y es la encargada de las reacciones alérgicas retardadas y del rechazo de trasplantes de tejido extraño. Las Células T atacan y destruyen las células que portan el antígeno que las activó. Timo forma linfocitos T, el Hígado (en el feto) y luego la médula forman los linfocitos B.

Tabla 13. Concentración de Células de defensa en Sangre

Leucocitos Polimorfonucleares	Concentración en Sangre
Neutrófilos	6.2%
Basófilos	0.4%
Eosinófilos	2.3%

Célula Mononucleares	Concentración en Sangre
Monocitos	5.3%
Linfocitos	30%

Respuesta Inmune: se activa el sistema del complemento, el cual está formado por enzimas que resultan activadas por toxinas bacterianas o células inmunológicas (específicamente linfocitos B). Los componentes activados intervienen en el proceso inflamatorio fomentando la fagocitosis, incrementando la permeabilidad vascular y atrayendo leucocitos al foco de inflamación.

Tabla 14. Mediadores Inflamatorios

Mediadores de la respuesta Inflamatoria	
Vasodilatación	Bradicinina, Prostaglandinas, Serotonina
Incremento de la permeabilidad vascular	Bradicinina, C3a, C5a, PAF, Histamina, Serotonina, Prostaglandina
Quimiotaxis	Histamina, C5a, Monokinas, Kalicreína, Linfokinas
Fiebre	Prostaglandinas
Dolor	Prostaglandinas, Factor de Hageman (XII), Bradicinina

(B) Etapa Proliferativa (4to día al 20)

Esta etapa se caracteriza por la epitelización, es decir el restablecimiento de la Epidermis, además comienza la producción de colágeno por parte de los fibroblastos para restituir los tejidos dañados (cicatriz). La contracción

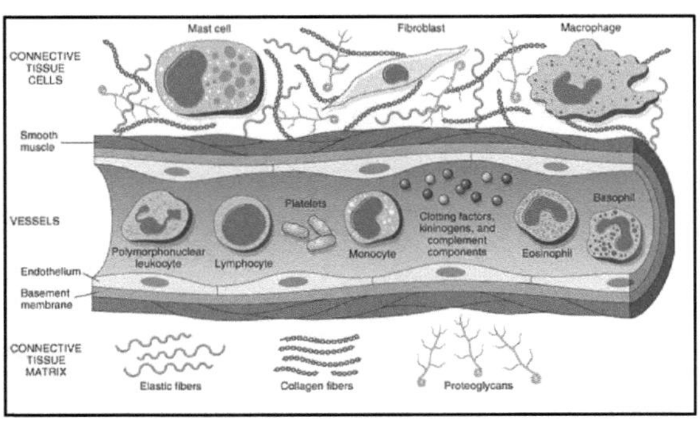

de la herida comienza al quinto día y tiene una duración máxima de 2 semanas. Otro factor importante es la neovascularización, la cual consta de la angiogénesis (o formación de nuevos vasos sanguíneos y anastomosis arteriovenosas), además se privilegia la llegada de oxígeno al área afectada. En las primeras etapas de la angiogénesis resulta conveniente poca movilización, para respetar el cumplimiento de todos los procesos (la neovascularización es activada gracias al sistema de macrófagos).

(C) Etapa de Maduración (3ra semana al 3er mes)

Se caracteriza por un aumento en la síntesis del tejido cicatrizal y en la resistencia de sus fibras (tejido cicatrizal está conformado principalmente por colágeno porducido por fibroblastos). La resistencia del tejido cicatrizal continúa aumentando hasta los 3 meses o incluso más. Para evitar la formación de una cicatriz rígida y no flexible, debe existir un equilibrio fisiológico entre los procesos de síntesis y lisis (destrucción).

No resulta conveniente aplicar una tensión prematura o excesiva sobre la lesión, pues el proceso de reparación podría alargarse. Una movilización temprana puede ayudar a conseguir una lesión más viable, en cambio la inmovilización prolongada puede retrasar el proceso de reparación.

Colágeno: es una molécula proteica que forma las fibras colágenas, las cuales se encuentran presentes en forma variable en todos los tipos de tejidos conjuntivos. Las fibras colágenas son flexibles, pero ofrecen una gran resistencia a la tracción. Altas temperaturas son capaces de desnaturalizar el colágeno, lo que da origen a sustancias gelatinosas.

Tiene una estructura helicoidal formada por tres cadenas polipeptídicas llamadas cadena alfa, las cuales se constituyen por tres aminoácidos básicos, glicina, prolina y lisina. alfa)

Tabla 15. Tipos de Colágeno

Tipos de Colágeno	Localización
I	En todo el cuerpo
II	Cartílago/ Humor Vítreo
III	Vasos Sanguíneo/ Útero / Piel
IV	Membranas basales
V	Menor componente tejido intersticial
VI	Abundante en la mayoría de los tejidos
VII	Unión Dermis y Epidermis
VIII	Endotelio
IX	Cartílago

Formación de Colágeno

Existen dos teorías respecto a la formación del colágeno; la teoría Inductiva, la cual señala que el nuevo colágeno formado se adapta y se moldea según las características y orientación de la zona lesionada, por lo que es área dependiente, y la teoría de Tensión, la cual establece que el nuevo colágeno producido es producto de las líneas de fuerza mecánica que yacen en la estructura particular.

4. Factores que influencian la Cicatrización

Factores Locales	Factores Sistémicos
• Tipo, Tamaño y Localización de la Lesión	• Edad
• Aporte Sanguíneo	• Estado metabólico
• Infecciones	• Infección o Enfermedad
• Excesiva presión ocasionada por movimientos	• Nutrición
• Desviación de temperatura	• Hormonas
• Energía Magnética	• Medicación
• Retención de cuerpos extraños	• Temperatura
	• Oxígeno

5. AGENTES TÉRMICOS EN LA IFLAMACIÓN Y REPARACIÓN

Generalmente para tratar las condiciones de inflamación aguda se emplean agentes fríos, ejemplo crioterapia, mientras que en los procesos inflamatorios subagudos o crónicos se utilizan terapias que proporcionen calor, pues de este modo se aumentaría el flujo de sangre a los tejidos lesionados y ayudamos así a reabsorber el exudado inflamatorio tardío (el calor aplicado en procesos de carácter agudo sólo consigue acelerar la respuesta inflamatoria).

CAPÍTULO 11
TERMOTERAPIA SUPERFICIAL

1. INTRODUCCIÓN

El calor es una de las formas en que se manifiesta la energía, la cual poseen todos los objetos materiales (recordemos que la energía es la capacidad que tienen los cuerpos para ejecutar algún tipo de actividad). De acuerdo con la experiencia, el calor se genera debido a la energía cinética de las moléculas que constituyen los cuerpos. Cuando calentamos algún objeto, los átomos en su interior se están moviendo rápidamente y en  direcciones aleatorias, además las uniones intermoleculares son más débiles, y por lo tanto es posible afirmar que la energía cinética del sistema ha aumentado. Al enfriar un cuerpo, éste no pierde todo su calor, sino que sólo tiene una cantidad de energía térmica más baja, es decir, las moléculas se encuentran moviéndose más lentamente; pues bien, si el movimiento molecular de los cuerpos se detiene alcanzaremos el **cero absoluto** (ver capítulo 4).

Al calentar un cuerpo se produce una absorción de esta energía por parte de las moléculas que lo constituyen. El paso de un cuerpo de sólido a líquido o a gas implica la absorción de una cantidad de energía mayor. Por lo tanto, el movimiento de las moléculas es mayor en los gases, seguido de los líquidos y por último los sólidos, mientras que la fuerza de las uniones intermoleculares es más importante en los sólidos, luego en los líquidos y finalmente en los cuerpos en estado gaseoso. Es importante destacar que el paso a cualquiera de estos estados se basa en los procesos de ganancia o pérdida de energía.

2. LEYES DE LA TERMODINÁMICA

Primera Ley

Derivada de la ley de conservación de la energía. *"La energía no se crea ni se destruye sólo se transforma de una forma de energía a otra".* En otras palabras, cuando fluye calor hacia o desde un sistema, el sistema gana o pierde una cantidad igual de energía a la cantidad de calor transferido.

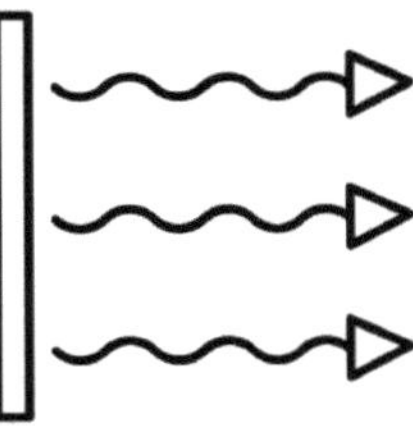

La transformación de energía siempre libera energía en forma de calor. Cualquier actividad química, mecánica o electromagnética produce algo de energía térmica. Este principio no se aplica para la energía nuclear que es inducida.

Por lo tanto, la transferencia de calor logra 2 efectos;

- Aumentar la energía interna del sistema si se queda en el sistema
- Efectuar un trabajo sobre elementos externos al sistema si abandona el sistema

> **Calor en un Sistema = ↑ Eº Interna + W externo efectuado por el sistema**

Segunda Ley

"El calor jamás fluye de forma espontánea de un cuerpo frío a un cuerpo caliente". El calor fluye según gradiente térmico.

3. TEMPERATURA Y CERO ABSOLUTO

Temperatura se refiere al término que nos indica lo caliente o frío que se encuentra un objeto, en otras palabras, es la medición de la energía cinética (calor) que contiene una sustancia. El primer termómetro (medidor térmico) fue inventado por **Galileo Galilei** en 1.602. El término térmico deriva del griego para indicar *"calor"*. La temperatura de la materia se expresa con un número que corresponde a lo

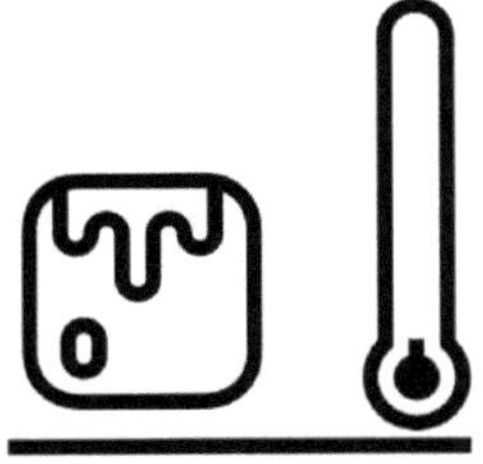

caliente o frío que se encuentra algo según una escala determinada. La mayor parte de los materiales se dilatan (expanden) cuando elevan su temperatura, y se contraen cuando estas descienden. De este modo la mayor parte de los termómetros miden la temperatura gracias a la expansión o contracción de un líquido que suele ser mercurio, o alcohol teñido, contenido en un tubo de vidrio con escala.

La temperatura se relaciona con el movimiento aleatorio de los átomos y las moléculas de una substancia. La temperatura es proporcional a la energía cinética de traslación promedio del movimiento molecular, que lleva a la molécula de un lugar a otro. Así, cuando un objeto se calienta los átomos y moléculas están trasladándose en todas direcciones, mientras que cuando el cuerpo se enfría los átomos se mueven de manera más lenta. Los átomos y moléculas pueden también girar o vibrar con su energía cinética de rotación y vibración correspondiente, aunque dichos movimientos no afectan directamente a la temperatura.

Al parecer no existiría un límite para la elevación de la temperatura, sin embargo, a medida que el movimiento de los átomos se reduce la energía cinética de los mismos tiende a 0. Al seguir disminuyendo la temperatura llega un punto en que los átomos y moléculas detienen completamente su movimiento, alcanzando un límite inferior conocido como **cero absoluto**. En este punto no es posible extraer la energía ni reducir más la temperatura. El cero absoluto equivale a -273°C. Se dice que aquí las sustancias tienen "energía de punto cero", que se trata de energía no disponible que no puede transferirse a una sustancia.

Para interpretar el movimiento atómico se utilizan las escalas de temperatura. Internacionalmente las más conocida es la escala centígrada o Celsius en honor al astrónomo **Anders Celsius** quien la sugirió (1.744). La escala centígrada asigna en dos extremos los valores de 0 y 100°C, que representan el punto de congelación y el punto de ebullición del agua (a

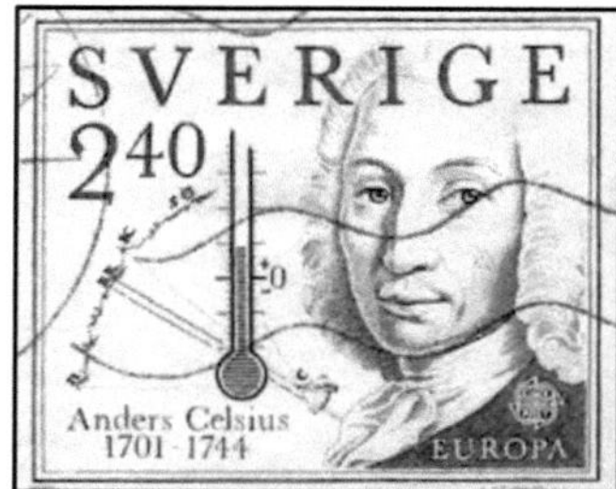

presión atmosférica) respectivamente. El espacio entre ambas marcas se divide en 100 partes iguales denominadas grados.

En Estados Unidos se utiliza también la escala Fahrenheit propuesta por el físico alemán **Gabriel Daniel Fahrenheit** (1.736), la cual asigna el número 32 a la temperatura de congelación del agua, y el número 212 a su temperatura d ebullición.

Otra escala que favorecen los científicos es la escala Kelvin, en honor al físico inglés **Lord William T. Kelvin** (1.907). Esta escala no se calibra en función de puntos de congelación ni de ebullición del agua, sino que en términos de la misma energía. El número 0 se asigna a la mínima temperatura posible, el cero absoluto o 0ºK es equivalente a -273°C de la escala centígrada.

Otra escala poco conocida es la escala Rankina (°R), también empleada en investigación científica. Debido a que las escalas de Fahrenheit y Celsius son las más utilizadas, existen fórmulas de conversión de temperatura para pasar de una escala a otra;

$$°C = 5/9 \times (°F - 32) \qquad °F = (9/5 \times °C) + 32$$

$$°C = °K - 273$$

2. CUANTIFICACIÓN DEL CALOR

El término "cantidad de calor" se considera como el calor necesario para producir un cambio de temperatura. La cuantificación del calor se realiza por medio de las **calorías**.

Una caloría es la cantidad de calor que ha de suministrarse a un gramo de agua para elevar su temperatura en 1°C.

Actualmente, por acuerdo internacional se ha establecido que una caloría equivale a **4,18 Joules**, lo que también se denominado equivalente mecánico.

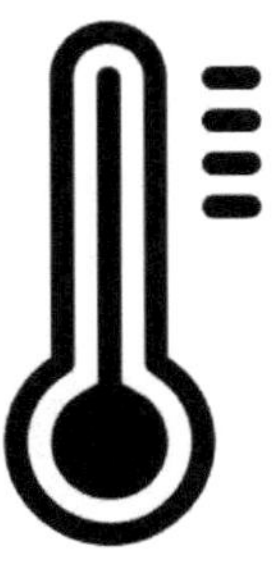

El calor específico o capacidad calórica específica se define como aquella cantidad de calor necesaria para elevar 1° la temperatura de una unidad de masa de una sustancia.

Físicamente se expresa como "Q" o cantidad de calor que suministramos a un cuerpo "m", para obtener un incremento de su temperatura (Δ°T).

El calor suministrado se utiliza en algunos casos para el cambio de alguna de las fases (sólido, líquido o Gaseoso). La capacidad calórica específica de los tejidos corporales es de

0,83 kcal, lo que quiere decir que la temperatura corporal aumenta 1°C por cada 0,83 kcal de calor almacenado por kilogramo de peso corporal. De este modo, la cantidad de calor absorbido o cedido por un cuerpo dependerá de su masa, capacidad calórica específica y variación de temperatura (Q = cantidad de calor, C = calor específico, m = masa y $\Delta°T$ = variación de temperatura).

$$Q = C \times m \times \Delta°T$$

Al colocar dos objetos de diferentes temperaturas, ocurrirá un flujo de energía del cuerpo más caliente al de menor temperatura hasta que se alcance un estado de **equilibrio térmico** (temperatura intermedia respecto a los valores iniciales de ambos cuerpos).

3. TERMORREGULACIÓN Y TEMPERATURA CORPORAL

La termorregulación o regulación de la temperatura consiste en la mantención de la temperatura corporal dentro de un rango específico (37°C) bajo condiciones que involucren cargas térmicas internas (metabólicas) o externas (ambientales). Los animales, según su mecanismo de control de temperatura, pueden ser clasificados en dos grupos; los **Poiquilotermos**, los cuales extraen la temperatura del medio ambiente, y los **Homeotermos**, quienes mantienen su temperatura corporal independientemente de la que tenga el medio externo. El ser humano, al igual que los restantes Homeotermos, posee un centro regulador de la temperatura, el **Hipotálamo**, el cual cumple el rol similar a la de un termostato y compara a cada momento la temperatura que tiene el organismo en ese instante con la que se debiera tener. El Hipotálamo al igual que la piel posee receptores térmicos (receptores centrales), los que sumados a los receptores periféricos (que yacen en la piel y otras estructuras), permiten saber con exactitud la temperatura que experimenta nuestro organismo. Los receptores térmicos de la piel son los primeros en detectar los cambios respecto a la temperatura superficial, mientras que los receptores centrales están encargados de captar la temperatura de la sangre. El Hipotálamo integra ambas informaciones y desencadena los mecanismos necesarios para regular la Temperatura.

4. PÉRDIDA Y GANANCIA DE CALOR

El cuerpo humano disipa (libera) y obtiene calor a través de diversos mecanismos químico – fisiológicos, dentro de los cuales podemos encontrar:

1. **Evaporación:** corresponde a la pérdida de calor mediante la conversión de sudor a vapor de agua, proceso que ocurre sobre la superficie cutánea (piel). Es la responsable de un 20% de las pérdidas de calor.

2. **Conducción:** es la pérdida de energía térmica a través del contacto directo entre objetos de temperatura elevada con otros de menor temperatura, siendo el traspaso de energía térmica producto de la colisión molecular sucesiva. La conducción es responsable del 3% de las pérdidas de calor.

3. **Convección:** se refiere al intercambio de calor, ya sea pérdida o ganancia, mediante el contacto cutáneo con moléculas de aire (circulación de aire alrededor del cuerpo). Es la que permite un 15% de las pérdidas de calor.

4. **Radiación:** corresponde a la transferencia de calor entre los objetos sin que ocurra un contacto físico directo entre ellos mediante ondas electromagnéticas. Genera el mayor porcentaje de las pérdidas con un 60%.

5. HOMEOSTASIA DE LA TEMPERATURA

La homeostasia de la temperatura se refiere al mantenimiento y equilibrio constante de la temperatura interna del cuerpo, con el objetivo de alcanzar un equilibrio térmico, es decir, ganancia de calor es igual a la pérdida, y un equilibrio calórico, o intensidad de calor producido es igual a la intensidad de calor perdido.

Calor ganado: el cuerpo gana calor mediante la energía generada por las reacciones bioquímicas a nivel celular (calor metabólico) y a través del calor obtenido del medio ambiente (calor ambiental).

El calor metabólico involucra todos los procesos correspondientes al metabolismo, que tanto en reposo como en ejercicio generan calor, además de la actividad muscular (acción voluntaria durante la actividad física o involuntaria, por ejemplo, los escalofríos) y la actividad hormonal (catecolaminas y acción de las hormonas tiroideas).

Por otro lado, el calor ambiental se refiere a que el cuerpo absorbe calor de los objetos que están más calientes que él, por ejemplo, la radiación solar u contacto directo con otro objeto etc.

Calor perdido: el cuerpo pierde calor a través de la piel, la respiración (en forma de vapor de agua liberado en la espiración), orina y las heces fecales. La piel libera calor principalmente por medio de los mecanismos de evaporación, convección, conducción y radiación. El mecanismo auto regulatorio funciona al variar la cantidad de sangre que pasa por la piel al realizar modificaciones de los diámetros de los vasos sanguíneos.

FACTORES QUE AFECTAN LA TEMPERATURA CORPORAL

- **Ritmo diurno/circadiano (ciclo 24 horas):** luego del sueño, al despertar se presenta el nivel más bajo de temperatura, pero a medida que transcurren las primeras horas, la temperatura se torna más alta alcanzando su máximo en el transcurso de la tarde.
- **Condiciones que aumentan la temperatura oral, rectal y de la piel:** estos incluyen la exposición prolongada a temperaturas ambientales altas, estrés emocional y estados febriles en enfermedades.
- **Condiciones que disminuyen la temperatura oral, rectal y de la piel:** incluyen la exposición prolongada al frío extremo, inactividad prolongada (por ejemplo, dormir), enfermedades metabólicas (hipotiroidismo, mixedema) y obstrucción de la circulación periférica.
- **Cantidad de grasa corporal:** el tejido adiposo actúa como aislante térmico. La mujer, cuyo reservorio adiposo es mayor que el del hombre, posee un mejor control de la temperatura.

- **Edad:** en los niños se observan cambios de temperatura mayores que en los adultos, además poseen temperaturas orales y rectales más altas.

- **Cambios menstruales en la mujer:** pocos días antes de la menstruación la temperatura disminuye 0.6°C, y pocos días antes de la ovulación la temperatura decrece 0.2°C.

Tabla 16. Valores normales de Temperatura

Valores Normales de Temperatura y tiempo de medición	
Axilar, Ingle	< 37°C (8 minutos)
Boca	< 37,3°C (5 minutos)
Recto	< 37,6°C (3 minutos)

TERMOREGULADORES CUTÁNEOS Y CENTRALES

El cuerpo responde a los cambios de temperatura para proteger a los tejidos del daño excesivo del calor o frío y mantener la temperatura corporal constante. Los mecanismos fisiológicos incluyen respuestas locales y sistémicas controladas por el SNC.

La piel presenta terminaciones nerviosas libres sensibles al dolor por calor o frío. Además, existen receptores especializados a nivel cutáneo encargados de la percepción térmica, que incluyen los **Corpúsculos de Ruffini** y **Bulbos terminales de Krausse**, ambos con la misión de proporcionar sensación térmica (percepción consciente de frío o calor por la información que envían esos receptores). Los corpúsculos de Ruffini son receptores de adaptación lenta del tipo II (descarga regular en reposo y sensibles al estiramiento), además conducen la información referente al tacto y la presión. Estos receptores poseen una descarga dependiente de la temperatura, es decir, una mayor descarga cuando ocurren descensos térmicos y descargas menores frente a temperaturas más altas. Por otro lado, los Bulbos terminales de Krausse se asocian a la sensibilidad térmica (frío). La información de cambios térmicos depende del tamaño y área estimulada, además de las diferencias de temperaturas existentes entre el ambiente interno y externo, y el tiempo que toma el cambio de temperatura. Ambos órganos sensitivos se adaptan sólo entre temperaturas que van del orden de 20°C a 40°C. La mayor tasa de descarga de los receptores de los receptores que detectan calor es cercana a los 43° a 45°C, sin embargo, la respuesta dolorosa al calor comienza a manifestarse desde los 45º C (calor doloroso), temperatura a la cual ocurre daño tisular. Los receptores que censan estímulos fríos descargan a una mayor tasa a temperatura de 25°C, y la estimulación del dolor inducida por frío se inicia desde los 15°C hacia abajo.

Rangos de temperatura para la piel

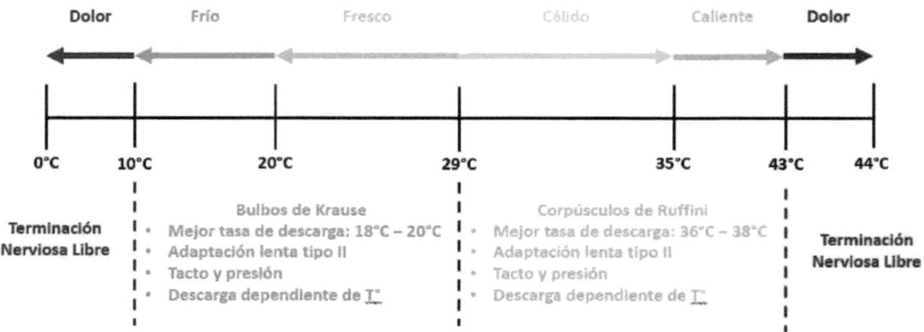

La información que proviene de los receptores cutáneos viaja al por el cordón posterior y hace relevo en el tronco cerebral e hipotálamo antes de alcanzar la corteza cerebral y otras áreas cerebrales que llevan a cabo que la persona se abrigue o desabrigue ante los cambios termales.

La temperatura de la sangre que irriga al hipotálamo es la vía más importante para una termorregulación. El hipotálamo es un sensor térmico que valora la temperatura que existen en los vasos cutáneos (información provista por los receptores periféricos) y la temperatura que porta la sangre que pasa a través de él a través de receptores térmicos hipotalámicos. La evidencia sugiere que el hipotálamo anterior (región preóptica) detecta las alzas de temperatura, mientras que las respuestas al frío estarían mediadas por el hipotálamo posterior. De este modo el hipotálamo se compone de dos centros ("centro de pérdida de calor y de ganancia de calor") para la regulación de la temperatura, uno de los cuales induce a la vasodilatación (a mayores temperaturas) para de este modo perder calor a través de los capilares sanguíneos, y otro centro que genera una vasoconstricción (a temperaturas más bajas) evitando así la pérdida de calor a través de la sangre. Los cambios térmicos también son dependientes del **centro vasomotor**, el cual se encarga del control del diámetro de los vasos sanguíneos, metabolismo y sudoración que se ven activados o no dependiendo de los cambios térmicos. Cambios tan pequeños como 0,2° c en la temperatura sanguínea que atraviesa al hipotálamo puede inducir respuestas sistémicas proporcionales al cambio de temperatura con el fin de restablecer la homeostasis. El hipotálamo es el que iniciará las respuestas de vasodilatación, sudoración, vasoconstricción, temblor muscular, etc. ante los cambios térmicos, lo que contrarresta cualquier desviación de la temperatura central.

Una vez que el hipotálamo detecta cambios termales envía una respuesta eferente para iniciar los mecanismos fisiológicos homeostáticos.

El cuerpo humano debe mantener una temperatura promedio de 37°C y una temperatura cutánea de 33 a 35°C en el caso de los hombres, y 32 a 35°C para las mujeres.

6. TERMOTERAPIA Y MEDIOS TERMOTERÁPICOS

La Termoterapia se define como la aplicación de calor como agente terapéutico (crioterapia es definida como la aplicación de frío). Existen dos modalidades de termoterapia; la **superficial** y la **profunda**, de acuerdo con el tipo de calentamiento que generan. La diferencia entra ambas radica que la termoterapia superficial logrará como máximo una profundidad de 1 centímetro.

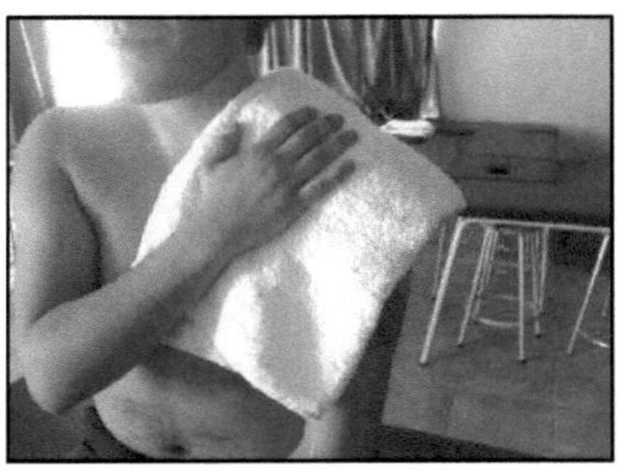

La termoterapia puede ser aplicada de tres maneras; por *conducción*, por *convección* o por *conversión* (transformación de algún otro tipo de energía en calor).

Los medios termo terapéuticos superficiales sólo ocasionan el calentamiento de la superficie corporal, pues poseen una baja penetración debido a casi la totalidad de absorción por parte de la superficie cutánea.

Las acciones terapéuticas de las modalidades superficiales están mediadas por mecanismos reflejos más que por el calentamiento directo de la zona a tratar, sean estos tejidos superficiales o profundos (ejemplo: Infrarrojo). Los medios termo terapéuticos profundos ocasionan efectos biológicos mediante el calentamiento directo de los tejidos que yacen en profundidad (ejemplo: Onda Corta, Microondas o Ultrasonidos).

La termoterapia superficial puede emplear los tres mecanismos de transmisión ya mencionados, es decir la conducción, convección y conversión, mientras que las modalidades de termoterapia profunda sólo pueden efectuarse por medio de la conversión.

Tabla 17. Tipos de Termoterapia

Termoterapia y Agentes Térmicos			
Tipo	CONDUCCIÓN	CONVECCIÓN	CONVERSIÓN
SUPERFICIAL	Envolturas, Compresas, Almohadillas eléctricas, Bolsas calientes, Baños de Parafina	Baños y duchas calientes, Sauna, Baños de vapor	Infrarrojo
PROFUNDA	/	/	Onda Corta, Microondas, Ultrasonidos

No existen antecedentes sobre las diferencias entre calor seco o húmedo.

Los cambios de temperatura superficial de los tejidos al emplear técnicas de contacto termo terapéuticas dependerán de los siguientes factores:

- Intensidad del Calor
- Tiempo de Exposición (minutos)
- Conductividad Térmica
- Densidad del Tejido (a mayor densidad menor será la conductividad del tejido, y viceversa)
- Calor específico del tejido

APLICACIONES CLÍNICAS

El Margen terapéutico empleado es de 3 a 30 minutos, siendo recomendable como mínimo 5 minutos de aplicación. En el uso clínico se obtiene la máxima temperatura cerca de los 6 a 8 minutos de aplicación, lo que estaría incrementando aproximadamente 1°C a una profundidad de 3 centímetros. Esto dependerá también de la cantidad de tejido adiposo que componga la región a tratar, el cual actuaría como aislante térmico.

EFECTOS FISIOLÓGICOS DE LA APLICACIÓN DE CALOR

A. Efectos sobre la Actividad Metabólica/Enzimática

Las reacciones químicas se ven aceleradas por el empleo del calor (incluso hasta el doble o triple con 10°C). La aplicación de calor incrementa también el metabolismo de los tejidos, pero si la temperatura resulta ser muy elevada, es decir, del orden de 44 a 45°C, estos comienzan a verse dañados y sufren quemaduras, además junto a la injuria suele ocurrir la desnaturalización de enzimas (proteínas). De este modo es posible afirmar que las temperaturas altas son capaces de generar una celeridad de las reacciones enzimáticas, esto siempre y cuando no sea sobrepasado cierto umbral térmico, pues a estos niveles las proteínas y otras moléculas se verán enlentecidas y además dañadas. El aumento de la velocidad de dichas reacciones y procesos proporciona efectos favorables al organismo; por ejemplo, (1) mejora la captación de oxígeno por parte de los tejidos y (2) permite un aporte mayor de nutrientes. Ambos efectos resultan relevantes para los procesos de **cicatrización y reparación tisular.**

Un aumento de la temperatura genera un incremento de la velocidad de reacción hasta cierta temperatura óptima, ya que después de 45°C comienza a producirse una desnaturalización térmica. Las enzimas de la mayor parte de los mamíferos tienen una temperatura óptima de trabajo a 37°C, por encima de esta temperatura comienzan a inactivarse y se destruyen. Sin embargo, existen especies de bacterias y algas que habitan en fuentes de aguas termales y en otro extremo ciertas bacterias que poseen temperaturas óptimas a los 0°C.

B. Efectos sobre el sistema Vascular

La aplicación de calor incrementa la circulación superficial, lo que es capaz de fomentar la **nutrición** de la piel y la transmisión de calor de estructuras que yacen más profundas.

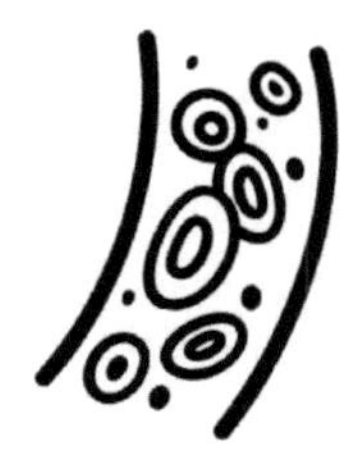

Es conveniente destacar que el calentamiento de la piel se genera gracias al plexo venoso subcutáneo, además de las anastomosis arteriovenosas (las anastomosis poseen inervación simpática adrenérgica por lo que están regularmente contraídas). Un aumento del calor provoca una menor tasa de descarga de los impulsos adrenérgicos (sistema nervioso simpático), lo que ocasiona una vasodilatación de las anastomosis arteriovenosas y favorece la llegada de sangre a los plexos venosos subcutáneos para permitir finalmente el calentamiento de la piel.

El calor tiene también cierta influencia sobre los vasos de resistencia cutáneos de modo Local y Refleja:

Vasodilatación Local: La utilización de calor provoca una vasodilatación local, pues fomenta la liberación de Óxido Nítrico, Histamina y Prostaglandinas, mediadores que actúan como vasodilatadores químicos. (este efecto es paralelo al que posee el sistema nervioso).

Vasodilatación por mecanismo Reflejo

Los receptores térmicos captan el incremento de la temperatura y transmiten aquella información a la médula espinal, Tálamo y Circunvolución posrolándica (a través del cordón lateral o vía Espinotalámica lateral). No todos estos impulsos siguen aquel trayecto, sino que muchos son conducidos hacia los vasos sanguíneos cutáneos (conducción antidrómica), lo que genera una inhibición de la

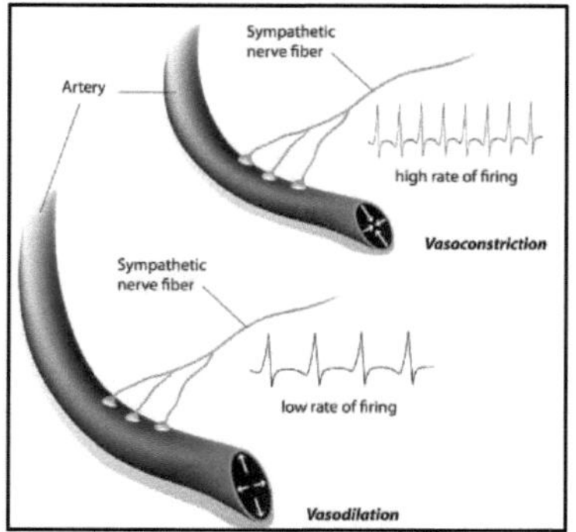

estimulación simpática adrenérgica posganglionar (que provocaba una vasoconstricción) generando la vasodilatación.

Este mecanismo reflejo no solo produce la vasodilatación local, sino que también ocasiona la misma respuesta en áreas que yacen alejadas, pero destacando que dicha vasodilatación es de magnitud menor (podría aumentar si el estímulo térmico local se hace más intenso).

La vasodilatación resultante se traduce en una hiperemia o mayor llegada de sangre, la cual genera los siguientes efectos:

- Mejorar la nutrición y Oxigenación celular
- Absorción de productos patológicos
- Acción analgésica y Antiespasmódica
- Acción bactericida y Antiinflamatoria (barre con los productos generados por el proceso inflamatorio)

C. Efectos Neuromusculares

La aplicación de calor intenso y de corta duración permite un aumento del tono muscular y la sensibilización nerviosa, mientras que el empleo de calor moderado de duración larga favorece la relajación, es analgésico y sedativo.

Ciclo Espasmo – Dolor:

Los traumatismos, edemas o estiramientos electroquímicos de la piel o músculo provocan la activación de los receptores y fibras nerviosas implicadas en la transmisión dolorosa (Aδ y C), las que además de enviar la información dolorosa se encuentran conectadas con las motoneuronas, lo que genera la activación simultánea de ellas ante estímulos nocivos provocando un incremento del tono muscular a modo de defensa. Este aumento del tono ocasiona un fenómeno isquémico local, el cual provoca nuevamente la estimulación de los nociceptores producto de la falta de oxígeno, nutrientes del tejido y retención de metabolitos tóxicos lo que se traduce en más dolor.

Se ha demostrado que la elevación térmica (cerca de 40°C) disminuye la descarga del huso muscular y facilita la descarga del órgano Tendinoso de Golgi lo que resulta en una disminución del Tono muscular.

El incremento de la temperatura puede afectar la fuerza y resistencia muscular (estudios realizados en el músculo cuádriceps femoral post inmersión o diatermia). Por lo tanto, resulta conveniente considerarlo al realizar programas de fortalecimiento o evaluación muscular.

Fig. Esquema del ciclo Dolor - Espasmo

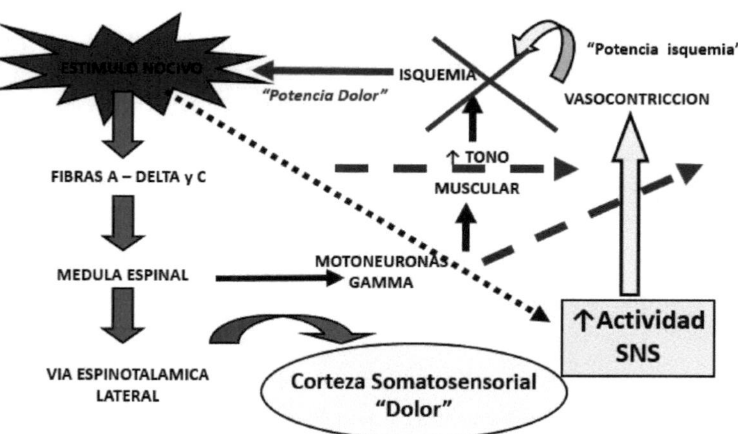

Analgesia

Producto de la hiperemia se barren los metabolitos del proceso inflamatorio (Prostaglandinas, Histamina, Bradikininas). También se cree que a través de la teoría del ***"Gate Control"*** o ***"Puerta de Control"*** de Melzack y Wall podría ocasionarse el efecto analgésico (faltan estudios).

Cambios en la viscosidad de los tejidos

El calor permite un aumento de la deformación elástica del tejido conectivo, es decir, tendones, cápsula articular y ligamentos, pues provoca una mayor extensibilidad del colágeno, lo que complementado con ejercicios de tensión mejora aún más dicho fenómeno extensible. Los estiramientos largos y prolongados tienen mejores resultados que aquellos que se realizan en forma breve y de modo intermitente.

Los cambios en las propiedades viscoelásticas conllevan:

* Aumento del Rango Articular
* Aumento de la capacidad de elongación
* Disminución de la viscosidad (o tensión) de los tejidos

En resumen, se puede concluir que el calor genera los siguientes efectos:

✓ Alivio del dolor

✓ Relajación Muscular

✓ Mejorar el flujo sanguíneo

✓ Incremento de nutrientes y oxigenación en el tejido

✓ Mejorar la cicatrización

✓ Disminuir la rigidez Articular

5. MÉTODOS DE APLICACIÓN DE CALOR

A. BAÑOS DE PARAFINA *(Método por Conducción)*

Su empleo se inició en Francia, tanto en balnearios como hospitales alrededor del 1900. La parafina utilizada en terapéutica debe tener como características: ser blanca, insípida y sólida. Su aplicación se encuentra restringida sólo para las extremidades, lo que ha sido determinado por razones prácticas. La mezcla empleada debe incluir una proporción de

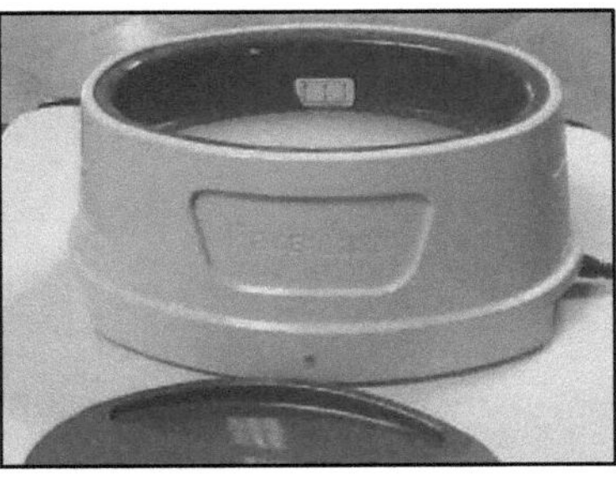

Aceites Minerales/Parafina de 1:6 (a los 54°C se deben agregar los aceites minerales para lograr una disminución en el punto de fusión de la Parafina. La Parafina líquida se obtiene

con temperaturas del orden de 42°C a 50°C; recordar que la parafina posee un punto de fusión de 54,5°C).

Es conveniente señalar que el calor específico de la cera es menor al del agua (agua = 2,72 kj/kg/°C). La parafina por su alto contenido calórico es una fuente duradera de calor, por lo que tarda más tiempo en enfriarse.

Esta técnica nos permite emplear temperaturas más altas en las extremidades superiores, lo que se debe a las líneas isotérmicas. Previo al tratamiento con los baños de parafina, debe ser limpiado el segmento corporal con abundante agua y jabón, y a continuación emplear alcohol para eliminar los residuos y proliferación de bacterias.

Las técnicas de aplicación consisten en inmersiones repetidas, mantenidos y parcelaciones, este último poco utilizado.

Lo más común es la introducción de una extremidad durante varios segundos, luego se extrae del tanque logrando formar una delgada capa de parafina levemente endurecida. A continuación, se repite el procedimiento 6 a 12 veces (introduce extremidad por unos segundos y luego se retira) lo que consigue la formación de un guante de parafina, el cual es capaz de retener el calor.

El tiempo estimado para esta modalidad terapéutica es de 15 a 20 minutos, es decir el guante de parafina formado debe de mantenerse durante este lapso.

Efectos de los Baños de Parafina:

- Introducir el segmento genera calor en el área por el mecanismo de conducción
- El guante de parafina consigue aislar la extremidad del ambiente lo que impide la pérdida de calor.

Ventajas/Desventajas de los Baños de Parafina:

- ✓ Permite un excelente contacto en las superficies irregulares
- ✓ La parafina puede transformarse en un agente de transmisión de infecciones
- ✗ Esta modalidad requiere una mantención constante

B. COMPRESAS HÚMEDO-CALIENTES *(Método por Conducción)*

Las compresas húmedo-calientes (CHC) son paquetes químicos que contienen un gel hidrofílico (bentonita, un gel silicato) cubierto por un género de alta densidad. Se utiliza bentonita debido a que puede acumular una gran cantidad de agua. Los tanques están inmersos en un compresero, un tanque de acero inoxidable que contiene agua (agua destilada) a temperaturas entre 74°C y 79°C (70 a 75°C, Cameron). Una compresa debiese estar al menos 24 horas en el agua para que absorba la suficiente cantidad de agua. Entre los tratamientos las compresas debiesen mantenerse en el tanque al menos 20 a 30

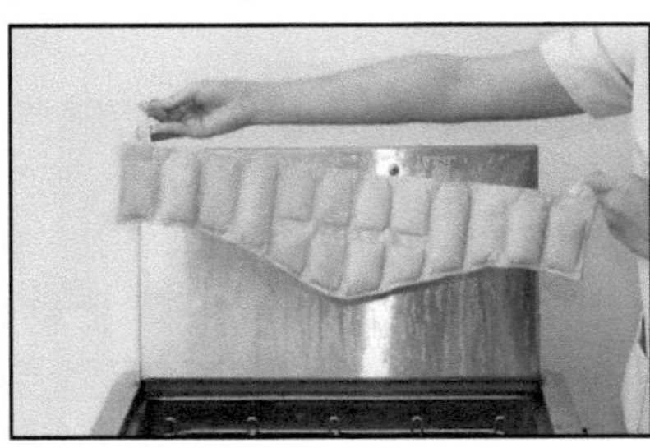

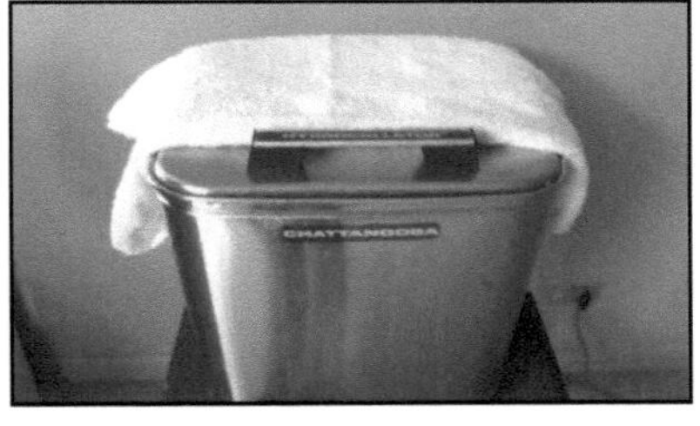

minutos. Las compresas están hechas de diferentes formas y tamaños para adaptarse a diferentes regiones corporales. Las compresas son envueltas en toallas o cobertores de algodón antes de aplicarlos al paciente. De acuerdo con el número de toallas se regula la cantidad de calor que se desea entregar. EL mecanismo físico de traspaso de la energía es a través de la conducción.

La técnica de compresas es una fuente de calor inconstante, pues la temperatura desciende rápidamente cuando el hot pack es removido del tanque. Por eso es importante cubrirlo y aplicarlo al paciente con celeridad.

No son recomendables los packs eléctricos debido a que no sufren pérdida de la energía y el riesgo de quemaduras es más alto. Si el paciente utiliza estos packs eléctricos instruirla para que utiliza la potencia media o mínima, y limitar la aplicación a no más de 20 minutos.

Técnica de Aplicación

- Remover a compresa del tanque con pinzas de metal o madera. Dejar estilar la compresa para que pierda el exceso de agua. Envolver la compresa con 6 a más capas de toalla (6 a 8, Cameron). De acuerdo con el número de toallas será el calor experimentado por el paciente. Las toallas pueden ser precalentadas para alcanzar un calor más uniforme con la compresa. Si el paciente no legara a sentir calor se eliminan capas de toalla. No debiese cambiarse el número de toallas durante el tratamiento debido a que el calor disminuye la sensibilidad termal en el paciente y puede haber fallas a la hora de discriminar el calor de la compresa.

- Aplicar la compresa envuelta sobre la superficie corporal y asegurarla bien (velcros). No comprimir la bolsa debido a que esto transfiere el calor más rápidamente y mayor probabilidad de quemar a un paciente.

- Instruir al paciente de avisar inmediatamente si siente el calor demasiado intenso o incomodidad.

- Luego de 5 minutos revisar el reporte del paciente e inspeccionar el área por si hay un eritema excesivo o signos de quemadura.

- Mantener la compresa por un período mínimo de 15 minutos y máximo de 30.

- Luego del tratamiento re inspeccionar la piel. Secar el exceso de humedad y abrigar al paciente para evitar un enfriamiento. Dejar secar las toallas.

Ventajas de las Compresas Húmedo-Calientes

✓ Fácil de usar

✓ Bajo costo

✓ Requiere poco tiempo para el clínico

✓ Fácil aplicación

✓ Seguros (comparados con otras técnicas)

Desventajas de las Compresas Húmedo-Calientes

X Los hot packs deben ser removidos para inspeccionar la región de tratamiento

X   Técnica de contacto, paciente con alteración de la sensibilidad

X   Poca adaptabilidad a superficies irregulares

Otra variante de las compresas húmedo-calientes son los hot/cold packs o bolsas de hidrocoloide, forradas por plástico transparente rellenas por una sustancia gelatinosa que puede utilizarse tanto para termoterapia como crioterapia. También se encuentran disponibles en diferentes formas y tamaños. Estas bolsas se calientan con el agua.

También existen bolsas calientes secas (semillas) que son calentadas en hornos de microondas (técnica de calor seco).

C. TURBIÓN *(Método por Convección)*:

Corresponde a la utilización del agua en movimiento, lo que permite transmitir el calor con variaciones de temperatura. Al igual que los baños de parafina, su uso está indicado sólo para las extremidades por un asunto de comodidad. El traspaso de energía es mediante la convección. Es posible conseguir oscilaciones de la temperatura del turbión

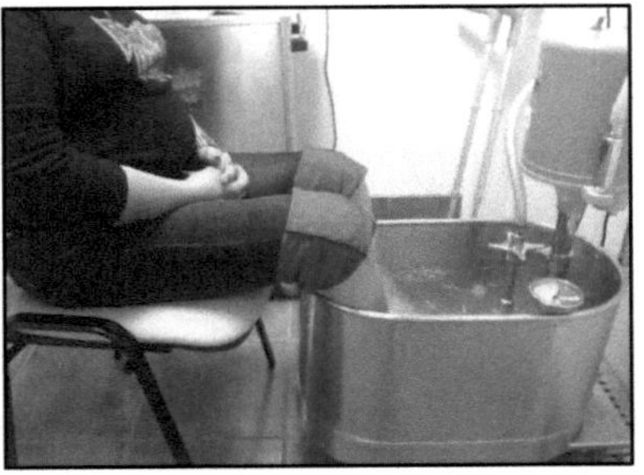

entre 36°C – 41°C. El tiempo de tratamiento estimado para esta modalidad terapéutica es de 15 a 20 minutos.

D. AIRE CALIENTE *(Método por Convección)*:

Modalidad poco utilizada en Chile.

Ventajas/Desventajas del Aire caliente

✓   Le permite al paciente la combinación de ejercicios y aplicación de calor

✓   Sencillo control de la temperatura

X   Puede generar Edema

D. BAÑOS DE CONTRASTE *(Método por Convección):*

Técnica que utiliza la alternancia de calor y frío. La temperatura de la energía calórica oscila entre 40°C - 45°C, mientras que la del frío lo hace entre 15°C – 20°C.

El tratamiento comienza con 4 minutos de calor, seguido de 1 minuto de frío, siendo este ciclo calor-frío repetido 3 a 4 veces para completar un tiempo de terapia estimado en 15 a 20 minutos. Este sistema requiere la regulación de la temperatura a través de un termostato, lo que resulta incómodo para el kinesiólogo.

Es recomendable realizar previamente una hiperemia de 10 minutos para acondicionar mejor el tejido a tratar.

6. Contraindicaciones de la Termoterapia Superficial

× **Inflamación Aguda;** aumento de la temperatura aumenta el edema y el sangrado.

× **Áreas recientes o potenciales de hemorragia;** debido al incremento del flujo sanguíneo, se puede gatillar o empeorar el sangrado.

× **Tromboflebitis;** la termoterapia puede desprender un coágulo o placa de ateroma llevándola vía circulatoria a los vasos que irrigan un órgano noble.

× **Alteración de la sensibilidad;** pacientes pueden sufrir quemaduras.

× Áreas con problemas circulatorios.

× **Tumores;** la termoterapia puede incrementar el metabolismo y aumentar el flujo sanguíneo causando metástasis del tejido maligno.

Tabla 18. Contraindicaciones globales de la aplicación de Calor

Contraindicaciones generales del empleo de Calor
Falta de sensibilidad del paciente
Fallas de la circulación (Tromboflebitis)
Recientes roturas hemorrágicas
Piel desvitalizada
Heridas abiertas
Cierto tipo de Cardiopatías
Infección Activa

TROMBOFLEBITIS: se produce cuando un coágulo o trombo se aloja en una vena (del griego "flebos" = vena). Ocurre generalmente en las extremidades, especialmente en las inferiores, pudiendo afectar tanto a venas profundas como superficiales. Dentro de los factores desencadenantes podemos encontrar la postración prolongada, hormonas femeninas o anticonceptivos orales, los cuales ocasionan la retención de líquido.

En esta condición se aprecia tumefacción y dolor en el área afectada, además de enrojecimiento y calor local. La Tromboflebitis superficial es de buen pronóstico y su tratamiento requiere la elevación de la extremidad comprometida (posición de Trendelenburg), lo que puede ser complementado con técnicas de masoterapia y ejercicios. La Tromboflebitis profunda (Trombosis venosa profunda) tiene un riesgo bastante grande asociado, la embolia pulmonar o tromboembolismo pulmonar. Su tratamiento se realiza mediante el suministro de anticoagulantes y cirugía.

Ante una Tromboflebitis descartar de inmediata una terapia con calor, pues puede inducir una embolia o tromboembolismo pulmonar.

CAPÍTULO 12
CRIOTERAPIA

1. INTRODUCCIÓN

La crioterapia o terapia por frío se define como la utilización percutánea local o general de frío con fines terapéuticos. El término crioterapia deriva de la palabra griega *"cryos"* que significa frío. Esta técnica data de la antigua Grecia y periodo del imperio Romano, donde se utilizaba nieve y hielo para tratar una variedad de problemas de salud. A mediados de los años 50 el uso clínico de diversos agentes criogénicos emerge en el campo de la terapia física y el entrenamiento deportivo 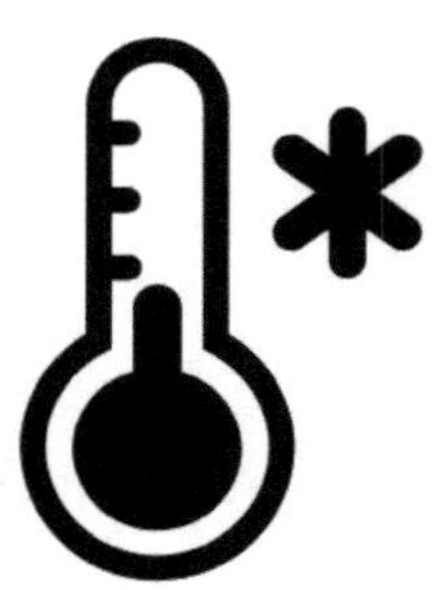 para el manejo de diversas condiciones agudas y subagudas del de los tejidos blandos. La crioterapia tiene su origen en el uso médico para la destrucción o detención del crecimiento de tumores malignos y no malignos. El uso terapéutico del frío tiene aplicaciones tanto en rehabilitación como en otras áreas médicas. En rehabilitación se utilizan el frío con el objetivo de inducir ciertas respuestas fisiológicas capaces de influir favorablemente en los procesos de inflamación, dolor y edema, y también en condiciones neurológicas *(lesiones de neurona motora superior)* para tratar problemas como la espasticidad.

Al igual que la termoterapia, la crioterapia modifica la temperatura de los tejidos a través de los fenómenos físicos de conducción, convección y evaporación. La transferencia de calor mediante la evaporación se produce por la conversión de una sustancia de líquido a vapor, este es el ejemplo de los aerosoles refrigerantes rociado sobre la superficie cutánea cambiando su estado de líquido a vapor. Como el calor siempre fluye de un objeto caliente a otro más frío, los tejidos son enfriados por la transferencia de calor de un objeto caliente a otro más frío. El enfriamiento de la superficie corporal implica simplemente la extracción de energía de los tejidos biológicos a causa de diferencias de gradiente térmico. Los cambios de temperatura dependerán tanto de la velocidad y cantidad de energía removida, lo que está directamente supeditado a;

- La diferencia de temperatura entre el agente frío y el tejido. A mayor diferencia de gradiente térmico, mayor enfriamiento.
- La conductividad Térmica de los tejidos, la cual difiere de un tejido a otro y depende de la proporción de agua de los tejidos. Así aquellos tejidos ricos en agua, como el músculo, presentan una alta conductividad térmica comparada con tejidos como la grasa.
- Tiempo de exposición al agente frío *(tiempo de tratamiento)*. La cantidad de energía perdida es directamente proporcional al tiempo de aplicación del agente frío. La temperatura decae hasta que en la superficie tratada se consigue el balance térmico.
- Tamaño del área de Tratamiento. Las áreas más grandes experimentan la mayor pérdida de energía.
- También debe considerarse la tolerancia individual de cada paciente a la exposición de crioterapia.

2. EFECTOS BIOLÓGICOS DE LA CRIOTERAPIA

A. ENFRIAMIENTO TISULAR

Es el efecto primario que ocurre en los tejidos dentro de los primeros 20 minutos de aplicación. El enfriamiento tisular es causado por la extracción de calor de los tejidos expuestos al agente criogénico. Este efecto de enfriamiento induce una importante respuesta vascular y respuestas neurales que pueden extenderse incluso por horas hasta que el recalentamiento tisular ocurra.

El enfriamiento produce una serie de efectos fisiológicos que inducirá repuestas terapéuticas que disminuyen el flujo de sangre, metabolismo celular, y secundariamente disminuyendo el daño tisular, disminución edema, dolor y espasticidad. La aplicación de agentes criogénicos sobre la piel gatilla la activación refleja de las fibras simpáticas adrenérgicas. La despolarización de las fibras nerviosas simpáticas adrenérgicas permite liberar sus neurotransmisores, noradrenalina sobre la musculatura lisa de los vasos sanguíneos produciendo un potente reflejo vasoconstrictor.

B. VASOS SANGUÍNEOS

La primera reacción del organismo frente a los estímulos fríos corresponde a la disminución de la temperatura y los cambios circulatorios.

Aplicaciones de corta duración: el efecto inmediato es la vasoconstricción producto de una estimulación directa de los vasos sanguíneos (efecto sobre el músculo liso arteriolar, debido a menor llegada de sangre y por lo tanto una  disminución de Prostaglandinas, Histamina y Bradiquininas) e indirecta por estimulación por los termorreceptores vinculados al frío, los cuales envían la información a la médula espinal en donde establecen conexiones con las fibras posganglionares del sistema simpático para provocar la vasoconstricción.

Esto conlleva a disminuir el flujo de sangre, lo que se traduce en una menor extravasación de líquido al espacio intersticial (utilidad en el Edema) y permite además incrementar la viscosidad de la sangre.

Aplicaciones de larga duración (15 minutos o más): Luego de la etapa vasoconstrictora sobreviene una vasodilatación, la cual es contrarrestada nuevamente por una vasoconstricción. Esto se entiende como un mecanismo defensivo que probablemente ocurre para mantener una temperatura adecuada de los tejidos y así evitar su daño (este fenómeno de vasodilatación refleja tendría un comportamiento cíclico). Este mecanismo cíclico de vasoconstricción – vasodilatación – vasoconstricción es conocido con el nombre de *“Hunting Reaction”* o *“Respuesta Oscilante”*, la cual fue descrita por Clarke y Lewis. Este fenómeno ocurrirá también al disminuir las temperaturas por debajo de los 10°C (50°F). Se cree que bajo esta temperatura se reducirían las catecolaminas y la actividad miógena de los vasos (existen muchas discrepancias al respecto). El proceso de *“Hungting Reaction”* acontecería en forma más factible en las extremidades.

Resulta complejo comprobar los niveles de vasoconstricción local, quizás un método de medición resultaría de la estimación de oxihemoglobina, la cual aumentaría su concentración en el torrente sanguíneo, o también por extrapolación de la curva de disociación de hemoglobina.

C. NERVIO PERIFÉRICO

El frío ocasiona una disminución del dolor del área afectada producto de la acción directa sobre las fibras sensitivas y receptores nociceptores; posiblemente las fibras Aβ son activadas y ocurre el fenómeno del "Gate Control", o tal vez a través de una vía indirecta producto de una disminución de la tumefacción y disminución del espasmo muscular, los cuales cesarían por una disminución de la información dolorosa.

El frío disminuye la velocidad de conducción nerviosa lo que desencadena el efecto analgésico. Las fibras mielínicas son más sensibles a la aplicación de frío que las fibras amielínicas, de este modo las últimas requieren umbrales de frío más elevados (se debe disminuir más su temperatura).

El frío es capaz de actuar como contrairritante en procesos crónicos, es decir, generando aún más dolor que el que ya existe, proceso que conllevaría a un efecto antiinflamatorio (ejemplo: artritis reumatoide).

D. FUERZA MUSCULAR

Tiene influencia sobre el proceso contráctil y la transmisión neuromuscular disminuyendo la velocidad de conducción nerviosa

Períodos de corta duración: sería beneficioso para mejorar la contracción muscular producto de la gran llegada de sangre post aplicación (aplicable en un programa terapéutico).

Períodos de larga duración: redice la fuerza de un músculo producto de la disminución del flujo de sangre. Se ha demostrado que la temperatura óptima para que se lleve a cabo la contracción muscular es de la de 27°C, por lo tanto, aquellas temperaturas muy elevadas, las cuales se encuentren sobre este nivel, verán favorecida la fatiga muscular, mientras que las que yacen bajo este valor, no permitirán una buena contracción del músculo.

Además, el frío prolongado aumenta la viscosidad de la sangre, lo que no favorece el desarrollo de una óptima contracción muscular. De este modo, el frío es capaz de reducir la fuerza y aumentar la rigidez articular (ocasionada por un incremento de la viscosidad del líquido sinovial) junto a la de los tejidos conectivos articulares y periarticulares.

E. NEUROMUSCULARES

La aplicación de frío serviría para disminuir la espasticidad, pues se reduciría el dolor, lo que se traduciría en una menor descarga de las motoneuronas gamma (γ). Es posible que el frío facilite la actividad de las motoneuronas alfa (α) (controversial), lo que resultaría de utilidad frente a aquellas lesiones de primera motoneurona (falta investigar).

F. SINDROME POSTRAUMÁTICO

El frío provoca una disminución del metabolismo (menos de 30°C genera un descenso de la actividad enzimática) producto de la vasoconstricción, lo que hace que el tejido no reciba el aporte suficiente de nutrientes y oxígeno. Lo anterior resulta de gran utilidad en el 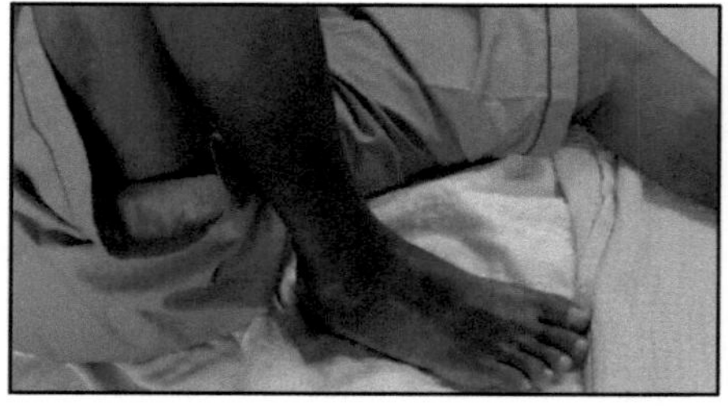 proceso inflamatorio inicial, es decir, los primeros 30 minutos post injuria, pues así se impide la llegada de sustancias como la Histamina, además de una menos extravasación de líquido (menor edema) y un mejor control de la hemorragia, lo que se traduce en una menor pérdida de sangre. Todo esto tendría como resultado final la inhibición del estímulo doloroso, para de este modo evitar caer en el temido ciclo espasmo – dolor.

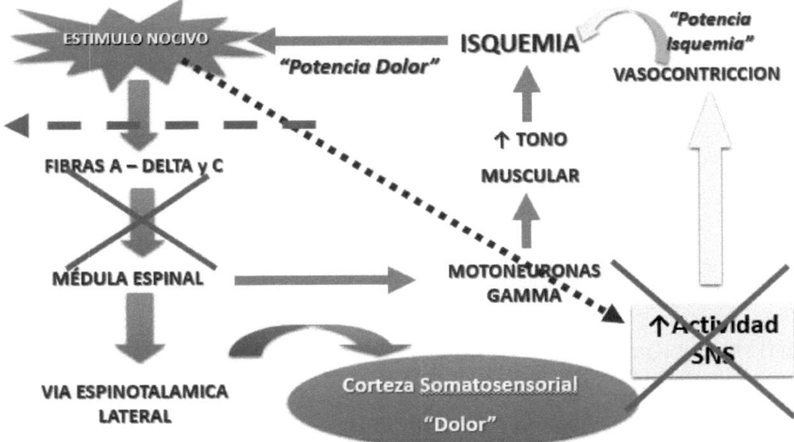

En resumen, los efectos de la crioterapia se resumen en:

(1) Hemodinámicos:

- Disminución del flujo de sangre (períodos breves de aplicación), lo que útil en los procesos de edema e inflamación.
- Aumento del flujo de sangre (vasodilatación inducida por frío).

(2) Neurovasculares:

- Disminución de la velocidad de conducción nerviosa, lo cual ayuda a apaciguar la sensación dolorosa
- Aumento del umbral del dolor
- Disminución de la Espasticidad

(3) Metabólicos:

- Descenso de la actividad enzimática
- Favorece el anabolismo

Tabla 19. Técnicas de Crioterapia

Técnicas de aplicación de Crioterapia
COLD PACKS / ICE PACKS
Cubos de Hielo
Aerosoles Refrigerantes
Inmersión en agua fría
Turbión frío
Toallas húmedas
Baños de contraste

3. INTERVENCIONES DE CRIOTERAPIA

A. Masaje con hielo

Consiste en el movimiento de hielo en una región corporal con el objetivo de anestesiar la zona (habitualmente se busca analgesia). También se realiza para facilitar activación muscular. Se requiere una exposición prolongada para disminuir la temperatura corporal. Se utilizan copas de hielo, helados de hielo o cubos de hielo. Esta técnica 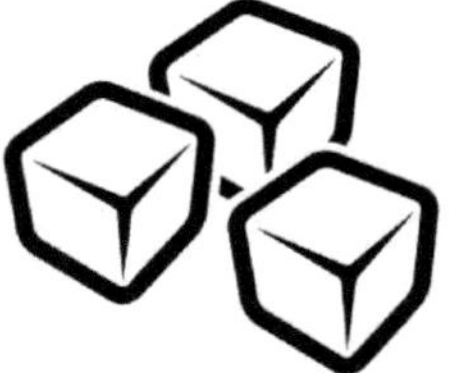 consigue una disminución de la temperatura a 26,6ºC a una temperatura del hielo de 2º C luego de 10 minutos de aplicación. Las temperaturas no disminuyen a niveles inferiores de 15ºC.

Melzack y cols. (1.980) han descrito que el masaje con hielo y la TENS reducían el dolor de modo similar. Roberts y cols. (1.992) determinaron que este método era más eficaz que las compresas frías y calientes.

Técnica

Se descubre la región del cuerpo a tratar para realizar un masaje circular rítmico y suave. Se emplea un movimiento lento circular sobre una pequeña región. El terapeuta debe proteger su mano utilizando papel o palillo de madera. Dependiendo si el efecto es una anestesia o una activación se harán aplicaciones lentas y prolongadas o súbitas.

Duración de la Aplicación

Para conseguir la anestesia se requieren 3 a 10 minutos dependiendo del área y tamaño de la región de tratamiento (ejemplo; tobillo 3 minutos - bíceps femoral 10 a 20 minutos).

Ventajas

✓ Anestesia rápida de la zona de tratamiento lo que permite posterior a la aplicación realizar una técnica más agresiva (ejemplo masaje miosfascial, masaje transverso profundo o masaje de Cyriax).

✓ Hielo presenta en efecto de frío más intenso.

✓ Económico.

✓ Permite el tratamiento de áreas pequeñas y grandes.

✓ Puede observarse el área de tratamiento durante la aplicación.

Desventajas

× Hielo directo puede inducir quemadura por frío

× Se debe cuequear la coloración y respuesta de la piel constantemente (si se torna de coloración azul intenso retirar inmediatamente – implica congelación de la sangre)

B. Cold Packs – Ice Packs (Compresas Frías – Bolsas de Hielo)

Cold Packs (Compresas Frías) están compuestos por agua y una sustancia anticongelante que se enfrían en una nevera. El material es un gel de sílice cubierto por material plástico. El gel está constituido por una fórmula química para hacerse semisólido entre los 0 a 5º C (32 a 41º F). La temperatura de los Colds Packs se mantiene en

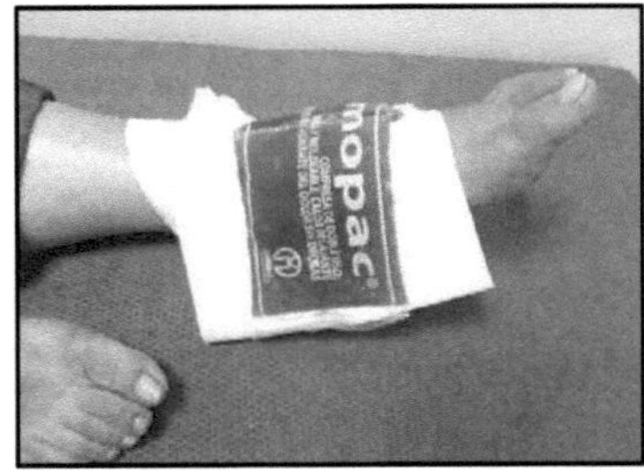

tanques refrigerantes a -5º C. Se debe tener cuidado en la aplicación inicial, pues la temperatura de la compresa puede estar debajo 0ºC, por lo que puede causar un enfriamiento muy rápido. Es por eso que se utiliza una toalla para asegurar que la temperatura de contacto permanezca por sobre los 0º C.

Ice Packs (Bolsas de hielo) consiste en hielo sólido (en cubos o hielo molido) contenido en bolsas plásticas. El hielo molido es preferible porque se adapta a la bolsa (o toalla) y a la región aplicada. El enfriamiento del hielo es mejor que la del Gel químico, debido a que el agua posee un alto calor específico (mantiene por mayor tiempo la temperatura) y porque es capaz de absorber más energía (diferencia de gradiente térmico). También se utilizan con una toalla o papel para evitar el contacto directo. La velocidad de enfriamiento es rápida, pero disminuye a medida que se forma una película de agua ente la compresa y la piel (hielo se fusiona por la alta temperatura de la piel).

Técnica

Aplicación del Cold Pack o Ice Pack indirectamente sobre la piel a través de papel o toallas (secas o húmeda) lo que se realiza por higiene y adaptación gradual del frío por parte del paciente, y permite evitar una lesión (garantiza que la temperatura se encuentre por sobre los 0º C). Las compresas de hielo logran una disminución a 20,3ºC a una temperatura de contacto de 0 a 3ºC luego de 10 minutos de aplicación. Observar las reacciones de la piel para evitar quemaduras por frío.

Duración de la Aplicación

Se aplica por 10 a 15 minutos. Considerar la grasa y profundidad de penetración que se pretende alcanzar. Los Cold Packs se entibian más rápidamente. Si se pretende enfriar músculos más profundos (2cm) son aplicadas por 20 a 40 minutos

Ventajas

✓ Existen diferentes formas y tamaños de Cold Packs permitiendo cubrir áreas moderadas y grandes
✓ Cold Packs son de fácil aplicación y más rápida

✓ Permiten al terapeuta dejar al paciente en reposo e ir a trabajar a en otra cosa

✓ Ice Packs más económicos que los Cold Packs

Desventajas

× El frío de los Cold Packs es menos intenso que los Ice Packs

× Los Cold Packs debe refrigerarse al menos durante 30 minutos para recuperar la temperatura inicial.

C. Toallas Frías

Toallas húmedas de algodón se enfrían en tanque refrigerante, La toalla tiene restos pequeños de hielo que permiten el enfriamiento. Pueden ser aplicadas con o sin Cold Packs o Ice Packs. Logran una disminución de 13º C tras un período de 7 minutos con acción repetida de los paños. 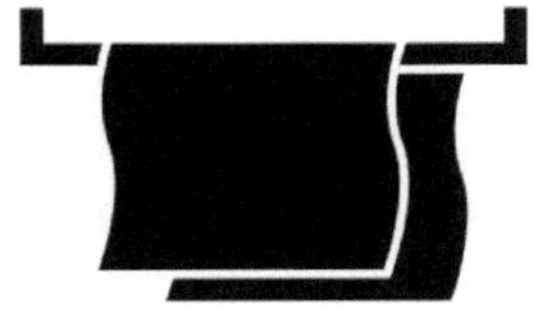

Técnica

Aplicación de toalla en forma directa sobre el paciente

Duración de la Aplicación

Se aplica por 10 a 15 minutos

Ventajas

✓ Barato

✓ Fácil Aplicación

Desventajas

× El efecto del frío es de corta duración (cambio de toallas reiterado)

D. Aerosoles Vapocongelantes o Refrigerenates

Los aerosoles refrigerantes son un poco más caros y no reutilizables. Es una técnica de enfriamiento a través de la evaporación de sustancias químicas. Se utiliza aerosoles de Cloruro de Etilo y Fluoruro de Metano.

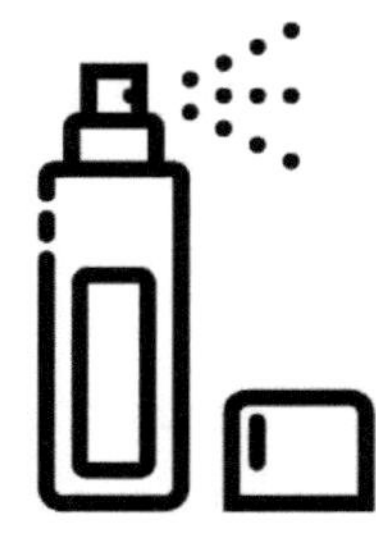

Travell patentó la técnica de *"Spray and Strech"* basándose en el método de Kraus, quién rociaba los dedos de los pacientes con problemas de movimiento y luego de la aplicación trabajaba el rango de movimiento. Los aerosoles de evaporación logran una disminución de la temperatura a 15-20ºC durante aplicaciones de 3 segundos a 15 centímetros. Un trabajo aún no publicado sugiere que el recalentamiento comienza unos 15 a 20 segundos después de la aplicación después de la aplicación.

E. Enfriamiento Rápido ("Quick Icing")

Técnica patentada por Margareta Rood, en la cual se utiliza en paciente con lesión de neurona motora superior (músculo fláccidos o hipotónicos). Consiste en aplicaciones breves y rápidas de hielo sobre un grupo muscular para facilitar la contracción muscular. La aplicación se realiza mediante cubos de hielo (guante o papel).

Técnica

Se realizan 3 a 5 pasadas rápidas sobre la musculatura

Ventajas

✓ Rápida respuesta motora

Desventaja

× A veces la respuesta motora puede tardar en aparecer, lo que tiende a crear frustración en el paciente y terapeuta

F. Turbión Frío (Baño de Remolino)

Técnica que utiliza los principios hidrostáticos e hidrocinéticos combinado con temperaturas inferiores a 26°C y hasta 15°C. El objetivo es además utilizar los efectos de la crioterapia en combinación de los efectos del agua. La temperatura puede variarse a partir de una mezcla de agua y hielo. A rango de temperatura entre 16 a 18° C se puede tolerar durante 15 a 20 minutos. Se pueden utilizar temperaturas inferiores, aunque estas aplicaciones requieren inmersiones intermitentes.

3. PRECAUCIONES

- Ramas superficiales de un nervio (debido a la disminución de la velocidad de conducción nerviosa).
- Heridas abiertas.
- HTA (producto de la vasoconstricción).
- Fallas sensitivas o facultades mentales alteradas.
- Pacientes ancianos y niños.

4. CONTRAINDICACIONES

× Hipersensibilidad al frío

× Intolerancia al frío

× Enfermedad o Fenómeno de Raynaud (alteración del flujo de sangre en la extremidad)

× Zonas de regeneración de nervios periféricos

× Áreas de compromiso circulatorio o vascular

× Crioglubulinemia (presencia de proteínas anormales en el torrente sanguíneo, las cuales se vuelven espesas y gelatinosas al exponerse al frío).

5. EFECTOS ADVERSOS

- Muerte de Tejidos
- Daño de nervios
- Congelamiento
- Vasodilatación no deseada (mecanismo reflejo)

FENOMENO DE RAYNAUD (fenómeno asociado a patología de base): se designa como fenómeno de Raynaud a los cambios que ocurren de manera intermitente en la coloración cutánea distal (manos/pies). Este fenómeno consta de tres etapas, las cuales se van repitiendo de modo cíclico: (1) etapa de palidez (o síncope local), la cual tiene una duración de varios minutos, seguida por la (2) etapa de cianosis (o asfixia) y por último (3) etapa de rubor (hiperemia reactiva). El fenómeno de Raynaud comienza con un espasmo de las arteriolas y como la sangre no llega a los capilares, la piel se torna pálida. En la fase de cianosis existe un estancamiento de la circulación capilar, además se suma un flujo retrógrado de las vénulas, por lo que los capilares se encuentran anormalmente dilatados. Luego sobreviene la hiperemia en los capilares, lo que genera una recuperación de la tonalidad rosada de la piel. (Las etapas van acompañadas por un leve grado de hiperhidrosis). La crisis comienza en lo dedos y se acompaña por trastornos parestésicos, sensación de pinchazos y frío (Fase de palidez; varios minutos de duración). La sintomatología se hace luego más intensa en la siguiente etapa (cianosis: de duración variable). El paciente busca el traslado a ambientes más calurosos. Finalmente sobreviene un calor intenso local (hiperemia reactiva).

ENFERMEDAD DE RAYNAUD: se denomina enfermedad de Raynaud aquella situación en que se presenta el fenómeno de Raynaud sin ninguna otra enfermedad o patología de base que la cause. Se presenta principalmente en mujeres entre 10 – 30 años. Resulta relevante considerar antecedentes hereditarios, tolerancia al frío o situaciones emocionales desencadenantes. El cuadro clínico es el mismo del fenómeno de Raynaud, pero además raramente pueden ocurrir trastornos vasoespásticos en la nariz y orejas. La sintomatología se observa con menor frecuencia e intensidad a partir de la menopausia.

Actualmente se estudian las causas del fenómeno de Raynaud idiopático (no se conoce su causa) o secundario. Existen estudios que señalan como presuntos culpables al metabolismo de las Prostaglandina de la microcirculación, al rol de las células Endoteliales capilares y la liberación de catecolaminas.

Factores desencadenantes de Fenómeno/Enfermedad de Raynaud
Microtraumas repetidos
Enfermedades oclusivas arteriales (Arterioesclerosis, Embolias, Trombosis)
Enfermedades del Colágeno (Esclerodermia)
Intoxicaciones por medicamentos (β – Bloqueadores, Simpático miméticos, Ergotamina)
Alteraciones Sanguíneas (Crioglobulinas, Crioaglutininas, Incremento de la viscosidad de la sangre)
Síndromes nerviosos compresivos
Enfermedades del Sistema Nervioso (Neuritis Periférica, Hemiplejia)
Otros: Tabaco, Artritis Reumatoide, Mixedema, Hipertensión Pulmonar primaria, Enfermedad del tejido conectivo)

6. Protocolo de Aplicación de Crioterapia

Preguntas de Rigor

- ¿Tiene respuestas poco usuales de la piel al frío? (Desarrolla reacción alérgica, dolor severo adormecimiento, fenómeno de Raynaud, Sangre en la orina)

- ¿Presenta alteraciones de la sensibilidad en el área de aplicación?

- ¿Tienen cambios de coloración de la piel o pobre circulación? (cambios de coloración de la piel y temperatura)

Técnica de Aplicación

1. Inspeccionar la piel (Alteraciones de la coloración, heridas abiertas, alergias)

2. Testear la sensibilidad (sensación, dolor y temperatura)

3. Verificar la circulación (tiempo de llene capilar)

4. Certeza de que no haya congelación

5. Paciente en posición cómoda

6. Explicar al paciente las respuestas secuenciales al frío; 1ro frío intenso (estimulación de los termorreceptores para el frío), 2do Quemazón (estasis sanguíneo y estimulación de termorreceptores), 3ro Dolor (estimulación de los nociceptores) y 4to analgesia y anestesia (disminución en la velocidad de conducción nerviosa.

CAPÍTULO 13
HIDROTERAPIA

I. INTRODUCCIÓN

La Hidroterapia, o empleo del agua con fines terapéuticos, corresponde a uno de los métodos más antiguos utilizados en el tratamiento de las disfunciones físicas. Las civilizaciones antiguas de Egipto, Grecia y en especial los romanos emplearon, desarrollaron

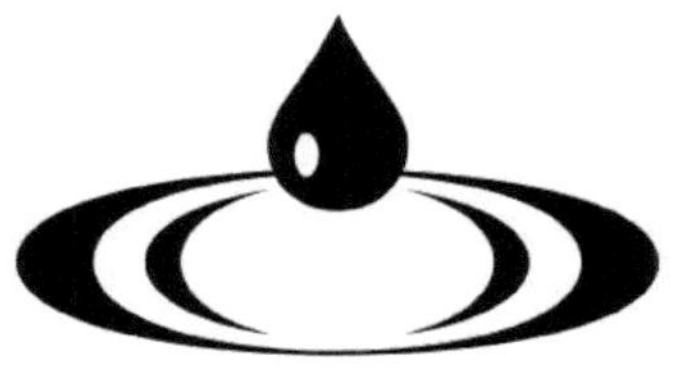

y difundieron la hidroterapia como método terapéutico, obsequiándonos abundantes testimonios de aquello. Tras la época romana y hasta el Renacimiento, su uso comienza a ser abandonado de modo paulatino, pero aparece nuevamente con fuerza en el siglo XIX, período marcado por el comienzo de los avances científicos. La hidroterapia no ocupará sino hasta después de la segunda guerra mundial el sitial que le corresponde, cuando se racionalice su uso producto de la escasez y adquiera un lugar importante en el campo de la medicina rehabilitadora, especialmente en el tratamiento de los déficits neurológicos, específicamente la poliomielitis. La hidroterapia ha ido desarrollándose con el correr de los años, además se emplea actualmente en múltiples campos de la medicina; como, por ejemplo, rehabilitación ortopédica, reumatológica, neurológica, deportiva, etc.

El término hidroterapia se refiere al empleo tópico o externo del agua como vector de acciones físicas (mecánicas o térmicas), sin tomar en consideración los posibles efectos del agua derivados de su absorción o preparados medicinales (infusiones).

Existe una gran variedad de técnicas hidroterápicas, que van desde aplicaciones parciales (masaje con hielo, compresas, baño parcial) hasta generales (baño, inmersión en piscina, duchas escocesas), pasando por una amplia gama de aplicaciones sobre la superficie corporal, todas ellas a diferentes temperatura, presión y tiempo de aplicación. El empleo de una técnica u otra dependerá de los objetivos terapéuticos previamente establecidos.

El uso de la hidroterapia no está exento de riesgos, y cuando el tratamiento no está bien prescrito o bien ejecutado, puede tener efectos adversos.

II. PROPIEDADES DEL AGUA

El agua es un compuesto inorgánico (al igual que las sales minerales), y es el más abundante de los elementos en los seres vivientes (músculo 74%, neuronas 85%).

Características físicas del Agua

- **Solvente Polar:** el agua es una molécula Polar, y producto de su disposición electrónica constituye un dipolo. Al ser un dipolo puede asociarse a Iones por atracción de cargas opuestas (unión Ion – Dipolo).

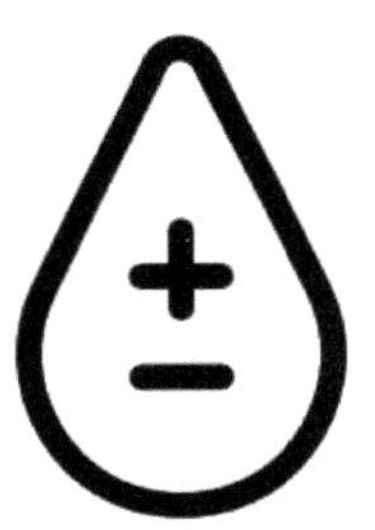

- **Capacidad Disolvente:** esta capacidad transforma al agua en un vehículo para el intercambio entre el medio y la materia viva, pues al entrar o salir, lo hace con sustancias disueltas en ella. Esta propiedad resulta primordial, pues permite la facilitación de las reacciones químicas, en las cuales actúa como reaccionante o producto).

- **Alto calor Específico:** se requiere de una alta cantidad de calor o energía para elevar su temperatura, lo que es de gran utilidad para los seres vivos, pues actúa como tapón térmico, evitando así los cambios bruscos de temperatura. De este modo, se mantiene la temperatura interna más o menos constante, aunque se produzcan grandes fluctuaciones en el medio externo.

- **Densidad del Agua:** varía con las diferentes temperaturas, lo que permite el congelamiento superficial de ríos, mares y lagos (Capítulo 4).

- Alta Tensión Superficial: las moléculas de agua tienden a mantenerse unidas. La tensión disminuye cuando existen sustancias disueltas en ella.

En los seres Vivos, el agua:

- Forma parte esencial de todas las células y fluidos

- En ella ocurren todas las reacciones bioquímicas

- Es solvente para muchos Iones y moléculas.

- Actúa como medio de transporte para sustancias intra y extracelulares.

- Mantiene la temperatura corporal por medio de la evaporación (a través de los pulmones y la piel).

Tabla 21. Estados Físicos y Densidades del Agua

Estados Físicos y Densidades del agua a distintas Temperaturas		
ESTADO FÍSICO	**TEMPERATURA (°C)**	**DENSIDAD gr/ml**
Gas (vapor)	100	0,00080
Líquido	100	0,95838
Líquido	50	0,98807
Líquido	25	0,99707
Líquido	10	0,99973
Líquido	4	1,00000
Líquido	0	0,99987
Sólido (hielo)	0	0,91700

III. HIDROTERAPIA

La hidroterapia corresponde a una rama de la hidrología que estudia la aplicación del agua sobre el cuerpo humano con fines terapéuticos, y esencialmente como vector mecánico y térmico (limpieza, astringente). Debido a sus propiedades físico – químicas, el agua es un medio útil para suministrar 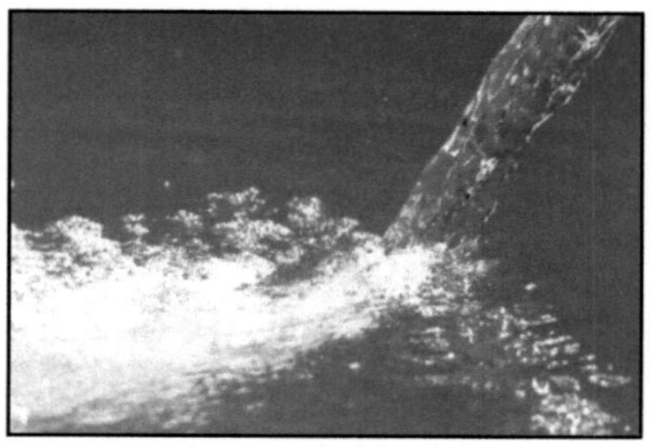 calor o frío al cuerpo, además permite la preparación de infusiones con características medicinales.

En términos médicos se plantea que el agua es de uso interno (cuando es empleada para beber) y externo (hidroterapia, higiene, astringente).

Ya en la antigüedad **Hipócrates** (460-380 A.C.) señalaba la urgencia de estudiar al agua como agente terapéutico contra el calor. **Vincent Priessnitz** (1799-1851) postuló que el agua fría dirige el flujo sanguíneo y el calor hacia zonas del cuerpo que entran en directo contacto con ella. En 1889, el monje alemán **Sebastian Kneipp**, comienza a emplear el agua con fines terapéuticos, esto mediante chorros, baños fríos y calientes, a los cuales añadía hierbas medicinales (Kneippterapia, Capítulo 1).

Vincent Priessnitz: sustentó el uso de la hidroterapia en estos pilares fundamentales: •El agua fría dirige sangre, vigor y calor hacia aquellas partes del organismo que directamente entran en contacto con ella. La respuesta fisiológica del cuerpo a las aplicaciones frías, en forma de reacción de calor, desempeña un papel decisivo para entender sus posibilidades terapéuticas. •El agua fría sólo es beneficiosa si la parte del cuerpo donde se vaya a aplicar está caliente o si suda. No hay que aplicar nunca agua fría a un cuerpo frío.

Este científico supo también hacer uso de las posibilidades del líquido, como llevar sangre hacia una parte del cuerpo en específico. Uno de sus más geniales descubrimientos fue el constatar la forma en que, a baja temperatura, el agua podía agudizar ciertas enfermedades crónicas, creando una reacción febril que podía curarla definitivamente.

A. PROPIEDADES DEL AGUA EN HIDROTERAPIA

- Principio de Flotación
- Presión Hidrostática
- Tensión superficial
- Cohesión (moléculas firmemente unidas entre sí)
- Adhesión (moléculas de agua capaces de unirse a otras sustancias)
- Fluidez (se refiere a los cambios de velocidad del agua)

B. PRINCIPIO DE PASCAL Y ARQUÍMIDES (Presión hidrostática)

El principio de Pascal indica que un líquido ejerce en todas direcciones la presión que se despliega sobre él, es decir los líquidos transmiten las presiones que reciben.

El principio de Arquímedes (empuje hidrostático) señala que todo cuerpo sumergido en un líquido recibe de abajo hacia arriba un empuje igual al peso del líquido que desaloja.

El empuje hidrostático (presión hidrostática) que recibe un cuerpo sumergido en un líquido, al ser contrario a la fuerza de gravedad, provoca una disminución del peso del cuerpo en un valor equivalente al peso de líquido desalojado. Este empuje hidrostático dependerá del volumen del cuerpo sumergido y del peso específico del líquido involucrado.

La presión hidrostática se incrementa con la densidad del fluido, además en el caso del agua, aumenta con la profundidad, es decir, a mayor profundidad mayor presión hidrostática.

Se ha establecido que cada 30.5 cm de profundidad ocurre un aumento de 25mmHg de presión.

En el año de 1653, el físico francés Blaise Pascal realizó un experimento que consistió en ejercer una presión en un tonel o barril lleno de agua, con el peso de una columna del mismo líquido contenida en un tubo delgado y muy alto (aproximadamente 10 m.); la presión ejercida por dicha columna fue de tal magnitud que el barril se rompió. De esta manera, Pascal pudo comprobar que la presión aplicada a un líquido encerrado y en reposo, se transmite integralmente a todas las partes del fluido y a las paredes del recipiente que lo contiene. La presión ejercida en un fluido encerrado se transmite con la misma intensidad en todas direcciones. El movimiento de líquido indica que la presión ejercida se transmite a todos los puntos de las paredes del recipiente. La presión ejercida en un líquido encerrado (en reposo) se transmite íntegramente en todas direcciones y sentidos. Esta es la ley de Pascal, y puede ser enunciada de la siguiente manera: *La presión ejercida en un fluido encerrado y en reposo se transmite uniformemente a través del volumen del fluido.*

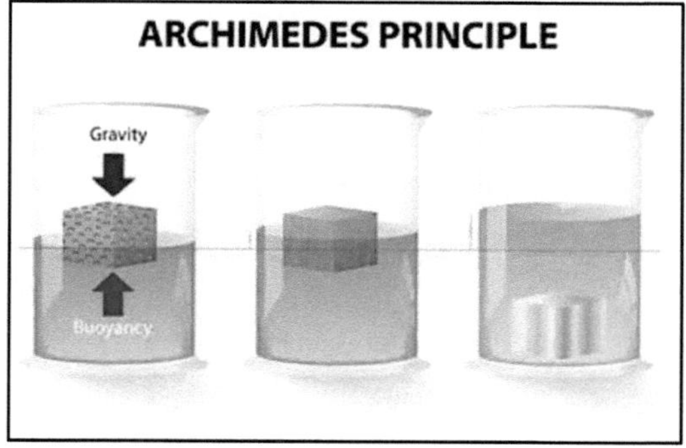

Flotación (producto del empuje hidrostático)

Es la acción de empuje ascendente del agua sobre una parte del cuerpo que crea una aparente disminución del peso corporal mientras permanece inmerso (fuerza opuesta a la gravedad). La flotación depende de la densidad del líquido, por ejemplo: el agua salada (agua de mar) posee una mayor densidad, y del cuerpo inmerso, pues el desplazamiento de agua será directamente proporcional a su peso.

C. EFECTOS SISTÉMICOS DE LA FLOTACIÓN Y DE LA PRESIÓN HIDROSTÁTICA.

1. Efectos Cardiocirculatorios y Renales

La presión hidrostática, determinante de la flotación, va a producir efectos sobre la circulación periférica, función cardiaca y respiratoria, por ello, independientemente de que la aplicación de hidroterapia sea empleada (fría o caliente), la inmersión completa va a producir cambios importantes en el sistema cardiovascular. Cuando un individuo se sumerge en agua a 35°C (temperatura a la cual los mecanismos termorreguladores no se activan), la presión hidrostática actúa sobre las diferentes partes del organismo sumergido y produce una modificación del reparto sanguíneo, que se traducirá en una considerable respuesta renal y en un aumento del retorno venoso, desde la periferia hacia el centro.

Desde la entrada en el agua, la compresión hidrostática modifica la presión transmural venosa; la capacidad de las venas, normalmente distendidas, disminuye, al mismo tiempo, los espacios intersticiales son comprimidos con lo que se produce un desplazamiento de sangre y un desalojo más lento de líquidos intersticiales. Las venas de las partes blandas de las extremidades inferiores y del abdomen son comprimidas por la presión hidrostática; ello produce un aumento de la presión venosa y aumenta el aporte venoso a las cavidades derechas. En un baño completo, la presión ejercida por el agua, máxima en las zonas declives, hace disminuir el perímetro torácico de 1 a 3.5 cm., mientras que el perímetro abdominal disminuye entre 2.5 y 6.5 cm. De este modo se produce un desplazamiento del volumen sanguíneo, lo que provoca una acumulación en los reservorios intratorácicos. Como consecuencia de ello aumenta la presión intraauricular. Esta brusca elevación provoca un inmediato aumento de la presión sanguínea sistémica, que irá seguida de normalización de la tensión, o incluso leve disminución.

El correspondiente aumento de la presión intracarotídea sinusal generará:

1. Inhibición del control simpático del sistema cardiovascular. Ello producirá en un principio, ligera bradicardia y, posteriormente, normalización de la frecuencia cardiaca, disminución de las resistencias vasculares periféricas e inhibición de la secreción de renina, con la consiguiente disminución de la aldosterona.

2. Distensión de la pared auricular, que producirá un aumento en la liberación de péptido natriurético atrial (PNA), péptido vaso relajante, antagonista de aldosterona e inhibidor de la renina. Los PNA presentan potentes efectos vaso relajantes y producen disminución de las resistencias periféricas e hipotensión. El efecto renal de los PNA se manifiesta provocando un marcado aumento de la diuresis y natriuresis. Este efecto diurético y natriurético se acompaña de un aumento menor de la eliminación urinaria de cloruro, potasio, calcio, fosfato y magnesio. La diuresis aumenta significativamente 5 minutos después de la inmersión, y puede permanecer más elevada de lo normal hasta 5 horas después. Esta diuresis aumentada durante la inmersión se mantiene no sólo debido al desplazamiento de la masa sanguínea y a la consiguiente dilatación auricular, sino también debido a los líquidos intersticiales reabsorbidos por efecto de la presión hidrostática, que provocan la hemodilución.

2. Cambios Hemodinámicos producidos durante la inmersión en agua termo neutra

Cambios cardiovasculares: la inmersión en agua termo indiferente produce un notable aumento del rendimiento cardiaco, de aproximadamente del 50%. Esto ocurre sin elevación, a penas de la frecuencia cardiaca, lo cual implica un incremento del volumen de eyección. La presión sanguínea no se modifica de una manera significativa, lo que si se produce es un incremento del flujo sanguíneo periférico, debido a un descenso de las resistencias periféricas.

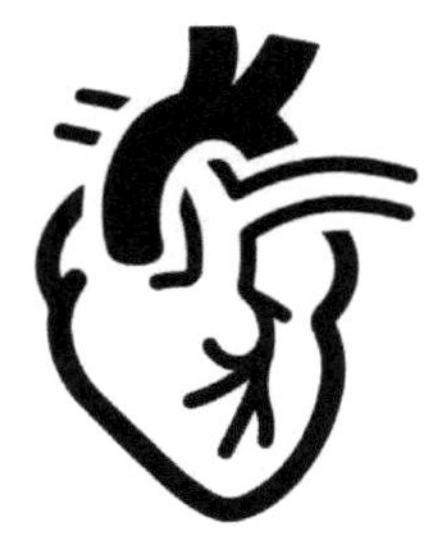

Hemodilución: se observa tras la inmersión, un descenso en la concentración de hemoglobina, el número de células y la concentración de albúmina. También se ve un descenso de la viscosidad sanguínea. La hemodilución tiene lugar, precozmente, en el curso de la inmersión y va disminuyendo paulatinamente. La razón principal de este movimiento de LEC es la acción de la presión hidrostática del agua en los miembros y el abdomen. La disminución de la viscosidad plasmática se produce también, probablemente por el desplazamiento de líquidos entré compartimientos. La presión hidrostática del agua contribuye a la movilización del edema y a la mejoría de este síntoma en determinadas enfermedades.

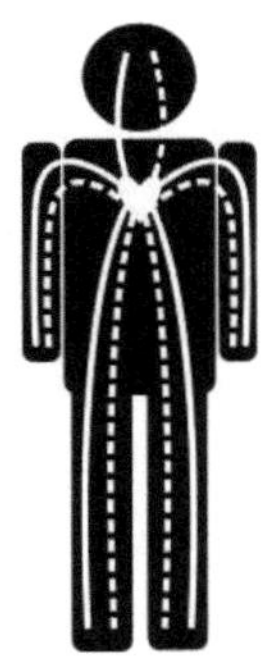

Cambios renales: existe un aumento significativo de la diuresis, natriuresis y caliuria. En un principio se implicaron, como responsables de estos cambios, mecanismos tubulares mediados por hormonas, supresión de la hormona antidiurética y del sistema renina-angiotensina-aldosterona. Sin embargo, la caliuria asociada con la inmersión indicaba que la eliminación de sodio no era debido a la supresión del sistema renina-angiotensina-aldosterona. El mecanismo principalmente implicado es la liberación del PNA.

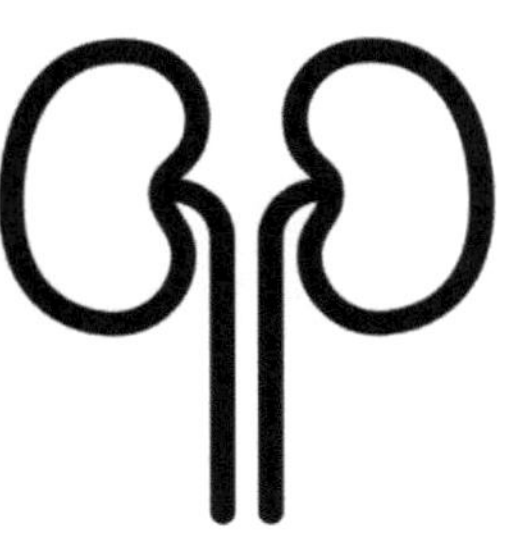

3. Efectos sobre la función Respiratoria

La presión hidrostática sobre el cuerpo humano, debido a las diferentes resistencias que se oponen a ella, comprime más al abdomen que al tórax. El diafragma es impulsado hacia arriba y los músculos respiratorios se ven sometidos a un mayor esfuerzo. Debido a la presión hidrostática del agua sobre el tórax se produce una sobrecarga de los músculos inspiratorios, lo que dificulta la inspiración y 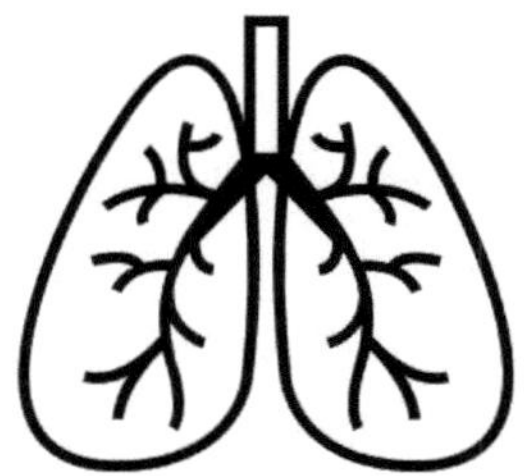 facilita la espiración. Tiene lugar un aumento de la presión intratorácica, con modificación de la función respiratoria y disminución del volumen residual. Hay una disminución que se aprecia cuando el agua cubre la cintura y se acentúa a medida que se aumenta la profundidad de inmersión. En personas normales estos cambios pasan inadvertidos, puesto que se compensan fácilmente con los movimientos voluntarios respiratorios, no ocurre así con pacientes con enfermedades respiratorias o cardiacas, en los cuales se producirá disnea y opresión torácica.

La presión ejercida sobre los vasos periféricos y la musculatura, durante la inmersión condicionan cambios metabólicos, con tendencias a la disminución de consumo de oxígeno en relación con la relajación muscular y disminución del tono muscular. El metabolismo general se reduce entre el 5 y 8% lo que implica una menor demanda de oxígeno y sustancias energéticas.

D. EFECTO TÉRMICO DEL AGUA

El agua es considerada como una modalidad de termoterapia superficial, debido a que la piel actúa como aislante y los efectos térmicos se llevan a cabo sólo en la superficie.

Una de las propiedades físicas del agua es su capacidad calórica específica, lo que permite trabajar con ella a temperaturas altas o frías dependiendo del efecto terapéutico buscado (rápida forma de transferir calor). Los efectos térmicos pueden ser locales o sistémicos dependiendo del tipo de inmersión empleado (inmersión total, parcial, medio cuerpo o extremidades). La principal forma de transferencia de calor entre el agua y la piel ocurre por convección, y si la inmersión es completa se añadirá el efecto de la conducción.

Conviene señalar que el poder convectivo del agua es 2,5 veces mayor que el del aire.

Los efectos térmico – fisiológicos de la inmersión diferirán un poco dependiendo si la extremidad se ubica en la superficie o en profundidad, siendo la capacidad de pérdida de calor más importante en las profundidades producto de la presión hidrostática.

Tabla 22. Efectos del Calor y Frío

Algunos efectos del calor y frío (Capítulos 11 y 12)	
CALOR	**FRÍO**
Alivio del dolor	Disminuye la velocidad de conducción nerviosa
Relajación muscular	Aumenta el umbral del dolor
Mejora flujo sanguíneo	Disminuye el flujo o lo aumenta (vasodilatación refleja)
Incremento de nutrientes y oxígeno a los tejidos	Reduce la espasticidad
Mejora la cicatrización	Reduce el edema e inflamación
Disminuye la Rigidez Articular	Disminuye la actividad enzimática

E. APLICACIONES TERAPEUTICAS DE LA INMERSIÓN.

1. Efectos terapéuticos de la flotación y presión hidrostática

La acción más evidente de la flotación es la eliminación aparente del peso del cuerpo sumergido. El peso de un individuo en inmersión supraesternal, en posición vertical, se sitúa entre el 7 y 10% del total, y llega a anularse, prácticamente, cuando la inmersión es total. Esta es una de las razones principales del empleo de la hidroterapia, la cual permite combinar la flotación con los ejercicios terapéuticos. La flotación se empleará:

- Como asistencia al ejercicio.
- Como un medio de resistencia para mejorar la fuerza muscular.
- Reducir el estrés sobre las articulaciones, al proporcionar apoyo o asistencia.
- La flotación puede utilizarse para proporcionar ayuda o resistencia al movimiento. El agua facilita o asiste el movimiento activo, factor muy importante cuando existe debilidad muscular. La flotación ayudará en cualquier ejercicio, cuando el movimiento se realice en dirección hacia la superficie del agua.
- Añadiendo dispositivos de flotación a la extremidad. Si utilizamos un flotador de pulsera alrededor de la muñeca, se facilitará aún más la abducción, pero por el contrario resistiremos más la aducción. De esta forma, con la utilización de diversos medios, es posible moldear el principio de Arquímedes según nuestra necesidad. El uso de flotadores permite facilitar el movimiento, pero también permite realizar ejercicios contra resistencia, si lo que se pretende es un fortalecimiento muscular o ganar recorrido articular.
- Empleando factores de resistencia hidrodinámica para varia la resistencia, tanto para facilitar como para resistir el movimiento. Así, cuando más lento sea un movimiento realizado en inmersión, menor será la resistencia que el líquido opone a su realización. La resistencia hidrodinámica puede aumentarse también por diversas técnicas, como son el aumento de la superficie de trabajo o el ángulo de ataque, mediante palas o aletas en los miembros utilizados para reforzar el trabajo muscular, cambiando rápidamente el sentido del desplazamiento crearemos turbulencias que resistan el movimiento.

2. Efectos de la Inmersión sobre la propiocepción, equilibrio y coordinación.

La inmersión ayuda a mantener o restaurar la memoria cinestésica. La disminución del peso relativo producida por la inmersión facilita el movimiento, este efecto es evidente cuando existe debilidad muscular. De este modo, es posible utilizar la terapia en piscina en traumatología y ortopedia, por ejemplo, para restaurar la movilidad de determinados segmentos corporales de manera más precoz, especialmente miembros inferiores. En definitiva, se proporcionará un entrenamiento para la marcha con menor carga sobre las articulaciones, la carga se aumenta de manera progresiva, reduciendo el nivel de inmersión.

De este modo, la hidro cinesiterapia nos permite salvaguardar la memoria cinestésica, no sólo en traumatología sino también en otros campos, como la reumatología, donde ejercicios con el mismo esfuerzo o recorrido articular pueden ser practicados sin riesgos para el cartílago (artritis reumatoide).

La presión hidrostática junto con la viscosidad proporcionará estímulos sensoriales que permitirán una mejor percepción de la posición de los miembros, además se aumentan los estímulos propioceptivas y exteroceptivas, y se permite una mejor apreciación del esquema corporal.

La hidroterapia también un medio para mejorar el equilibrio y la coordinación. La presión hidrostática actúa perpendicularmente a la superficie corporal: es igual en todos los puntos del plano horizontal y aumenta con la profundidad. El resultado de esta presión es creciente con la profundidad y rodea al cuerpo por lo que consiente la facilitación del proceso de mantención de equilibrio estático y dinámico. Por otro lado, la resistencia del agua frena los desplazamientos del cuerpo, sean estas oscilaciones que intentan mantener el equilibrio o desplazamientos de segmentos de un miembro.

3. Otros efectos de la Inmersión.

La terapia en piscinas permite mejorar el estado psicológico y emocional de los pacientes. Durante y después de la inmersión, es posible apreciar a un estado de euforia, relajación física y psíquica. La euforia es secundaria, por una parte, al sentimiento de seguridad que se constata durante la inmersión y, por otra, a la mejoría de las posibilidades funcionales que experimenta el paciente dentro del agua.

La inmersión facilita la circulación de retorno de los miembros inferiores, gracias a la acción de la presión hidrostática sobre las venas de las extremidades inferiores. La presión hidrostática se ejerce perpendicularmente a la superficie del cuerpo, y las cavidades corporales son reducidas por esta compresión externa.

Una inmersión prolongada en agua termo indiferente produce ligera relación muscular y acción antiespasmódica. Produce relajación generalizada, pero si se prolonga por tiempos extensos, genera fatiga y cansancio.

La presión hidrostática también puede utilizarse para reeducación respiratoria. La presión sobre el tórax y abdomen ofrece una resistencia a la inspiración, que puede ser empleada para fortalecer la musculatura respiratoria.

Tabla 23. Efectos de la Inmersión

EFECTOS DE LA INMERSIÓN
Reduce el Peso relativo del cuerpo
Mejora el Equilibrio y Coordinación
Facilita el Retorno Venoso de las extremidades
Permite Reeducación Respiratoria
Induce Relajación Muscular (depende de la temperatura)
Mejora el estado Psíquico y Emocional del paciente

F. TÉCNICAS DE HIDROTERAPIA

Las modalidades de hidroterapia pueden ser clasificadas en tres tipos:

(1) **Técnicas sin Presión:** estas incluyen lavados, envolturas, compresas y baños. Por lo general empleadas para la transferencia térmica.

(2) **Técnicas con Presión:** las cuales incluyen chorros y duchas, baños de remolino y masajes subacuáticos. Estas combinan el efecto térmico con el efecto hidrocinético.

(3) **Tratamiento en piscinas:** se efectúan en tanques y piscinas. Esta modalidad busca el efecto de inmersión.

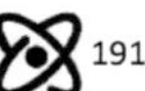 191

G. BENEFICIOS DE LA HIDROTERAPIA

✓ **Edema:** presión hidrostática reduce el edema

✓ **Piel:** permite su hidratación, lubricación, debridación (efecto de remoción de células muertas de las capas superficiales de la piel)

✓ **Dolor:** estimulación de mecanoreceptores (en el caso de turbiones) y manejo de la temperatura

✓ **Psicológicos:** es un pasatiempo de descanso y relajación que elimina la ansiedad, siendo útil en cuadros de psicosis y neurosis

✓ **Músculo:** tonificación e incremento de la flexibilidad

H. CONTRAINDICACIONES DE LA HIDROTERAPIA

X   Disfunciones Cardíacas

X   Disfunciones Respiratorias

X   Disminución de la sensación térmica

X   Pacientes seniles

X   Enfermedad de Raynaud

X   Heridas abiertas

De todas formas, es recomendable a cualquier persona consultar a un médico antes de iniciar cualquier programa de hidroterapia.

CAPÍTULO 14
CONCEPTOS BÁSICOS DE DOLOR

1. INTRODUCCIÓN

El dolor es considerado como un síntoma, es decir, una sensación subjetiva. El dolor es relevante pues normalmente suele ser el motivo de consulta de los pacientes. Se han propuesto muchas definiciones para el dolor, pero sin duda la que más se ajusta a su significado es la proporcionada por la *Asociación Internacional*

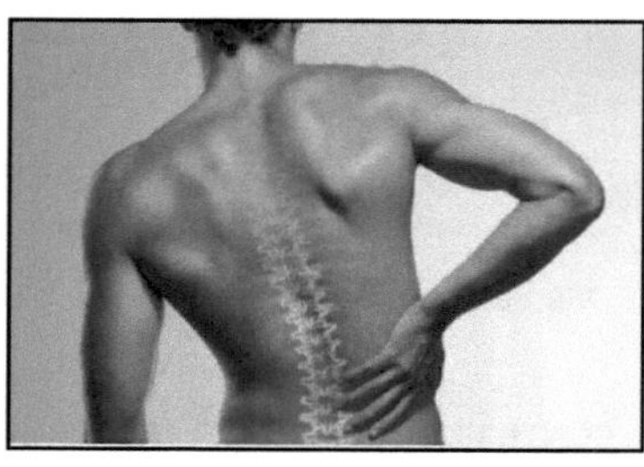

para estudio del dolor (IASP 1979), la cual afirma que *"el dolor es una experiencia sensorial y emocional desagradable, asociada a lesiones reales o potenciales (posibles daños) de los tejidos o que es descrito en términos de los daños producidos por tales lesiones"*.

El dolor se acompaña de sensaciones emocionales, efectos somáticos y autonómicos, estos últimos en el caso de dolores severos. Las reacciones frente al dolor van a diferir según la edad, sexo, personalidad, etiología e intensidad de la lesión y duración del estímulo doloroso. El dolor puede ser generado por estímulos mecánicos, térmicos y químicos, además se ha comprobado la estrecha relación del dolor a la experiencia.

2. CONCEPTOS DE DOLOR

- **Nociceptor:** receptor que procesa los estímulos nociceptivos transformándolos en potenciales de acción. Se trata de terminaciones nerviosas libres procedentes neuronas específicas de primer orden.

- **Nocicepción:** es la transformación de un estímulo nociceptivo en potenciales de acción a nivel de los receptores nociceptivos (terminaciones nerviosas libres).

- **Alodinia:** generación de dolor en una persona ante estímulos que en normalmente no producen dolor (dolor por provocado por estímulos de bajo umbral).

- Hiperalgesia: disminución del umbral de los nociceptores lo que conlleva a una respuesta aumentada a los estímulos nociceptivos.
- **Hiperpatia:** síndrome doloroso que consta de una reacción dolorosa anormal a estímulos, en particular si es repetitivo, así como un umbral disminuido al dolor
- **Transmisión nociceptiva:** propagación del impulso nervioso por la vía del dolor.

2. TIPOS DE DOLOR

Actualmente se ha clasificado el dolor en cuatro categorías; **AGUDO, CRÓNICO, REFERIDO** y **PSICOGÉNICO.**

Dolor Agudo: (es el más habitual) es descrito como una sensación dolorosa inicial asociada con facilitación de la sobrevivencia. Su duración es menor a 3 meses (normalmente tiene una duración no más allá de los 3 meses). Se ha establecido un plazo de 3 meses debido a que es el tiempo promedio en que debiese haberse completado el proceso de reparación tisular. Se vincula a un daño tisular directo, además de estar asociado a incrementos en el tono muscular, presión sanguínea, frecuencia cardíaca y gran actividad del sistema nervioso simpático (temblores y estrés). Este tipo de dolor suele ser localizado y limitado a la zona de lesión. Si se convierte en un dolor sostenido en el tiempo puede llegar a transformarse en un dolor tipo crónico.

Dolor Crónico: es aquel dolor que tiene más de 6 meses de duración, en el cual resulta más complejo realizar su diagnóstico causal. Posee un gran componente neurológico y psicológico asociado. Se ha propuesto como presuntos responsables la sobreactividad del sistema nervioso simpático y la actividad adrenalínica, los cuales reducirían la producción de opioides endógenos. Actualmente se ha propuesto que la deplesión o agotamiento de los depósitos de Serotonina en el sistema nervioso central (SNC) ocasionaría un entorno propicio para gatillar el dolor crónico.

Dolor Referido: (Suele afectar las vísceras) está descrito como aquel dolor a "distancia", el cual es percibido en otra estructura somática, la que se encuentra lejana al punto doloroso.

Es un tipo de dolor que sigue los dermatómas, miotomas o esclerotomas (huesos, articulaciones).

El dolor superficial no puede ser referido, en cambio un dolor visceral puede comportarse con un componente local y a la vez referido. Un ejemplo clásico de dolor referido es el dolor cardíaco que se expresa en la cara interna del brazo.

Dermatomas, miotomas y esclerotomas vinculan tejidos y estructuras desarrollados a partir de los mismos segmentos embrionarios.

Dolor Somático: el dolor somático superficial es de carácter local, se caracteriza por espasmos musculares y se encuentra mediado por fibras nerviosas Aδ y C (mielínicas rápidas y amielínicas lentas).

El dolor somático profundo es de carácter más difuso y es mediado sólo por las fibras C (amielínicas lentas).

Tabla 24. Relación de órganos viscerales con raíces nerviosas

ÓRGANO VISCERAL	*RAÍCES NERVIOSAS*
Corazón	$T_1 - T_5$
Trompas de Falopio	$T_{10} - L_1$
Médula Suprarenal	$T_{11} - L_2$
Cabeza y Cuello	$T_1 - T_5$
Estómago	$T_5 - T_6$
Bronquios, Pulmones	$T_2 - T_4$

Definición de Dolores:

- **Dolor Cutáneo:** afecta la piel y tejido celular subcutáneo
- **Dolor somático profundo:** afecta a huesos, nervios, músculos y tejidos de sostén
- **Dolor Visceral:** afecta a órganos internos
- **Dolor Local:** dolor restringido a una ubicación
- **Dolor irradiado:** dolor que se expande desde el punto de ubicación aumentando su perímetro, con un componente más distal.

 195

3. TEORÍAS DE RECEPTORES PERIFERICOS

1. Teoría de la Especificidad (de Von Frey)

Señala que cada estímulo posee un receptor específico. De esta forma el receptor determinará la modalidad sensitiva que se percibirá. Por lo tanto, un estímulo nocivo afectará sólo a receptores nocivos. La evaluación del tipo de dolor se efectúa en el cerebro.

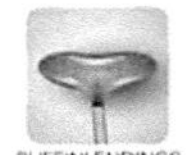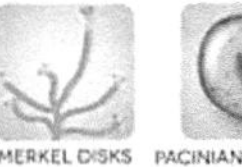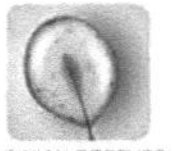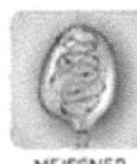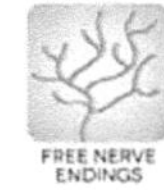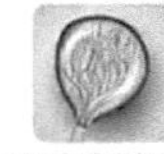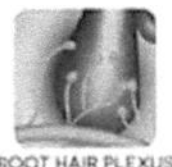

2. Teoría de los Patrones de descarga (también llamada de Intensidad o Sumatoria de Goldscheider)

Plantea que el nivel de intensidad del estímulo creado por las diferentes sensaciones provocará patrones de descarga proporcionales a la intensidad de dicho estímulo, los cuales serán interpretados como tacto (menor descarga) o dolor (descargas más altas). Esta teoría es errónea debido a la demostración de diferentes tipos de receptores.

4. VÍA DEL DOLOR

La vía del dolor se encuentra constituida por tres neuronas. La primera posee su soma (cuerpo neuronal) en el Ganglio de la Raíz Dorsal (GRD), el cual posee un axón que se dirige a la periferia (para la captación de la información dolorosa), donde se conecta con los nociceptores (receptores encargados de la transmisión del dolor), además proyecta otro axón a la asta posterior de la médula espinal, donde se establece la conexión (sinapsis) con la segunda neurona. El axón que proyecta la segunda neurona cruza la línea media y alcanza la columna o cordón anterolateral de la hemimédula contralateral. Estos mismos axones (de la segunda neurona) ascienden formando la vía espinotalámica lateral. La tercera conexión (sinapsis) se entabla a nivel del Tálamo, en donde se localiza la tercera neurona. Finalmente, la tercera neurona emite prolongaciones axónicas a la corteza frontal y a la corteza Somatosensorial.

5. RECEPTORES DEL DOLOR

Sherrington inició las descripciones referentes a la nocicepción señalando la existencia de dos clases principales de receptores dolorosos; aquellos de estimulación leve, y otra estimulación fuerte, además de la existencia de una gama de receptores específicos para el dolor. Luego se comprobó que los diferentes tejidos poseían distintos umbrales dolorosos, de ahí el difícil estudio y comparación entre los diferentes trabajos.

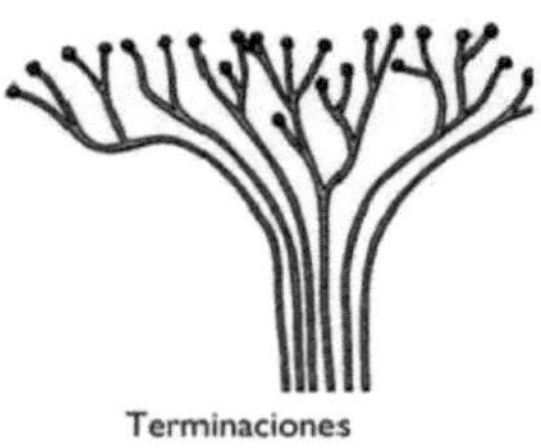

Los Nociceptores periféricos tienen la capacidad de discriminar entre estímulos lesivos o inocuos, y se ubican en la piel, tejido celular subcutáneo, músculos, articulaciones y vísceras.

Charles Scott Sherrington: Su inclinación por la fisiología le hizo investigar los entramados del sistema nervioso, centrándose en los fenómenos que tienen lugar en los reflejos. Realizó numerosos estudios sobre los diversos reflejos orgánicos y sobre el papel que desempeñan las neuronas en ellos. Sus investigaciones se dirigieron hacia los fenómenos de excitación e inhibición nerviosa y las condiciones en que se realiza la estimulación de la neurona motora sobre las diferentes musculares del ser vivo.

Sherrington estudió la capacidad de las neuronas para transmitir con rapidez los impulsos nerviosos y, como fruto de sus investigaciones, descubrió la existencia de los nervios sensitivos y musculares, así como el importante papel que desempeñan estas estructuras en el organismo.

A. TIPOS DE NOCICEPTORES

(1)   Mecanorreceptores de Alto Umbral (HMT) o Fibra Aδ

(2)   Nociceptores Polimodales (PN) o Nociceptor C

(3)   Mecanorreceptor de Baja Umbral (LMT) o Fibra Aβ

1. Mecanorreceptores de Alto Umbral (Mecanorreceptor Aδ)

Son los primeros en reclutarse ante estímulos nocivos de tipo mecánico, es decir, cargas mecánicas fuertes. Al ser sensibilizados con calor pueden responder además a estímulos químicos o térmicos. Su velocidad de conducción nerviosa (VCN) es de 2.5 – 52.5mtr/seg.

Tienen forma pequeña, circular y su diámetro es de 2milimetros. Su sensibilidad aumenta luego de que acontecen lesiones leves. Este tipo de receptores son los encargados del transporte del dolor conocido como **EPICRÍTICO** o primer dolor.

Dolor Epicrítico (o Agudo): es aquel dolor que tiene una duración definida proporcional a la del estímulo nocivo.

2. Nociceptores Polimodales (Nociceptores C)

Responden tanto a estímulos nocivos como no nocivos (estímulos mecánicos vigorosos, irritantes químicos y estímulos térmicos intensos). Poseen una suave adaptación a la presión y su velocidad de conducción nerviosa (VCN) es de 0.4 – 1.0 mtr/seg. Se caracterizan porque su umbral de excitación disminuye con la aplicación de calor (se sensibiliza). Contienen neuropéptidos como Sustancia P, Colecistokinina, Somatostatina y Angitensina II. Este tipo de receptores es el encargado de la propagación del dolor conocido como **PROTOPÁTICO** o segundo dolor.

Dolor Protopático (o Crónico) es el dolor que continúa en el tiempo aún después del retiro del estímulo doloroso. Este tipo de dolor se vincula al ámbito afectivo y motivacional del paciente.

Los Mecanorreceptores de bajo Umbral o Aβ (LTM) son los encargados de la conducción del tacto y la presión. Son receptores periféricos específicos.

Tabla 25. Tipos de Receptores

TIPO	GRUPO	DIÁMETRO	VCN
Aα	I	12 – 120	72 – 120
Aβ - Aγ	II	6 – 12	36 – 72
Aδ	III	1 – 6	6 – 36
C	IV	0.4 – 1.2	0.5 – 2.5

A nivel muscular existen ambos tipos de receptores (Mecanorreceptores de Alto Umbral y Nociceptores Polimodales), los que se ubican especialmente en el tejido conectivo y cerca de los vasos sanguíneos circundantes.

El neurotransmisor tanto de los mecanorreceptores de alto Umbral (Aδ) como de los nociceptores Polimodales (C) es el L – Glutamato. Además, las Prostaglandinas y la sustancia

P los sensibiliza, es decir, disminuyen su umbral de activación, mientras que sustancias como la Histamina, Serotonina, Bradicinina, Ph ácido y Iones de Potasio, los activan directamente. Es posible el bloqueo de la primera Neurona nociceptiva por medio de fármacos.

Sustancia P: Es un polipéptido formado por 11 aminoácidos. Se encuentra en el intestino, en gran cantidad de nervios periféricos y muchas áreas del sistema nervioso central (SNC). Pertenece a la familia de las TAQUICINAS. La activación del receptor para la sustancia P genera la actividad de la Fosfolipasa C y un incrmento de la formación de IP3 y de DAG. La sustancia P se encuentra en altas concentraciones en los terminales de las neuronas aferentes primarias de la médula espinal, y es el mediador de la primera conexión (sinápsis) de las vías para el dolor leve. También se ha comprobado su existencia en el sistema Nigroestrial y el Hipotálamo, en éste último desempeñaría un rol en la regulación neuroendocrina. En el intestino parece participar en el reflejo mientérico.

B. SEGUNDA NEURONA EN EL ASTA DORSAL DE LA MÉDULA ESPINAL

Según lo anteriormente expuesto, los nociceptores tienen sus somas en los Ganglios de las raíces posteriores o dorsales, y envían axones hacia la asta posterior de la médula, en donde se establecen conexiones sinápticas con la segunda neurona.

Antes de que la primera neurona, que se conecta en la periferia con los receptores Aδ y C, sinapte en la asta dorsal de la médula, las fibras Aδ y C se bifurcan, y viajan ascendiendo y descendiendo un par de segmentos en el Tracto de Lissauer.

Existen tres tipos de Segunda Neurona:

1. Neurona Nociceptiva Específica (NS) o Específica del dolor

La cual se ubica en la lámina I (clasificación de Rexed, ver Capítulo 6). Ella recibe impulsos de mecanorreceptores de Alto Umbral (Aδ) y Nociceptores Polimodales (C). También se les conoce como neuronas de clase 3.

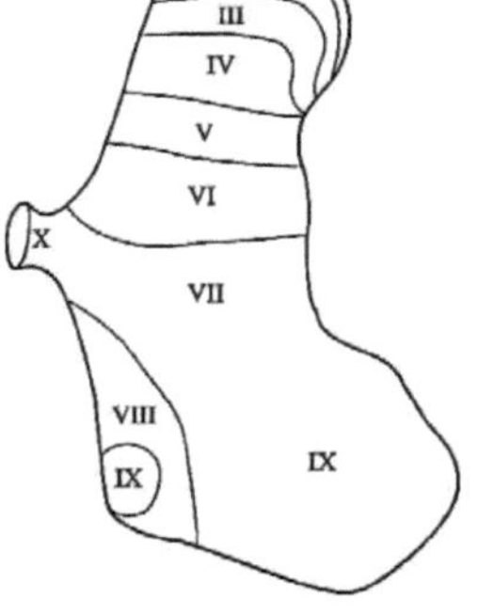

2. Neurona de Amplio Rango Dinámico (WDR) o Neurona de Waldayer

Es una fibra nerviosa multireceptiva, que responde tanto a estímulos inocuos como nocivos. Se encuentra en las láminas II y III de Rexed (otros autores señalan que se sitúan en las láminas IV, V y VI). Estas neuronas reciben impulsos aferentes de alto y bajo umbral (Aβ, Aδ y C). Se les conoce como neuronas se clase 2.

3. Neuronas de bajo Umbral (LT)

Sólo recibe impulsos nerviosos de bajo umbral, procedentes de las fibras Aβ. Se dividen en dos subtipos:

(a) Neurona Mecanorreceptiva de bajo Umbral (LTM): se ubica en todas las láminas excepto en la primera. Responde a todo tipo de modalidades para el tacto y movimiento capilar.

(b) Neurona Termorreceptiva de Alto Umbral (LTT): se encuentra en las primeras láminas (I y II), y es estimulada mediante información térmica inocua.

En las láminas II y III (sustancia gelatinosa de Rolando) existen interneuronas pequeñas que tendrían la función de modular la información dolorosa a nivel medular. El dolor puede ser modulado también a través de vías descendentes provenientes de centros superiores, a nivel de las láminas I, II, IV, V, VI y X.

La información procedente de la segunda neurona (NS, WDR, LT o todas) es enviada vía conexiones axónicas al sistema de la columna o cordón posterior o sistema del Lemnisco medial, y al sistema Anterolateral o cordón lateral.

Tabla 26. Aferencias a las células de la asta dorsal

RECEPTOR	NEURONA SENSORIAL	LÁMINAS	CÉLULAS DEL ASTA DORSAL
LTM	Aβ	I, II, III, IV, V, VI	WDR y LTT
HTM	Aδ	I, II, III	WDR y NS
Calor Intenso	Aδ	I, II, III	WDR y NS
Calor ligero	Aβ	I, II, III, IV, V, VI	WDR y LTT
Polimodal (TNL)	C	I, II, III	WDR y NS

LTH: Mecánico de bajo Umbral / **HTM:** Mecánico de alto Umbral / **WDR:** Neuronas de amplio rango dinámico

6. VÍAS ASCENDENTES

SISTEMA ANTEROLATERAL

Lo constituyen fibras mielinizadas pequeñas. Se encarga del envío de información difusa, tal como lo es la temperatura, dolor y tacto grueso. El sistema Anterolateral se vincula a un componente afectivo intenso, con una mayor participación del sistema neurovegetativo (sensibilidad protopática, la cual perdura luego de retirar el estímulo nocivo). El sistema Anterolateral se divide en tres tractos:

- **Tracto Espinotalámico (Neo y Paleoespinotalámico)**
- **Tracto Espinoreticulotalámico (TERT)**

(1) Tracto Espinotalámico: se encuentra formado por los axones de las neuronas de amplio rango dinámico (WDR) y neuronas nociceptivas específicas (NS) que provienen de las láminas I, V y VII. Es el encargado de la transmisión de la información dolorosa hacia el Encéfalo a través de 2 vías:

a) *Vía Neoespinotalámica* (de ubicación lateral), posee una rápida conducción nerviosa, además se proyecta en forma directa al Tálamo, llegando a los núcleos ventral posterior y posterolaterales. De este sitio emergen conexiones hacia la corteza, específicamente a las áreas somatosensoriales primaria (SI), ubicada en la circunvolución posrolándica, y somatosensorial secundaria (SII), que se encuentra en la pared de la cisura de Silvio.

b) ***Vía Paleoespinotalámica*** (ubicación medial), es una vía de lenta velocidad de conducción, y establece conexiones sinápticas de relevo en la formación reticular del tronco encéfalo. Conduce la información procedente de las fibras C (dolor lento, crónico y difuso), las que convergen en los núcleos intralaminares del Tálamo (central y Paracentral), desde donde salen axones en forma difusa a la corteza somatosensorial, Corteza pre frontal y sistema Límbico, este último relacionado con los patrones afectivos y emocionales.

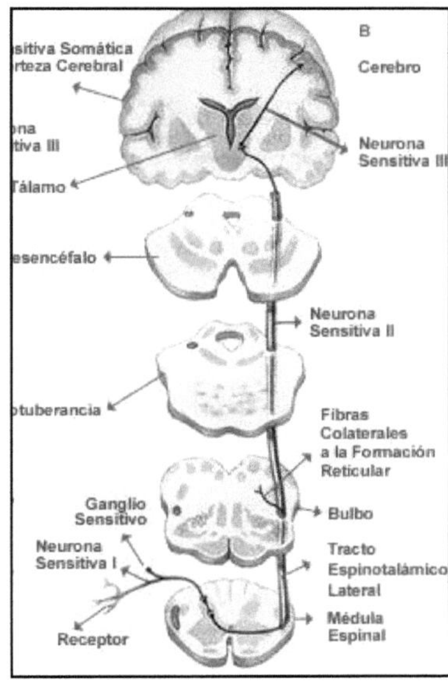

(2) Tracto Espinoreticulotalámico: este tracto se origina de los axones procedentes de las láminas VII y VIII. Asciende por el cuadrante Anterolateral y llega a la formación Reticular Bulboprotuberancial, Mesencéfalo y Sustancia Gris Periacueductal. Este tracto se divide en dos grupos de fibras nerviosas; las **Bulboprotuberanciales** y **Mesencefálicas.**

a) Bulboprotuberanciales, alcanzan los núcleos de la protuberancia (bulbo Raquídeo), del cual emergen proyecciones al Núcleo Magno del Rafe (NMR).

b) Mesencefálicas, se extienden a la Sustancia Gris Periacueductal (SGPA).

Finalmente, ambos grupos de fibras convergen en el Tálamo, de donde emiten axones a la corteza somato sensorial. Además, también emiten algunas proyecciones a la Circunvolución Cingulada (porción anterior), hipocampo, hipotálamo, núcleo amigdalino, corteza prefrontal, que forman el sistema límbico involucrado con el carácter emocional y afectivo del dolor.

7. MODULACIÓN DEL DOLOR

El Dolor puede ser modulado en tres niveles; **periférico**, **medular** y **descendente**.

Periférico: es la modulación del dolor a través del control del proceso inflamatorio para inhibir la acción de sustancias químicas que activan a los nociceptores.

Medular: se basa en la teoría de la "Puerta de Control" o "Gate Control" de Melzack y Wall. La estimulación de los mecanorreceptores de bajo umbral (Aβ) activa a pequeñas interneuronas en la médula espinal, las cuales son capaces de inhibir las aferencias dolorosas procedentes de las fibras Aδ y C.

Teoría de la Puerta de Control o "Gate Control" de Melzack y Wall

Las fibras nerviosas A – beta (Aβ), encargadas de la transmisión del Tacto – Presión, establecen conexiones con interneuronas (aparte de sus conexiones habituales en la asta posterior de la sustancia gris) antes de que la información dolorosa aferente establece conexión con la neurona de segundo orden de la asta posterior de la médula espinal. Dichas interneuronas

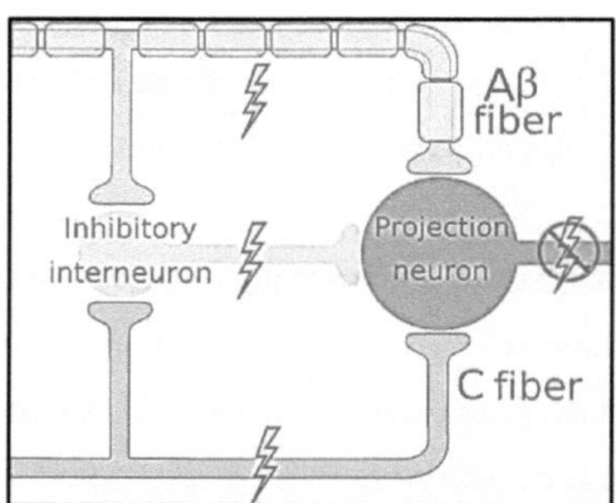

envían proyecciones inhibitorias sobre las fibras nerviosas encargadas de transmitir la información dolorosa (Aδ y C). De este modo, se interfiere la conducción nociceptiva antes de que la información dolorosa alcance la neurona de segundo orden.

Descendente: vías descendentes procedentes del Tronco Encefálico, Sustancia Gris Periacueductal y Núcleo Magno del Rafe.

La Sustancia Gris Periacueductal y la región periventricular del tercer ventrículo reciben proyecciones de las áreas cerebrales encargadas de las funciones sensoriales, emocionales y motivacionales. Estas estructuras envían información a los núcleos del Bulbo, en donde existen neuronas facilitadoras (+) e inhibidoras (-) de los impulsos dolorosos.

Además, existe el sistema de **Péptidos Opioides Endógenos**, los cuales son producidos en la Sustancia Gris Periacueductal, glándula Hipófisis (Pituitaria) y médula espinal, específicamente en las láminas I y II. Dichos Opiodes son esencialmente la **encefalina** y la **dinorfina**.

8. PÉPTIDOS OPIOIDES

Los péptidos Opioides se encuentran constituidos por las Encefalinas, las cuales son de dos tipos; MET y LEU Encefalinas, las cuales contienen Metionina y Leucina respectivamente. Dicho péptidos son capaces de unirse a receptores que fijan morfina (receptores opiáceos), lo que ocurre a nivel del cerebro, glándula Hipófisis y médula espinal (por esa razón se les conoce como péptidos opioides). Los receptores para los péptidos opioides pueden ser de tres tipos: **mu**, **kappa** y **delta**, los cuales difieren en sus propiedades farmacológicas y distribución en el cerebro. La activación de los receptores MU incrementa la conductancia del potasio (K^+), lo que genera una hiperpolarización de las neuronas de la asta dorsal de la médula espinal, mientras que la actividad de los receptores KAPPA y DELTA permiten el cierre de los conductos de calcio (Ca^{+2}), disminuyendo la duración del potencial de acción (impulso) de la neurona sensitiva producto de la disminución de calcio.

Tabla 26. Efectos fisiológicos por la estimulación de los receptores opiáceos

RECEPTOR	PÉPTIDO	EFECTO
Mu (μ)	Morfina	Analgesia, Depresión Respiratoria, euforia, Sedación, Miosis, Incremento de la GH y Prolactina
DELTA (δ)	Encefalina	Analgesia
KAPPA (κ)	Dinorfina (200 veces más potente que la Morfina)	Analgesia, Diuresis, Miosis

9. MEDICIÓN DEL DOLOR

En la práctica clínica, el dolor es medido por medio de la escala visual análoga, la cual proporciona en forma subjetiva la percepción de dolor que sufren nuestros pacientes. Normalmente se emplea una doble escala, la cual muestra por un lado el nivel de dolor según su intensidad (es la que observa el paciente), y por el otro presenta los valores numéricos para la escala que visualiza el enfermo, cuantificada en milímetros de 1 a 100. De este modo es posible extrapolar la información dolorosa en forma numérica (método indirecto).

CAPÍTULO 15
RADIACIÓN INFRARROJA

1. INTRODUCCIÓN

La radiación Infrarroja corresponde a uno de los tantos medios termo terapéuticos superficiales, y su mecanismo de traspaso de energía es a través de la radiación. La longitud de onda de la radiación Infrarroja se encuentra entre los 760nm (límite con el color rojo del espectro electromagnético visible) y los 10.000 – 15.000 (límite con las microondas).

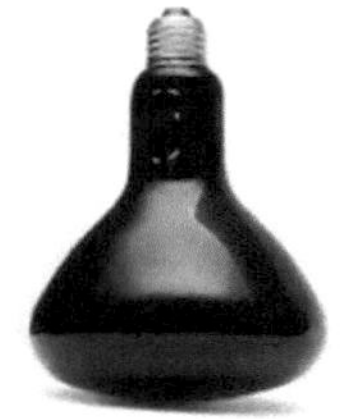

La radiación Infrarroja se origina gracias a los hallazgos de **Herschel** (1800), quien detectó la emisión de calor en la región del espectro electromagnético más allá del color rojo (esta región no emite ninguna luz visible).

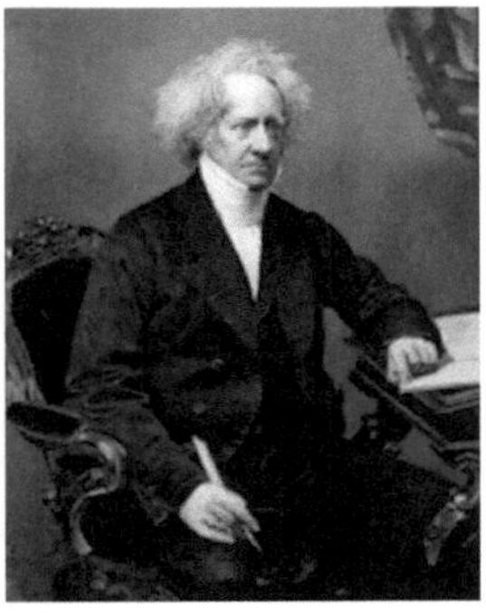

Sir Frederick William Herschel (1738 – 1822) nació en Hannover, Alemania, y fue conocido como músico y astrónomo. Herschel es quizás más conocido por su descubrimiento del planeta Urano en 1781, el primer planeta nuevo descubierto desde la antigüedad. En el año 1800, Herschel hizo otro descubrimiento muy importante. Estaba interesado en aprender cuánto calor pasaba a través de los filtros coloreados con los que observaba el sol, pues había notado que la cantidad de calor que transmitían dependía del color. Herschel pensó que los colores en sí podrían filtrar distintas cantidades de calor, por lo que diseñó un experimento muy original para comprobar su hipótesis. Herschel hizo pasar luz solar a través de un prisma de cristal para generar un espectro: el *arco iris*, el cual se genera cuando la luz se divide en los colores que lo componen. Luego midió la temperatura de cada color. Colocó un termómetro en cada color, mientras que otros dos fueron colocados fuera del espectro. Al medir las temperaturas de la luz violeta, azul, verde, amarilla, naranja y roja, notó que cada color tenía una temperatura mayor que las de los termómetros de control, y que la temperatura de los colores del espectro aumentaba al ir del violeta al rojo. Después de realizar ese experimento, Herschel decidió

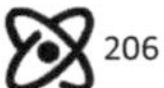

medir la temperatura en una zona ubicada un poco más allá de la luz roja del espectro, al parecer desprovista de luz. Para su sorpresa, descubrió que esta región tenía la temperatura más alta de todas.

Herschel realizó otros experimentos con los que llamó "rayos calóricos", que existían más allá de la región roja del espectro. Encontró que eran reflejados, refractados, absorbidos y transmitidos igual que la luz visible. Había descubierto una forma de luz o "radiación", ubicada más allá de la luz roja. Dichos "rayos calóricos" fueron posteriormente denominados *RAYOS IFRARROJOS* o *RADIACIÓN INFRARROJA*.

2. DIVISIÓN DE LA RADIACIÓN INFRARROJA

La radiación Infrarroja ha sido dividida en tres rangos de longitudes de Onda, según la Comisión Internacional de Iluminación.

1. IRA: de los 760nm a 1.400nm

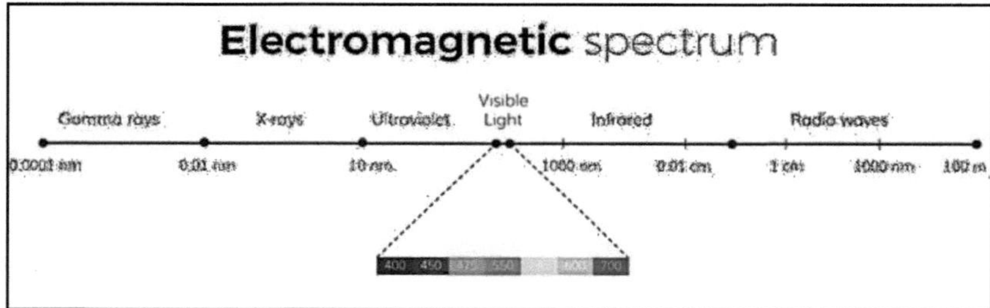

2. IRB: 1.400nm a 3.000nm

3. IRC: 3.000nm a 10.000nm

(Recordar que a mayor longitud de onda menor es la frecuencia de la Onda)

Los rayos Infrarrojos también has sido clasificados según sus efectos biológicos en:

- **IR Proximales o Cercanos (760nm a 1.500nm):** corresponde a los IRA

- **IR Distales o Lejanos (1.500nm a 15.000nm):** corresponde a los IRB e IRC

Tabla 27. Profundidad de penetración de la radiación Infrarroja

Profundidad (milímetros)	Longitud de Onda (nm)
2 – 4	800 – 900
3	760 – 1400
0.36	1100
5 – 10	1200
1 - 25	IR Proximal

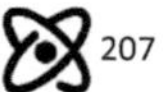

Los estudios anteriormente mostrados son cuestionables, pues no señalan el tipo de lámpara empleada, zona de aplicación y angulación de la fuente emisora de radiación (los métodos deben ser estandarizados).

Se ha establecido que la profundidad aproximada de la radiación Infrarroja varía de 2 a 10 milímetros.

3. LONGITUD DE ONDA Y PENETRACIÓN DE LA ONDA INFRARROJA

Como la frecuencia de las radiaciones es la determinante de su poder de penetración, se deduce:

- Con una mayor longitud de onda (IR Distal), se tiene una menor frecuencia, y por lo tanto el poder de penetración que tiene la onda es bajo.
- Con una menor longitud de onda (IR proximal) la frecuencia resultante es mayor y por lo tanto el poder de penetración de la onda es alto.
- Entonces; *a > LONGITUD DE ONDA (MENOR FRECUENCIA) = < PENETRACIÓN*, y por el contrario, *a < LONGITUD DE ONDA (> FRECUENCIA) = > PENETRACIÓN*

Tabla 28. Longitudes de Onda y Profundidad de Penetración

LONGITUD DE ONDA	PROFUNDIDAD DE PENETRACIÓN (cm)
730	1.5
1.000	3.0
1.400	0.3
3.000	0.1

La radiación Infrarroja lejana se absorbe principalmente en la superficie de los tejidos.

4. EQUIPOS DE RADIACIÓN INFRARROJA

En la actualidad existen dos tipos de dispositivos de luz Infrarroja; los *IR NO LUMINOSOS*, los que corresponden a los IR distales y que poseen longitudes de onda entre 1.500nm a 12.500nm (emiten algo de radiación de IR proximal) alcanzando como máximas profundidades los 2 a 3 milímetros, y por otro lado, los *IR LUMINOSOS*, los que corresponden a los IR proximales, cuyas longitudes de onda se ubican entre los 760nm – 1500nm y su radiación es capaz de alcanzar una profundidad algo menor a 10 milímetros bajo la piel.

Entonces: los IR NO LUMINOSOS poseen un menor efecto térmico (menor energía), mientras que la energía o efecto térmico de IR LUMINOSOS es mayor. Los IR LUMINOSOS suelen tener una bombilla de color rojo, que no influye en el efecto térmico buscado y que es útil como placebo.

Los dispositivos existentes pueden ser exclusivos emisores de radiación Infrarroja o bien, pueden estar combinados con modalidades de emisión de luz Ultravioleta. (estos artefactos se conocen como lámparas solares).

5. PRODUCCIÓN DE RADIACIÓN INFRARROJA

Los artefactos de luz Infrarroja producen energía por un aumento en la aceleración y movimiento vibratorio de los electrones (é) ubicados en los orbitales de los átomos que constituyen el foco emisor de la lámpara. La energía proporcionada para el movimiento atómico proviene de la corriente eléctrica.

6. TÉCNICAS DE APLICACIÓN

- El encendido debe ser 5 a 10 minutos antes de la aplicación, para así lograr una temperatura uniforme (no debemos emplear parte del tiempo de nuestra terapia en temperar la lámpara).

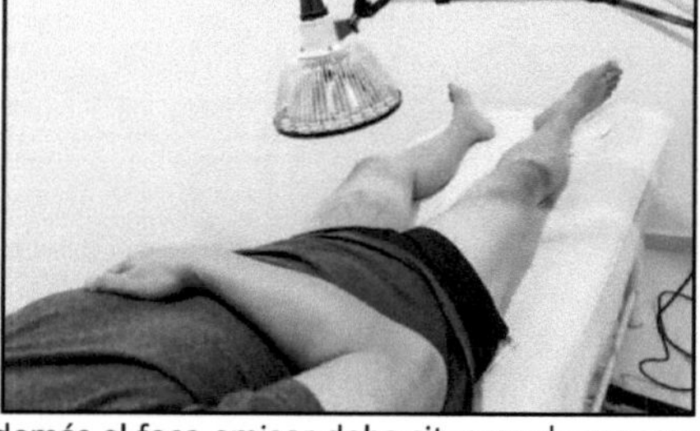

- La lámpara debe ser ubicada 40 a 60 centímetros de la zona de aplicación, además el foco emisor debe situarse de manera perpendicular a la superficie (Ley del Coseno, Inverso Cuadrado y Ley de Reciprocidad, Capitulo 3). Igualmente, si a la distancia recomendada la persona percibe una sensación de calor demasiada intensa se debe alejar más la lámpara.

- El paciente debe estar relajado y cómodo
- La piel debe encontrarse descubierta, seca y sin cremas, estas últimas pueden influir en el efecto de la radiación. El paciente no debe portar objetos metálicos, pues estos se comportan como buenos conductores de calor y podrían generar una quemadura. Además, se deben cubrir las zonas sensibles, por ejemplo, los ojos.
- En ocasiones especiales es posible emplear AINES en forma de cremas o geles luego de la aplicación térmica, pues de este modo es posible aprovechar la dilatación capilar generada producto de la radiación, y es factible una mejor absorción del fármaco.
- El tiempo de tratamiento es relativo, pero son aconsejables sesiones de 15 a 30 minutos.

7. EFECTOS SISTÉMICOS Y UNIDAD DE MEDIDA

La radiación Infrarroja genera una vasodilatación superficial generalizada, la cual puede resultar beneficiosa en sujetos Hipertensos, pero perjudicar a aquellos que son Hipotensos. Esta modalidad de energía es capaz de inducir un efecto sedante y de relajación general de todo el organismo.

La unidad de medida de la energía Infrarroja es el **PIRÓN** (1 PIRÓN = 1cal x gr/cm^2/min o 67,9 x 10^{-3} W/cm^2). Dicha energía se relaciona con la sensación subjetiva de la persona:

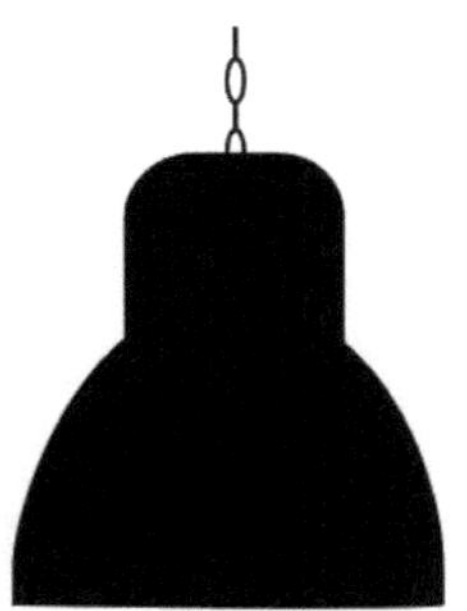

- **Calor moderado = 0.5 Pirones**
- **Calor moderado a intenso = 1.0 Pirón**
- **Calor Soportable a Insoportable = 1.5 Pirones** (este se acompaña de sudación y dolor)

8. EFECTOS LOCALES DE LA RADIACIÓN INFRARROJA

- **Eritema cutáneo:** aparece prácticamente de inmediato frente a la aplicación de radiación. El eritema corresponde a la vasodilatación subcutánea producto del aumento de la temperatura, lo que genera que la zona de aplicación se torne roja. Puede persistir de 10 a 60 minutos.

- **Reparación Tisular:** el cual es producto de la vasodilatación producida, pues se transportan una mayor cantidad de nutrientes, oxígeno y células del sitio de injuriado (luego de la etapa inflamatoria).
- **Incremento en el trofismo Celular y Tisular:** hecho que apoya la cicatrización de los tejidos.
- **Aumento de la Sudoración:** generada producto de la elevación de la temperatura. El organismo busca una vía para la eliminación de calor. Dicho efecto puede ser beneficioso para la limpieza y remoción de toxinas.
- **Relajante Muscular:** debido al mayor aporte de sangre, lo que mejora la deuda de oxígeno y permite el barrido del ácido láctico.
- **Antiespasmódica de la musculatura Lisa de los vasos sanguíneos**

9. INDICACIONES

- ✓ Espasmo Muscular
- ✓ Mantención de zonas con poca irrigación
- ✓ Erosión en zona inguinal y glútea, favoreciendo la cicatriz
- ✓ Dolores irritativos (Neuritis, Neuralgias)
- ✓ Hipertensión arterial (HTA)
- ✓ Medicina deportiva
- ✓ Previo a la aplicación de masoterapia (Masaje)
- ✓ Tratamientos estéticos
- ✓ Trofismo de la Piel

10. CONTRAINDICACIONES

- ✕ Inflamación Aguda
- ✕ Enfermedades cardíacas avanzadas
- ✕ Alteraciones circulatorias periféricas
- ✕ Alteraciones Neurológicas de zonas anestésicas
- ✕ Etapa aguda del proceso inflamatorio (20 a 30 minutos post lesión)
- ✕ Tromboflebitis (Várices)

CAPÍTULO 16
RADIACIÓN ULTRAVIOLETA

1. INTRODUCCIÓN

La terapia por radiación ultravioleta es denominada también Actinoterapia. La luz solar ya se utilizaba en Egipto y la Grecia clásica (525 A. C.) en el tratamiento de afecciones como artritis, edema, ictericia y alteraciones de la piel. Heródoto proponía el empleo de la luz solar debido a la relación de ella con el crecimiento óseo.

En 1877 Downes y Blunt, luego de varias investigaciones, proporcionan información acerca del posible efecto de

los rayos solares en la destrucción de cierto tipo de bacterias. Hasta ésta época sólo podía emplearse la fuente natural de luz ultravioleta proporcionada por el sol.

Años más tarde, Niels Finsen diseña un enorme dispositivo de producción artificial de luz ultravioleta, el cual se encontraba basado en un arco de carbón. De este modo, se dio comienzo al tratamiento de enfermedades como la tuberculosis. En 1905, Niels Finsen, recibe el premio Nobel de medicina, pues realizó descubrimientos que ayudaron a determinar que la bacteria del bacilo de Koch (responsable de la tuberculosis), tendía a localizarse en los ápices pulmonares.

Luego en 1919, Hulshinky, demuestra las propiedades anti raquíticas de la luz ultravioleta.

En la actualidad, además del efecto bactericida y anti raquítico, se emplea este tipo de energía en aquellas afecciones de la piel, siendo un ejemplo típico el de la Psoriasis.

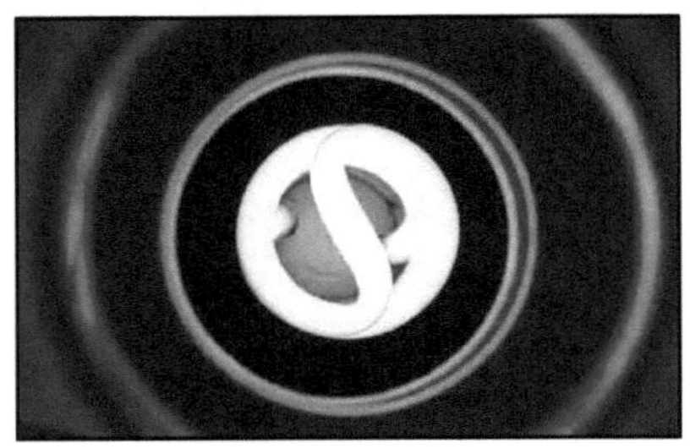

Las primeras lámparas de luz ultravioleta estaban formadas por arcos de carbón, y tenían el incoveniente que expelían un muy mal olor y generaban una gran cantidad de chispas.

Actualmente se emplean lámparas de mercurio y lámparas de fluorescencia, las que no presentan los inconvenientes mencionados.

Las longitudes de onda de la radiación UV se ubican entre los 400nm (límite con la luz violeta del espectro visible) y los 100nm (límite con la radiación X leve).

CAPA DE OZONO y RADIACIÓN ULTRAVIOLETA: La capa de ozono se encuentra formadas por moléculas del mismo nombre, las que se componen de tres átomos de oxígeno (O^3). El ozono es un gas venenoso y peligroso para los seres vivientes si se encuentra a nivel terrestre, pero si ocupa su lugar normal en la estratósfera (entre 14 y 25 kilómetros de altura), forma capas protectoras que resguarda la vida del planeta de la dañina radiación ultravioleta. La estratósfera contiene aún el 90% de todo el ozono del planeta. La radiación UV separa los dos 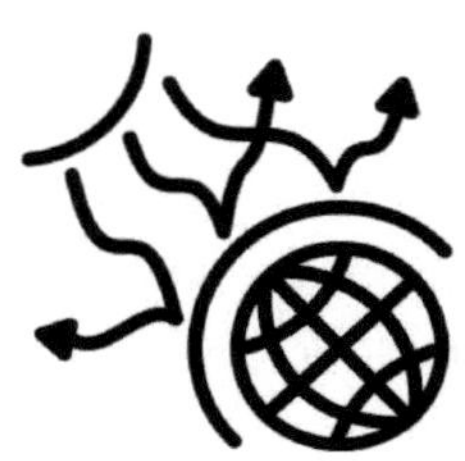 átomos de la molécula de oxígeno (O^2), los cuales, al quedar libres, poseen un gran poder reactivo, y al no poder quedar solitarios, se unen a otras moléculas de oxígeno formando así el ozono (O^3). Los rayos UV también pueden romper las moléculas de ozono. De este modo, por cada 2 moléculas de ozono (O^3) es posible formar 3 moléculas de oxígeno (O2). Aquel proceso se produce gracias a la radiación UV, logrando así utilizar gran parte de su energía dañina para formar oxígeno, además las mismas reacciones con el ozono ayudan a disipar los rayos UV antes de que lleguen a la tierra. Gracias a este mecanismo auto regulador disponemos de una capa protectora, formada por el ozono, además de oxígeno para la vida.

2. NATURALEZA DE LA RADIACIÓN UV

Desde el punto de vista médico – biológico, se considera el espectro que abarca entre 400 – 200nm. Se ha dividido el espectro UV en tres regiones, las cuales poseen diferentes efectos terapéuticos:

1. **UVA (400 – 320nm):** (biótica) es la parte de menor energía de la radiación UV. Se utiliza para el bronceado de la piel, pues provoca un eritema mínimo.

2. **UVB (320 – 290):** (biótica) no es útil para el bronceado, pues provoca eritema. Se emplea en la Psoriasis.

3. UVC (290 – 200nm): (abiótica) es la parte del espectro de radiación UV más energética. Posee una acción bactericida. Se emplea para la esterilización y los procesos micóticos.

La radiación UVC de la radiación solar es la que participa mayormente en la regulación de las moléculas de ozono – oxígeno, mientras que gran parte de las UVB y UVA penetran a la atmósfera participando en el proceso de fotosíntesis y formación de vitamina D en la piel.

La penetración de la luz ultravioleta es inversamente proporcional a su energía o frecuencia, por lo tanto, la UVA es la de más alto poder de penetración, mientras que la penetración más baja la experimenta la UVC.

Es importante destacar que la radiación ultravioleta también se encuentra regida por las leyes de Inverso cuadrado, Reciprocidad y del Coseno (ver Capítulo 3).

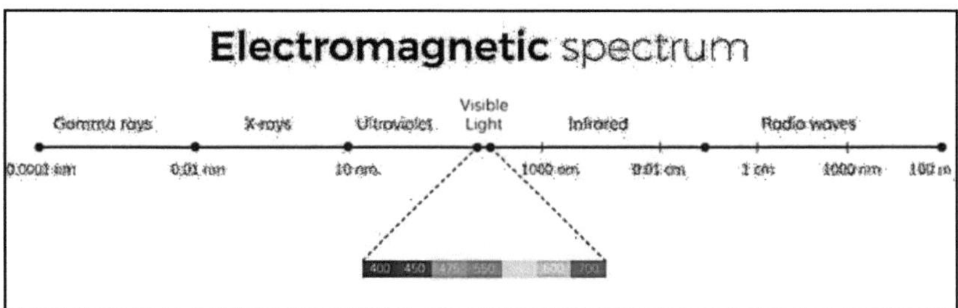

Los tratamientos kinésicos suelen emplear las radiaciones UVA y UVB.

Tabla 29. Clasificación de la radiación ultravioleta

TIPO	LONGITUD DE ONDA (nm)	ENERGÍA/FOTÓN (eV)
UVA	320 – 400 (< frecuencia)	3.9 – 3.1
UVB	290 – 320	4.3 -3.9
UVC	200 – 290 (> frecuencia)	6.2 – 4.3

3. PRODUCCIÓN DE LUZ UV

Gracias a la energía eléctrica se produce la estimulación de las moléculas de mercurio vaporizado en el interior de la lámpara, lo que genera la emisión de este tipo de energía.

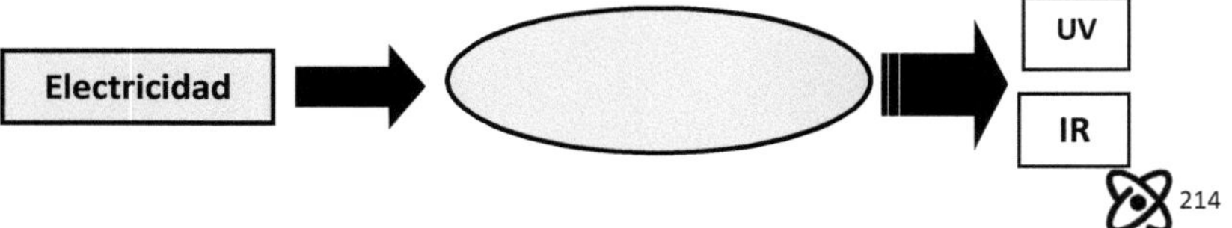

Otra forma de producir luz UV es por medio de lámparas fluorescentes con baja presión de Mercurio, las cuales alcanzan longitudes de onda de 254nm. (La longitud de onda dependerá de la presión de mercurio). Los tubos de emisión de estas lámparas se encuentran recubiertos por fósforo, el cual cumple con la función de absorber parte de la energía.

La radiación recibida dependerá del **voltaje** y **tiempo** de aplicación en el caso de las lámparas terapéuticas. Las lámparas de presión media y alta de mercurio, requieren algunos minutos, luego del encendido, para establecer su emisión. Por el contrario, las lámparas fluorescentes rápidamente alcanzan su máxima emisión (aproximadamente en 1 minuto). Las lámparas de media y alta presión de mercurio poseen filtros de cristal óptico producto de la alta emisión de energía que generan (UVC y UVB).

Las características del ambiente deben ser consideradas a la hora de emplear radiación ultravioleta. Un ambiente fresco permite una buena emisión de la radiación, mientras que, si el ambiente es caluroso, la emisión de energía comienza a disiparse (esto es lo que ocurre en la playa, en donde el ambiente es más fresco y la emisión solar resulta más efectiva).

El tiempo de vida de las lámparas de media y alta presión de mercurio es de 20 horas. En el caso de las lámparas fluorescentes se trata de una vida media de aproximadamente 100 horas.

Uniformidad de Radiación

Las lámparas están diseñadas para el tronco y tórax. La irradiación no es homogénea en el recorrido de la emisión de energía, siendo incluso 20 a 50% menor en los bordes. Las zonas corporales mejor irradiadas resultan ser el tronco y tórax, mientras que las que reciben una peor irradiación son las zonas inguinales y axilares.

4. ANATOMÍA Y FUNCIÓN DE LA PIEL

La piel es el órgano más grande del cuerpo y dentro de sus funciones encontramos: regulación de la temperatura, protección, intercambio de agua y permite el contacto con el medio externo. La piel y sus derivados (pelo, uñas, glándulas sebáceas y sudoríparas) forman el sistema tegumentario. La piel posee varias capas que de externo a interno son:

1. EPIDERMIS; constituída por várias subcapas

- Estrato Córneo
- Estrato Lúcido
- Estrato Granuloso
- Estrato Espinoso
- Estrato Basal

2. DERMIS o CORION; formada por 2 capas

- Dermis papilar
- Dermis reticular

3. HIPODERMIS o TEJIDO GRASO SUBCUTÁNEO

(I) EPIDERMIS (origen del Ectodermo)

Se encuentra formada por epitelio escamoso estratificado plano. Su grosor general es de 0.12 milímetros. Esta capa está cubierta por una emulsión que consta de distintas propiedades benéficas; antisépticas, barrera de absorción de agentes tóxicos, controla la hidratación y neutraliza ácidos y alcalis.

a) **Capa Basal** *(stratum basale):* se encuentra sobre la membrana basal, membrana que separa la dermis de la epidermis. Aquí yacen células cúbicas, inmunitarias, sensitivas y melanocitos.

b) **Capa Espinosa** *(stratum espinosum):* formada por prolongaciones de células con forma de espina.

c) **Capa Granulosa** *(stratum granulosum):* la constituyen células aplanadas precursoras de queratina.

d) **Capa Lúcida o Clara** *(stratum lucidum):* es una zona homogénea y delgada, la cual se encuentra incluso ausente en determinadas áreas de la piel.

e) **(Capa Córnea** *(stratum córneo):* formada por células con queratina sin núcleos ni organelos. Se divide en 2 subestratos: Estrato Conjunto (más profundo), y Estrato disjunto (es más superficial, es el que se descama).

(II) DERMIS (derivada del Mesodermo)

1. Dermis Papilar *(stratum papilare):* papilas dérmicas ricas en vasos sanguíneos, fibras colágenas, terminaciones nerviosas sensibles al calor y tacto.

2. Dermis Reticular *(stratum reticulare):* plexo de fibras colágenas elásticas, folículos pilosos, glándulas sebáceas y glándulas ecrinas y apocrinas.

- *Glándulas Ecrinas;* se ubican en todo el cuerpo, y su función se vincula a la termorregulación, secreción salival y perspiración.

- *Glándulas Apocrinas*; localizadas en los genitales y axilas. Comienzan su desarrollo en la pubertad y su secreción es espesa. Fácilmente colonizables por bacterias.

(III) HIPODERMIS o SUBCUTIS (mayor en mujeres que hombres)

Formada por tejido adiposo y conectivo, además posee terminaciones nerviosas sensibles a la presión y el frío. Su función radica en la amortiguación de golpes, aislamiento de la pérdida de calor y almacén de energía.

5. EFECTOS BIOLÓGICOS DE LA RADIACIÓN UV

(A) Eritema: dilatación de los vasos dérmicos superficiales, lo que genera enrojecimiento (se consigue con UVB).

La piel es cien a mil veces menos sensible a UVA que a la UVB. Existe un periodo de latencia de 2 a 4 horas antes del desarrollo de eritema. Las flictenas o ampollas y el eritema suelen aparecer de 8 a 24 horas post exposición.

Dosis de eritema mínimo (MED):

La terapia con luz ultravioleta no permite determinar la dosis de eritema mínimo (MED), definida como la menor dosis que produce un eritema en 8 horas post exposición (nos indica la cantidad de radiación UV que puede recibir un sujeto).

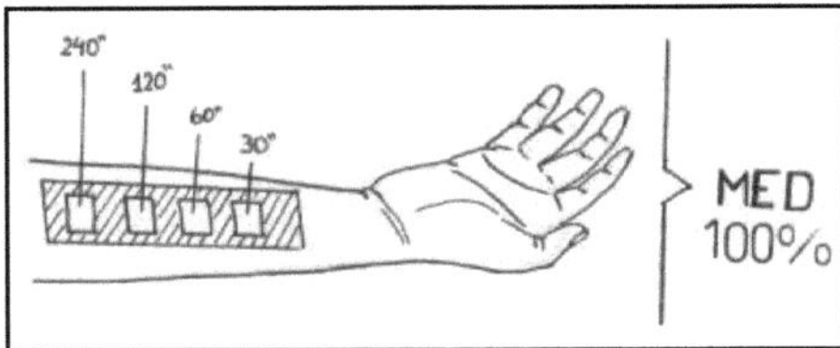

El cálculo suele realizarse en la región anterior del antebrazo. El test consiste en la realización de cuatro ventanas a un material opaco no metálico (ejemplo cartón), las cuales se irán descubriendo una a una cada 60 segundos. El foco emisor de la lámpara UV debe ubicarse perpendicular a la superficie a una distancia entre 60 y 80 centímetros. La dosis de eritema mínimo (MED) depende del tipo de piel del sujeto. El valor del eritema mínimo nos indicará el tiempo de tratamiento con radiación UV según las características cutáneas del individuo.

(B) Pigmentación: (bronceado) la pigmentación de la piel depende de la cantidad de melanina que ella posea. La melanina se produce por los melanocitos en el estrato basal.

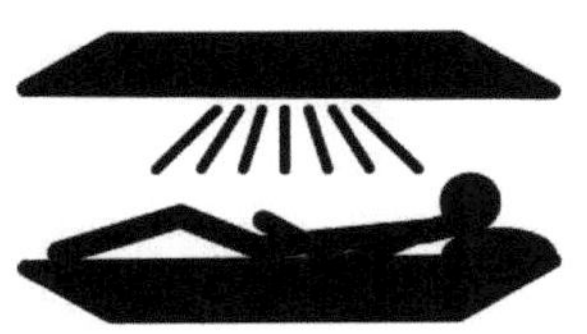

La pigmentación cutánea puede ser de dos tipos; constitutiva, lo que se atribuye a un factor genético, y facultativa, la cual es un bronceado adquirido y reversible, que también estará determinado por las características de piel del individuo.

Tabla 30. Categorías de piel

GRUPO	CARACTERÍSTICA
I	Siempre quemados, nunca bronceados (sujetos blancos)
II	Siempre quemados, algunas veces bronceados
III	Algunas veces quemados, siempre bronceados
IV	Nunca quemados, siempre bronceados (sujetos afroamericanos)

La piel ante la radiación UV responde con una hiperplasia (aumento en el número de células) como mecanismo defensivo. La hiperplasia se inicia con un aumento de la división de las células de la capa basal (melanocitos). Esto conlleva a un engrosamiento de la epidermis (estrato córneo persistente).

Este proceso hiperplásico ocurre en todos los tipos de piel (queratogénesis = engrosamiento del estrato córneo).

(C) Producción de vitamina D: La vitamina D (1,25 dihidroxicolecalciferol) proviene de la dieta y por conversión de la radiación UV por parte de la piel. La piel transforma el 7 dihidrocolesterol en colecalciferol (vitamina D₃), el cual se transforma en 25 hidroxicolecalciferol. El 25 hidroxicolecalciferol a nivel renal se convierte en 1,25 dihidroxicolecalciferol (proceso efectuado por la 1 alfa hidroxilasa. La hormona paratiroidea (efecto

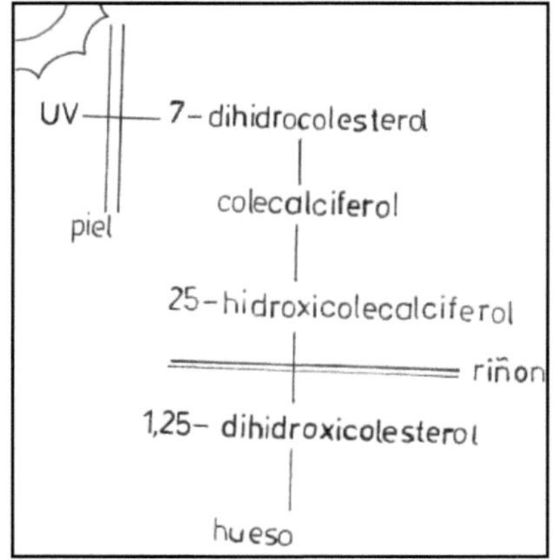

hipercalcemiante) interviene también en la conversión de 25 hidroxicolecalciferol a 1,25 dihidroxicolecalciferol.

(D) Envejecimiento de la piel: la exposición excesiva de luz ultravioleta provoca una piel arrugada, áspera, seca y cambios en su pigmentación.

Además, las radiaciones UV poseen la facultad de dañar y generar mutaciones de la cadena de ADN, lo que representa un riesgo de cáncer para la piel (carcinoma de células basales o escamosas, melanomas malignos), especialmente en la piel tipo I y II (ver tabla 29).

(E) Acción sobre los ojos: la radiación UV provoca efectos agudos como conjuntivitis y fotoqueratitis. Es preciso recordar que dichas alteraciones ocurren debido a que los ojos no generan condiciones de defensa permanente.

(F) Efecto bactericida (UVC)

(G) Efecto sobre la Psoriasis (UVB); La psoriasis es una enfermedad inflamatoria de la piel caracterizada por episodios frecuentes de enrojecimiento, descamación y prurito. Las escamas son gruesas y de color plateado.

6. DOSIMETRÍA Y EFECTOS COLATERALES

Dosimetría y efectos colaterales de la UVB

- La dosis va a depender exclusivamente de cada limpieza (Psoriasis)
- Efectos adversos como eritema, ampollas, descamación y carcinoma

Dosimetría y efectos colaterales UVA

- Dosimetría: 3 veces por semana
- Recomendado:

Piel tipo I = 0.5 Joule/cm² - Piel tipo II = 1.0 Joule/cm² - Piel tipo III = 1.5 Joule/cm²
Piel tipo IV = 2.0 Joule/cm²

Se debe iniciar el tratamiento con un 40% – 70% de la dosis mínima fototóxica (MED). La. dosis se incrementa entre 10 a 40% semanalmente hasta acumular 50 joule/cm^2. La dosis estándar va desde los 0.2 – 03 joule/cm^2 (multiplicado por la cantidad de minutos sumaremos 50 joule/cm^2).

Efectos colaterales: eritema, náuseas, picazón, hiperpigmentación y en casos raros carcinoma de células escamosas.

MEDIDAS DE SEGURIDAD
- ✓ Uso de lentes (protección de ojos tanto por parte del paciente como el tratante)
- ✓ Impedir contacto directo con la zona de irradiación
- ✓ **No dejar sólo al paciente durante la exposición**

7. CLASIFICACIÓN DE LAS QUEMADURAS

Las quemaduras se clasifican en quemaduras de primer, segundo o tercer grado dependiendo de cuán severas son y cuán profundo penetran en la superficie de la piel.

Quemaduras de primer grado (superficiales): las quemaduras de primer grado afectan sólo la epidermis o capa externa de la piel. El lugar de la quemadura duele, no presenta ampollas y está enrojecido y seco. Un ejemplo sería una quemadura solar leve. No es frecuente que se produzca daño permanente de los tejidos; la lesión suele consistir en el aumento o disminución de la coloración de la piel.

Quemaduras de segundo grado (de espesor parcial): las quemaduras de segundo grado afectan la epidermis y parte de la dermis. El lugar de la quemadura está enrojecido y ampollado y puede estar tumefacto y doler.

Quemaduras de tercer grado (de espesor total): las quemaduras de tercer grado destruyen la epidermis y la dermis. Este tipo de quemaduras también pueden dañar los huesos, los músculos y los tendones. El lugar de la quemadura presenta un color blanco o carbonizado. No hay sensibilidad en la zona, puesto que las terminaciones nerviosas están destruidas.

Las quemaduras de segundo y tercer grado requieren la atención inmediata de un médico u otro profesional de la salud.

CAPÍTULO 17
TERAPIA POR ULTRASONIDOS

1. INTRODUCCIÓN

El empleo de cristales con fines terapéuticos data de la edad media. A fines del siglo XVIII llamó la atención el mecanismo de orientación de ciertos animales (murciélagos y delfines), los cuales emiten gritos ultrasónicos que rebotan en forma de ecos y son captados por su aparato auditivo. En 1880, los hermanos **Pierre** y **Jacques Curie** descubrieron que

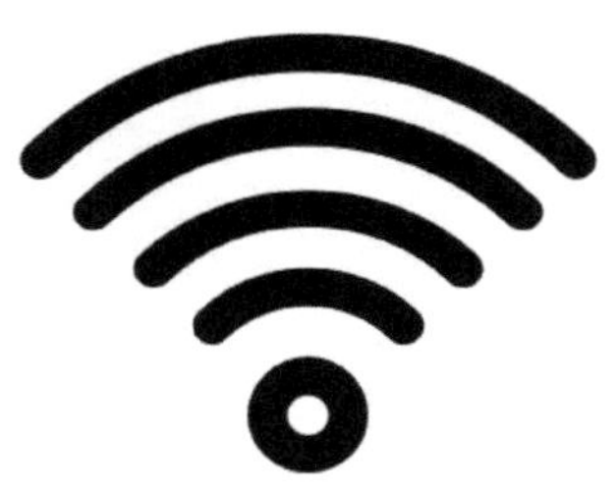

al someter un cristal de cuarzo a compresiones y atracciones mecánicas se produciría un campo eléctrico en su superficie, lo que significó el comienzo del efecto piezoeléctrico (el efecto puede ser inverso; de un campo eléctrico deformar moléculas).

Más tarde **Galton** (1883) fabrica un silbato de 23.000 Hertz de frecuencia, sólo audible por los perros (superior al límite del oído humano, el cual tiene un rango de audición de 16.000 a 20.000 Hertz).

En el siglo XX, a raíz de la segunda guerra mundial, se crea el Sonar (sistema de detección marino, el cual consiste en un equipo que emite ondas ultrasónicas en todas las direcciones, las que rebotan como ecos y permiten la detección de barcos y submarinos enemigos).

La velocidad de propagación de las ondas ultrasónicas en el agua es de 1.500 metros/segundo y por lo tanto sólo se mide el tiempo que existe desde el lanzamiento de la onda hasta su regreso.

Luego **Pohlman** (1939) utiliza las ondas ultrasónicas con fines anti inflamatorios y analgésicos.

Pierre Curie: físico francés, durante su época de estudiante Pierre Curie descubrió, en colaboración con su hermano Paul Jacques en 1880, el fenómeno conocido como **piezoelectricidad**. Una vez finalizados sus estudios se dedicó en un principio a la investigación del diamagnetismo, el paramagnetismo y el ferromagnetismo, formulando en este contexto la ley que lleva su nombre. En 1894 sentó las bases del principio de simetría como origen y efecto de los procesos

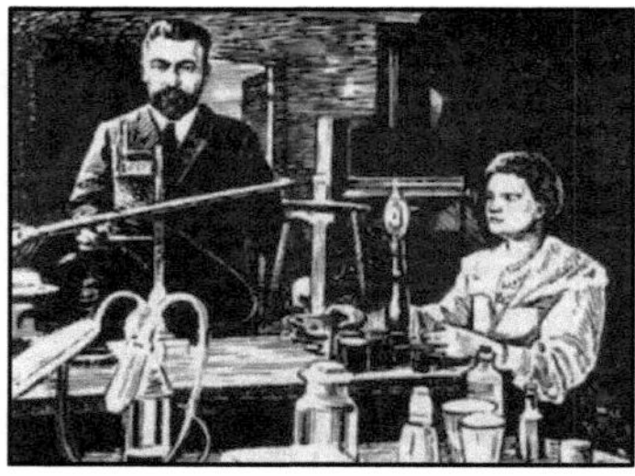

de carácter físico. En colaboración con su esposa Marie Sklodowska (con la que contrajo matrimonio en 1895) estudió la radiactividad del uranio. Analizó en especial las propiedades físicas de los diversos tipos de radiaciones. Dependiendo de la desviación que experimentaban al someterlas a la acción de un campo magnético dedujo que estaban compuestas por partículas cargadas o sin carga eléctrica. Esta pareja de científicos descubrió, en el año 1898, la existencia de los elementos radiactivos polonio y radio. Pierre y Marie Curie compartieron en 1903 el premio Nobel de Física con Antoine Henri Becquerel.

2. ULTRASONIDOS Y MECANISMO DE PRODUCCIÓN

Los Ultrasonidos son ondas mecánicas (del mismo tipo del sonido) con frecuencias mayores a los 16.000 Hertz no audibles por el hombre. Estas ondas se propagan a través de un medio aprovechando sus características elásticas y transmiten energía de un punto a otro por medio de la vibración de partículas. Estas vibraciones generan ondas de presión).

El mecanismo de producción para producir ondas ultrasónicas se sustenta en el efecto piezoeléctrico de ciertos cristales de cuarzo. Dicho efecto consiste en que un estímulo eléctrico de alta frecuencia aplicada alternamente sobre un cristal provoca su deformación mecánica. De este modo, el cristal vibra (producto de la alternancia de la electricidad), transmitiendo la vibración. La deformación mecánica provoca cargas en su superficie.

Es posible estimular el cristal con las mismas ondas ultrasónicas, lo que ocasiona la deformación mecánica que genera la carga y la descarga del cristal, produciendo altas frecuencias eléctricas (eco de ultrasonidos).

Los ultrasonidos de uso médico tienen frecuencias de 0.5 a 10 Mega Hertz.

3. TERMINOLOGÍA BÁSICA

(A) Transductor: Cristal que convierte la energía eléctrica en sonido (en el equipo es la parte que corresponde al cabezal). Genera el efecto piezoeléctrico invertido, es decir, la corriente eléctrica produce ondas mecánicas.

(B) Poder: cantidad de energía acústica expresada en watts (W)

(C) Intensidad: es la cantidad de poder (energía acústica) entregado por el transductor, y es expresado en watts/cm^2. En terapéutica se ha establecido como máximo 3 watts/cm^2 (3 watts/cm^2 es el límite, una mayor intensidad resultaría destructivo para los tejidos).

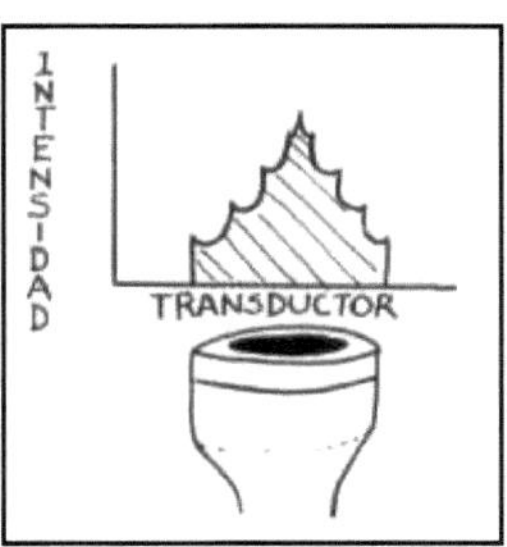

(D) Intensidad espacial promedio: es el promedio de intensidad del US sobre el área del transductor (promedio del borde del transductor con su centro).

(E) Intensidad espacial máxima: es el máximo de intensidad (máxima intensidad) a la salida del transductor, habitualmente localizado en el centro (los bordes siempre poseen una menor emisión)

(F) Relación de emisión no uniforme (BNR): es la relación entre el máximo de intensidad en el equipo y la intensidad espacial promedio. Para la mayor parte de las unidades es de 5:1 o 6 :1 (puede ser menor).

Ejemplo: La relación de emisión no uniforme (BNR) es de 6:1. Determinar la máxima intensidad del campo con una intensidad espacial promedio de 1.5 Watts/cm^2. Respuesta: 9 watts/cm^2.

(G) US Continuo: Es la entrega del haz US sin interrupciones a lo largo de todo el período que dura el tratamiento (efecto térmico).

(H) US Pulsante: es la entrega del haz durante una parte del tratamiento, pues se ve interrumpido por períodos de no emisión (efecto mecánico).

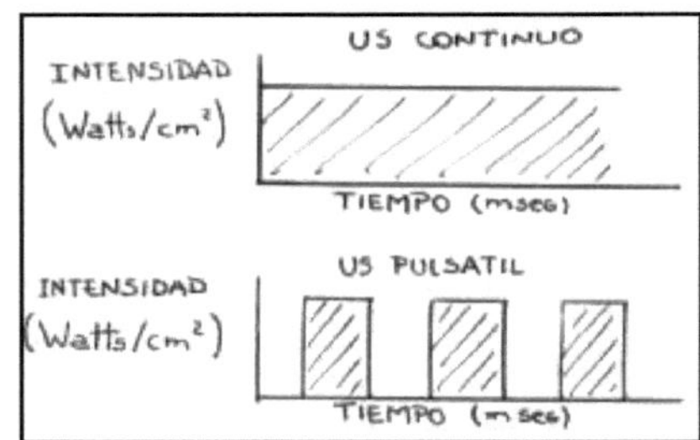

(I) Ciclo de entrega: es la proporción ente el total de US entregado y no entregado (tiempo de apagado). Puede ser expresada en proporción o en porcentaje.

Ejemplo: Ciclo entrega 20% o 1:4, por lo tanto, el tiempo de emisión corresponde a un 20% y el de noemisión a 80% (2mseg de Entrega y 8mseg de descanso).

(derecha proporción 50% emisión y 50% no emisión).

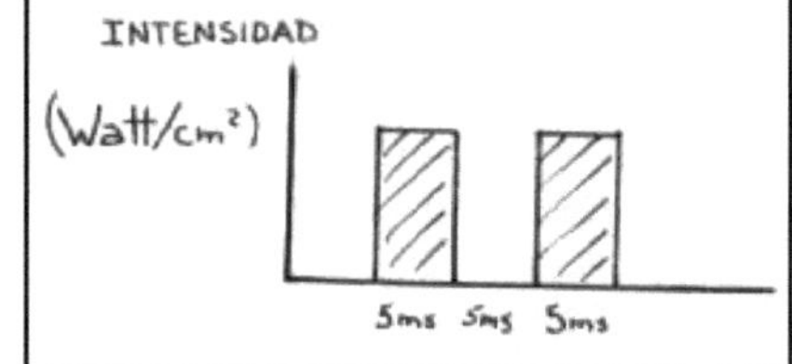

(J) Promedio de peak de intensidad Temporoespacial (SATP): Es la intensidad espacial promedio del US durante el tiempo de pulso (US terapéutico exhiben el SATP y la duración del ciclo).

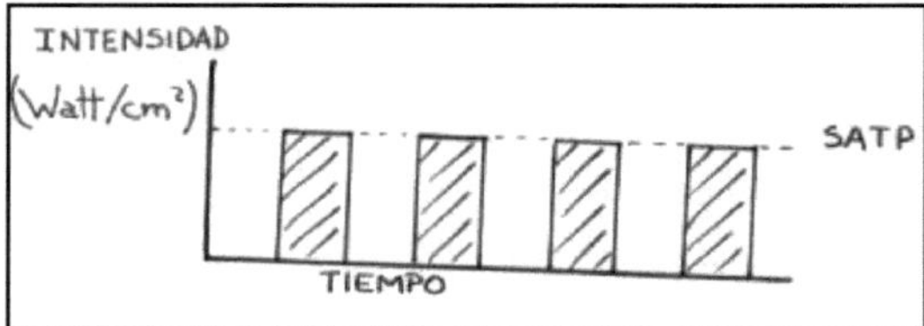

(K) Intensidad promedio espacial promedio Temporal (SATA):

SATA = SATP x 1 ciclo de entrega

Ejemplo: 1 watts/cm² x 20% = 0.2 wattscm2 (es la cantidad de energía dentro de la intensidad máxima).

(L) Frecuencia de Tratamiento: Es el número de compresiones y rarefacciones por unidad de tiempo expresado en Hertz (ciclo/segundos).

En el caso de los ultrasonidos, el aumento de la frecuencia genera una disminución de la profundidad de penetración, pues se concentra mayor energía en la superficie del tejido.

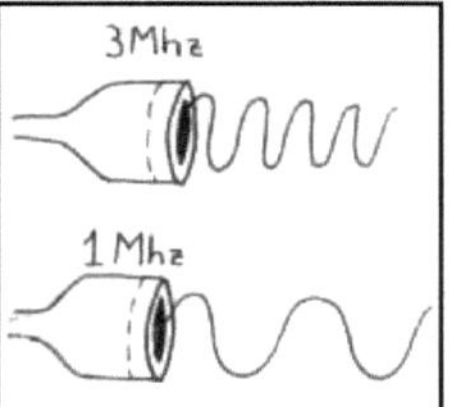

(M) Área de Radiación Efectiva (ERA): Corresponde al área del transductor desde la cual la energía es irradiada (debido a que el cristal no vibra

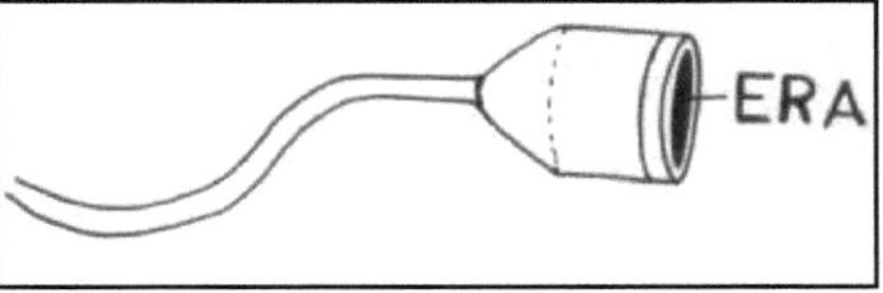

uniformemente, el ERA es siempre más pequeño que el área de tratamiento del cabezal).

(N) Campo Cercano y Campo Lejano: La emisión de ultrasonidos es inicialmente

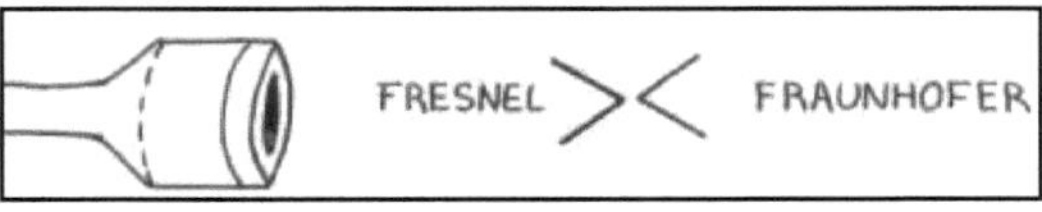

convergente (campo cercano) y luego divergente (campo lejano). El campo cercano es conocido como zona de **FRESNEL**, mientras que el campo lejano se conoce como zona de **FRAUNHOFER.**

4. VELOCIDAD DE TRANSMISIÓN E IMPEDANCIA ACÚSTICA

La velocidad con que los US se transmiten por el medio de propagación, dependerá de la densidad y elasticidad de dicho medio. La Impedancia Acústica (Z) nos informa de la facilidad que entrega un medio al paso del haz ultrasónico a través de él. La Impedancia Acústica es el producto de la densidad del medio por la velocidad de transmisión que posee dicho medio (Z = p x V).

Tabla 31. Velocidad de propagación del US en diferentes medios de propagación

MEDIO	Velocidad de Propagación (metros/seg.)
Berilio	12.890
Aluminio	2.700
Hueso	3.500
Cartílago	1.750
Músculo Estriado	1.580
Corazón	1.575
Plasma	1.570
Hígado	1.550
Cerebro	1.545
Vasos Sanguíneos	1.530
Piel	1.519
Agua (20ª C)	1492
Grasa Profunda	1.450
Grasa Subcutánea	1.215
Polietileno	920
Pulmón	650
Aire (20ª C)	343

Tabla 32. Coeficientes de Absorción de distintos tejidos

TEJIDO	Frecuencia 1 MHz	Frecuencia 3 MHz
Sangre	0.028	0.084
Grasa	0.14	0.42
Nervio	0.20	0.60
Músculo paralelo	0.28	0.84
Músculo perpendicular	0.76	2.28
Vasos Sanguíneos	0.40	1.20
Piel	0.62	1.86
Tendón	1.12	3.36
Cartílago	1.16	3.48
Hueso	3.22	/

5. PRODUCCIÓN DE ONDAS ULTRASÓNICAS

Se requiere una toma de corriente estándar, de 60 – 110 volts (en Chile 120 – 220 volts). Un transformador convierte el voltaje de 110 a 200 o 300 volts. Un circuito de oscilación transforma las frecuencias entrantes en altas frecuencias. Esta energía modificada se transmite a través de un cable coaxial al transductor (cabezal), el cual contiene el cristal para transformador la energía eléctrica en ondas de ultrasonido.

El transductor está sometido a un circuito de corriente alterna para que el cristal vibre y genere ondas mecánicas o sonido *(efecto piezoeléctrico invertido).*

Cristales sintéticos empleados habitualmente no requieren voltajes altos para la producción de US.

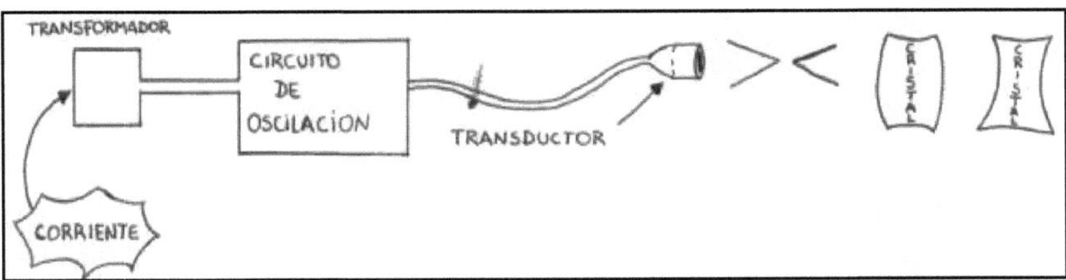

Tabla 33. Cristales empleados en Transductores de US

CRISTALES
Cuarzo
Material de Cerámica sintética
Titanato de Bario
Titanato de Zirconato

6. ULTRASONIDOS

Se definen como ondas mecánicas (por compresión y rarefacción) que proceden de un foco emisor y se propagan a través de las partículas del medio como un movimiento ondulatorio a una velocidad determinada.

Las ondas mecánicas requieren un medio de transmisión, idealmente con características elásticas (ejemplos Gel, Agua).

Las partículas que constituyen estos medios de propagación no se mueven, sino que sufren oscilaciones (ondas de presión). Las partículas no se mueven, sólo se comprimen y se dilatan (rarefacción).

Es conveniente señalar que la velocidad del sonido es más lenta que la luz (luz = 300.000 kilómetros/segundos).

A. FENÓMENO DE ATENUACIÓN

El haz de ultrasonidos pierde intensidad conforme penetra en los tejidos. Esta pérdida de intensidad por longitud es denominada como *fenómeno de ATENUACIÓN*.

Causas de la Atenuación:

* Absorción de energía por los tejidos
* Refracción
* No Homogeneidad del medio
* Reflexión

Se ha establecido la existencia de un coeficiente de Atenuación que variaría según dos factores; las propiedades del medio y la frecuencia del US.

A mayor frecuencia (3 MHz), mayor Atenuación, mayor Absorción, menor Penetración, y viceversa, a menor frecuencia (1 MHz), menor Atenuación, menor Absorción y mayor Penetración.

De este modo, la Atenuación es directamente proporcional con la frecuencia.

Según lo expuesto anteriormente, es posible concluir que mientras mayor sea la Atenuación del material, mayor será la cantidad de energía absorbida. Aquellos tejidos con una cantidad de proteínas más importante experimentan una mayor absorción de energía.

(Contenido de proteínas en ascenso de los tejidos biológicos; sangre, grasa, nervio, músculo, piel, tendón, cartílago y hueso).

Tabla 34. Coeficiente de Atenuación de US de 1 y 3 MHz

MEDIO	Coeficiente de Atenuación 1 MHz	Coeficiente de Atenuación 3 MHz
Agua (20ª C)	0.0006	0.0018
Sangre	0.028	0.084
Tejido Nervioso	0.200	0.60
Vaso Sanguíneo	0.400	1.20
Grasa	0.140	0.42
Piel	0.620	1.86
Músculo (perpendicular)	0.760	2.28
Músculo (paralelo)	0.280	0.84
Tendón	1.120	3.36
Cartílago	1.160	3.48
Hueso	3.220	/
Aire (20ª C)	2.760	8.28

B. REFLEXIÓN Y REFRACCIÓN

Reflexión se denomina al fenómeno que ocurre cuando el haz de ultrasonido incide sobre el límite entre dos medios de diferente impedancia (es el eco de la onda). Mientras más grande sea la diferencia de impedancia entre los tejidos, mayor será la Reflexión  (el aire al tener mala velocidad de transmisión refleja en un 99,9%; es por este motivo que se utilizan sustancias de acoplamiento, como gel o agua, entre el foco emisor y la piel).

La Refracción es un fenómeno norma debido a las leves diferencias entre las impedancias de los medios.

C. CAVITACIÓN Y PSEUDOCAVITACIÓN

Cavitación: es el fenómeno que ocurre al utilizar intensidades muy altas (watts/cm^2); altas intensidades desgarran y traccionan el tejido, y el haz de US se concentra sobre los huesos desgarrados.

Pseudocavitación: producto de altas tracciones del haz se generan burbujas pequeñas de gas en los líquidos orgánicos.

Debido a estos fenómenos, los equipos actuales de tratamiento tienen como máxima intensidad de 3 watts/cm^2.

D. MECANISMO DE ACCIÓN

Acción Térmica: *(US Continuo)* la energía del haz US que es absorbida por los tejidos por los cuales atraviesa, produce una alta vibración de las moléculas de dichos tejidos producto del roce que genera las ondas sobre sus moléculas, lo que ocasiona la producción de energía térmica. Se ha calculado que al comienzo de una aplicación de US, las áreas más cercanas al transductor (campo cercano) elevan su temperatura a 6°C, y aquellas más alejadas (campo lejano) 3°C. Más allá del campo lejano la temperatura se mantiene uniforme (1°C).

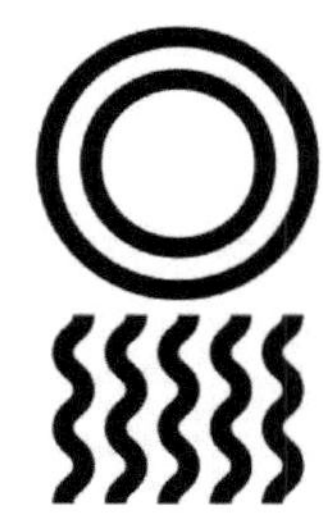

Un US con 1 MHz de frecuencia genera un mayor efecto térmico profundo, en cambio con 3MHz el calor generado es más del tipo superficial (los efectos del calor son los mismos revisados en los capítulos anteriores).

Acción Mecánica: *(US Pulsátil)* los movimientos alternos del haz de US somete a los tejidos a compresiones y rarefacciones (dilatación) en intervalos de tiempo lo que genera un efecto de *"micromasaje celular"*, el cual modifica la permeabilidad de membrana.

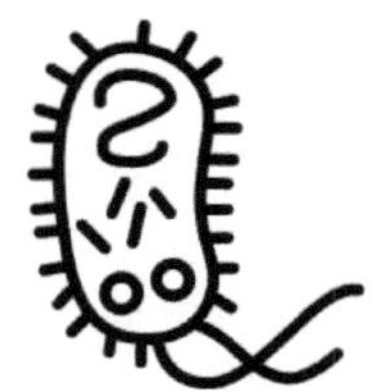

Este efecto se ve potenciado por la vasodilatación que provoca el efecto térmico.

EQUIPO

- **_Consola:_** en su interior se encuentra el circuito oscilador de alta frecuencia. Posee los comandos de control; Intensidad (0.5 a 3Watts/cm^2), Tiempo de tratamiento, modo de emisión (continuo/pulsátil) y Frecuencia (1 o 3MHz).
- **_Cabezal:_** contiene el emisor piezoeléctrico. Los cabezales son de diferentes tamaños o distintos ERA.
- **_Cable Coaxial:_** une el cabezal del equipo a la consola de control

(Los equipos modernos incluyen además modalidades de Electroterapia)

MODALIDADES DE EMISIÓN

Existen dos modalidades de US; **_continuo y pulsátil_**

- **Emisión Continua:** (efecto térmico) es la producción a través del transductor del US de manera constante (continuada). El tratante moviliza el transductor cambiando la dirección de la emisión mecánica para no generar recalentamiento de la zona de aplicación.
- **Emisión Pulsátil:** (efecto mecánico) la producción de US es interrumpida por inter – períodos de no - emisión lo que le permite a los tejidos cierto grado de enfriamiento (relación pulso/pausa).

FRECUENCIA E INTENSIDAD

Son dependientes de la patología, tipo y profundidad del tejido, y modalidad del US (continuo o pulsátil).

Intensidades:

- **_< 0.3 watts/cm2 (Baja Intensidad)_**
- **_0.3 – 1.2 watts/cm2 (Mediana Intensidad)_**
- **_1.2 – 2.0 watts/cm2 (Alta Intensidad)_**

Es conveniente señalar que, si el dolor acusado por el paciente durante la terapia puede ser debido a un desplazamiento muy lento del cabezal, o debido a que la intensidad del US es muy elevada (el movimiento del transductor sobre la superficie de tratamiento debe ser circular).

ACOPLAMIENTO DEL CABEZAL

El acoplamiento sufre la superficie de tratamiento debe ser plano y sin angulación. Se debe evitar la presencia de aire entre el cabezal y la piel, pues se generan cambios importantes en la impedancia. Se emplean geles, agua destilada o previamente hervida como medios de propagación del haz de US.

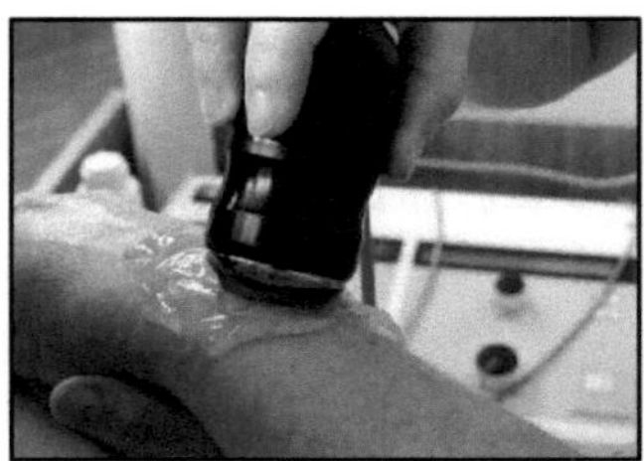

APLICACIÓN:

- Aplicación Dinámica (movimiento zigzag o circular).
- Aplicación Estática (menos recomendado).

- **Lesiones AGUDAS:** 6 a 8 días de tratamiento que incluyen sesiones diarias de US en modalidad pulsátil.
- **Lesiones SUBAGUDAS o CRÓNICAS:** 10 a 12 días de terapia que incluyen sesiones alternadas (ejemplo día por medio) de US en modalidad continuo.

Tabla 35. Efectos Biológicos

Acción Terapéutico	Tipo de Efecto
Relajante muscular/ Descontracturante	
Reparación Tisular	
Drenaje	**EFECTOS TÉRMICOS**
Aumento de la Flexibilidad	
Reparación tisular	
Drenaje	**EFECTO MECÁNICO**

7. PRECAUCIONES

- Cavidades cerradas o inflamación aguda
- Pacientes con disminución de la sensibilidad (diabéticos, psiquiátricos, neurológicos)
- Marcapasos
- Insuficiencia Vascular
- Cartílagos de crecimiento en niños pequeños (rotura de las metáfisis)
- Embarazo (evita el cierre del surco neural)
- Ojos (conlleva a un incremento de temperatura y produce desprendimiento de retina).
- Implantes metálicos

8. SONOFORESIS

Método de transporte transdérmico de algunos fármacos, los cuales no requieren estar cargados (ionizados) como en algunas técnicas donde se traspasan medicamentos mediante corrientes eléctricas (iontoforesis). A mayor frecuencia, mayor penetración del fármaco. Ventajas comparativas sobre la Iontoforesis.

CAPÍTULO 18
CORRIENTE BIFÁSICA PULSADA (TENS)

1. INTRODUCCIÓN

En la antigüedad ya se utilizaba la electricidad con fines analgésicos. Los egipcios utilizaban las descargas del pez torpedo para tratar diversas enfermedades en el 2500 A.C. El médico romano Scribonius Largus fue el primero en documentar el uso médico de las descargas de un pez electrogénico en el año 46 A.C. con el fin de inducir analgesia en los pacientes.

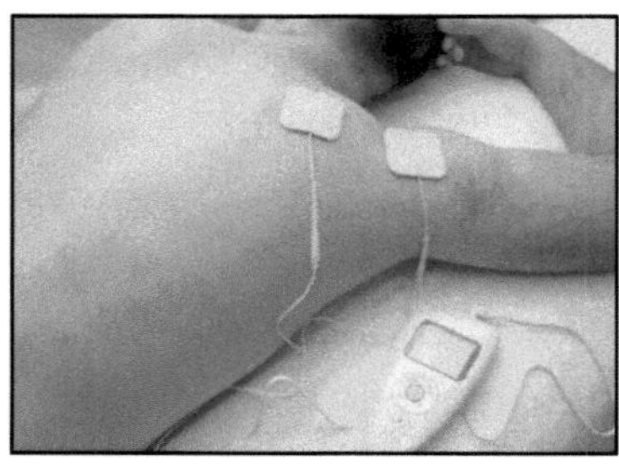

El filósofo francés René Descartes puede ser el primero que intentó documentar los mecanismos para comprensión del dolor. Su teoría específica del dolor, publicada en 1.664 en el tratado *"Treatise of Man"*, propone que las vías específicas transmiten el mensaje doloroso desde un receptor del dolor al centro del cerebro. Descartes señalaba que la simple interrupción de esta vía aliviaría el dolor. Sin embargo, la evidencia actual sostiene que no basta con el corte de esta vía, pues en algunos casos incluso puede producirse más dolor.

En el siglo XVIII se produce un auge en la fabricación de dispositivos eléctricos, aunque su popularidad decayó en los siglos IX y XX debido a la variabilidad de los resultados. Sin embargo, se recobró el interés en el uso de la electroterapia con la teoría de la puerta de control del dolor (Gate Control Theory) de Ronald Melzack (psicólogo francés) y Patrick Wall en 1.965 (neuroanatomista británico). Esta teoría produjo una revolución al señalar que las aferencias nociceptivas podían modularse estimulando periféricamente los mecanorreceptores de bajo umbral o mediante la actividad de las vías descendentes inhibidoras del dolor iniciadas en el sistema nervioso central alto. Los propios Melzack y Wall revisaron su teoría para incluir el efecto modulador de la cognición del dolor.

Wall y Sweet utilizaron la alta frecuencia percutánea para activar artificialmente las aferencias periféricas de las fibras gruesas mielinizadas y demostraron buenos resultados en el dolor crónico. Los hallazgos de Reynolds (1.969) demostraron analgesia por estimulación eléctrica de la SGPA, componente de las vías descendentes inhibidoras del dolor. En 1.967 se documenta que al estimular el cordón posterior de sustancia blanca medular puede producirse alivio del dolor. Dichas columnas conducirían la información de las fibras gruesas mielinizadas.

2. CONCEPTO DE TENS

El término TENS es un acrónimo para ***"Estimulación eléctrica transcutánea nerviosa"***. Literalmente hablando este acrónimo se utiliza al uso de estimuladores eléctricos capaces de entregar corrientes pulsada con el propósito de las fibras nerviosas a través de la piel mediante electrodos de 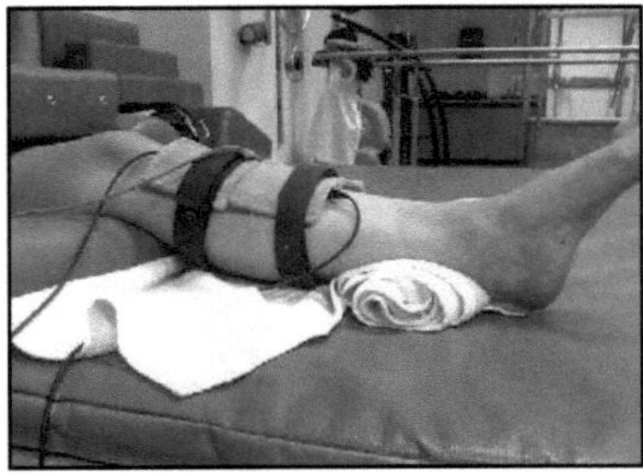 superficie. Este término se acuña para cualquier dispositivo eléctrico que emita corriente a través de la piel intacta y logre activar las aferencias sensitivas de los nervios subyacentes. Este término se utiliza para describir específicamente una forma de estimulación eléctrica que produce únicamente efectos sensitivos. Los terapeutas físicos emplean el término TENS para hacer referencia a un aparato estándar de TENS.

Originalmente la TENS fue diseñada como un estimulador eléctrico de la columna dorsal, que servía para estimular las fibras nerviosas allí localizadas y modular el dolor. Durante la década del 70 el uso terapéutico de la TENS se convierte en un método efectivo para el tratamiento del dolor.

La TENS tiene actualmente muchas aplicaciones debido a su seguridad y método efectivo de tratamiento para el tratamiento del dolor, y es utilizado luego de procedimientos quirúrgicos, en obstetricia, y para los dolores agudos y crónicos producidos por diferentes condiciones.

De acuerdo a la FDA (comité para la administración de drogas y alimentos), la TENS es considerada un dispositivo clase II, lo que implica que su distribución y aplicación debe ser prescrita por un terapeuta licenciado.

La neuroestimulación eléctrica transcutánea (TENS) es una técnica simple y no, de pulsos de bajo voltaje, no invasiva, utilizada para diferentes tipos de dolor de origen no maligno La TENS se ha utilizado también para el control del dolor causado por metástasis óseas y neoplasias. El término TENS en sí mismo, pues otras formas de corrientes como las diadinámicas, corrientes de Träbert e interferenciales también estimulan los nervios a través de la estimulación transcutánea. La TENS es específicamente definida como corriente pulsada aplicada sobre la piel con el propósito de inducir analgesia o modular el dolor.

3. Diferencias entre la TENS y EMS (NMES)

Está acuñado el concepto erróneo de que la TENS únicamente se aplica con fines analgésicos y que la NMES se utiliza para el fortalecimiento muscular. Sin embargo, las contracciones musculares pueden utilizarse para lograr objetivos de analgesia. La TENS es un pequeño dispositivo de pulsos eléctricos que nace en la década del 70 para producir analgesia. Los equipos de NMES de posterior aparición que la TENS, nace con el fin de estimulación neuromuscular. En realidad, esta diferenciación ya no es del todo clara debido a que con los equipos denominados TENS pueden lograr tanto activación de las fibras aferentes como eferentes, y en realidad son equipos TENS/NMES.

3. Equipos de TENS

El aparato de TENS produce corrientes eléctricas pulsadas que se transmiten a través de la piel intacta a través de electrodos. Los equipos básicos de TENS producen corrientes bifásicas pulsadas utilizando pulsos de duración entre 50 y 400μseg a una frecuencia variable entre 1 y 200Hz o pulsos por segundo

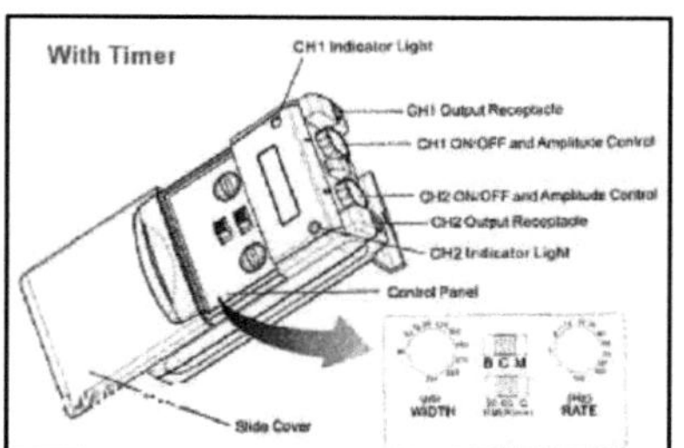

(pps). Los pulsos se entregan en un patrón continuo, en ráfagas o modulados en amplitud, frecuencia o duración del pulso.

(A) Corriente Pulsada

Flujo unidireccional o bidireccional de la corriente interrumpida periódicamente en el tiempo. Unidad básica es el PULSO.

(B) Forma de Onda

Onda bifásica cuadrangular o cuadrangular-triangular, lo que implica que la corriente fluye en ambas direcciones, presentando 2 componentes o fases (+ y -). Puede existir simetría, si el componente negativo es una

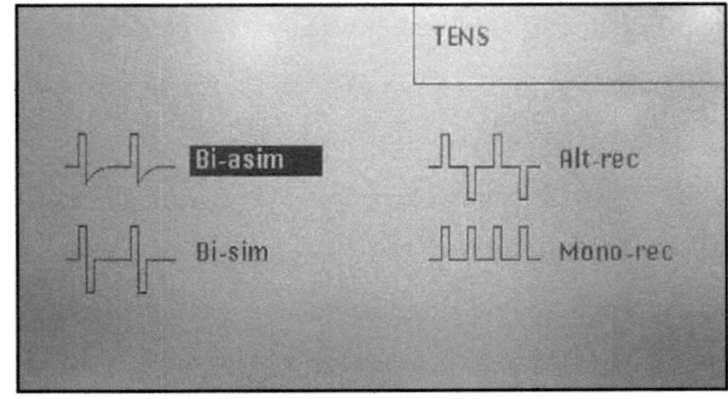

imagen del positivo, aunque de dirección opuesta (flujo de corriente de igual magnitud y duración, pero en sentido opuesto). Cuando existe simetría uno de los electrodos actúa como cátodo (polo -). Una asimetría implica que ambas fases del pulso difieren en la forma de la onda.

Es importante considerar si una onda bifásica está balanceada (equilibrada) o no, lo que determina que ambos electrodos actúen como cátodo o lo haga sólo uno. Esto es a modo de considerar el efecto despolarizante que ocurre bajo el cátodo. Una onda bifásica balanceada (asimétrica o simétrica) implica que el flujo de corriente es el mismo en ambas direcciones, mientras que si es no balanceada (no equilibrada) significa que el flujo de corriente no es igual en ambas direcciones. Lo anterior implica que sólo ocurrirá despolarización cuando la corriente fluya en un solo sentido debajo del cátodo (negro). Además, el hecho que esté balanceada implica que el efecto galvánico neto es igual a 0, lo que es relevante pensando que las aplicaciones con TENS pueden llegar a tener duraciones hasta de 1 hora.

Existen además algunos equipos que proveen de ondas monofásicas pulsadas. Si los equipos de TENS pertenecen a esta categoría debe posicionarse el cátodo a distal (-), lo que se basa en la capacidad de despolarización de esta derivación. En realidad, el posicionamiento obedece al tipo de estimulación que se pretende inducir. Al trabajar con una TENS convencional es conveniente colocar el cátodo proximal para que las aferencias sean conducidas hacia el sistema nervioso central. Al aplicar AL TENS, el cátodo debe posicionarse distalmente o sobre el punto motor pues el propósito es activar las eferencias motoras.

Al utilizar ondas bifásicas el posicionamiento de los electrodos es menos importante debido a que la corriente continua es nula, y no se producirán diferencias en los efectos clínicos.

En las ondas bifásicas simétricas se produce una corriente directa con valor medio igual a 0, mientras que las ondas bifásicas asimétricas generan un mínimo porcentaje de corriente directa en fase positiva. Igualmente, no se producen efectos polares netos, evitando la acumulación de iones debajo de las palcas o en os tejidos. Por tanto, no debiesen ocurrir irritaciones o quemaduras electroquímicas.

(C) Frecuencia (Hz o pps)

Es el número de ciclos de pulsos entregados en 1 segundo. La frecuencia se determina como el cociente entre 1 y el período (1/período). Las frecuencias en los equipos de TENS fluctúa en un rango entre 1 y 200Hz (250Hz Rodríguez M.). El número de pulsos aumento proporcionalmente conforme se incrementa la frecuencia, sin embargo, esto se encuentra limitado por los períodos refractarios absolutos y relativos del axón. Por este motivo no debiese sobrepasar los 200Hz.

Para determinar la frecuencia debemos considerar el valor del período de la corriente eléctrica, el cual se construye por la suma del tiempo de impulso más el intervalo del pulso (reposo). El número de ciclos por segundo (Hz o pps) viene determinado por el cociente entre 1 segundo (1.000mseg) y la duración del periodo (mseg).

(D) Duración del Pulso (Ancho del Pulso mseg o μseg)

Es el tiempo que dura el impulso de corriente, para el caso de la TENS la suma de la duración de ambas fases de corriente (+ y -). Se expresa en μseg. La duración de pulso en la TENS suele ser muy breve, variando entre 10 y 400μseg.

(E) Amplitud/Intensidad (mA)

La amplitud en los equipos de TENS puede regularse entre un valor de 1 a 100mA o mayores, dependiendo si se trata de un equipo portátil o una máquina sofisticada de estimulación (equipos de terapia combinada). En la mayor parte de los estimuladores de TENS la amplitud varía entre 0 a 120mA, rango más que suficiente para despolarizar las fibras nerviosas periféricas a través de la piel. Los electrodos ofrecen una impedancia al electrodo de 1kΩ.

Los estimuladores pueden emitir la corriente en forma de voltaje constante (VC) o corriente constante (CC), lo que implica que el voltaje (Volt) o la corriente (Amperes) varían para mantener constante la corriente o el voltaje a diferentes impedancias (resistencias) de los tejidos biológicos. Al trabajar con corriente constante (CC) implica que la corriente ajustada se mantiene constante durante el tratamiento sin cambios producto de la impedancia de los tejidos. La principal ventaja al trabajar en el modo CC es que se entregan niveles predecibles de corriente eléctrica durante la estimulación lo que hace la terapia más confortable.

Para un equipo de corriente constante la amplitud es expresada en miliamperios (mA), mientras que para un equipo de voltaje constante se expresa en volts (V).

La corriente y no el voltaje será el parámetro responsable de la despolarización de los tejidos excitables.

2. TEORÍAS QUE SUSTENTAN EL USO DE CORRIENTE BIFÁSICA PULSADA PARA ANALGESIA

PRIMERA TEORÍA; *teoría de "Gate Control" o Puerta de Control de Melzack y Wall:* Al ser estimuladas las fibras Aβ, mielínicas de gran diámetro y referentes del tacto, se produce excitación de pequeñas interneuronas al nivel de la sustancia gelatinosa de Rolando (láminas I y II), las cuales se encuentran conectadas con las fibras Aδ, amielínicas de gran diámetro, y fibras C, amielínicas de pequeño diámetro, lo que inhibiría y provocaría el cese del dolor.

(Esto es semejante a lo que ocurre cuando frotamos la piel luego de un golpe).

SEGUNDA TEORÍA: La electroestimulación tendría transcutánea tendría un efecto en los centros superiores lo que generaría la liberación de opioides endógenos (supresores del dolor) en el organismo. Dichos opioides se producirían en la glándula Pituitaria o Hipófisis (betaendorfinas) y médula espinal (encefalinas). La estimulación de baja frecuencia favorecería la liberación de tales opioides.

TERCERA TEORÍA: hallazgos referentes a la producción de vasodilatación con TENS en pacientes con síntomas miofasciales.

CUARTA TEORÍA: (dice relación con la acupuntura) indica que el empleo del TENS podría afectar ciertas líneas de energía propias del organismo, existiendo evidencias de este hecho.

3 INDICACIONES/ CONTRAINDICACIONES DEL TENS

Tabla 36. Indicaciones y contraindicaciones para el TENS

INDICACIONES	*CONTRAINDICACIONES*
Dolor Agudo	Pacientes con marcapasos
Dolor Crónico	Pacientes con enfermedades cardíacas
Dolor Fantasma	Embarazo (especialmente primer trimestre)
Dolor Post operatorio	Epilepsia
Dolor Cardiopulmonar	Ojos
Condiciones que requieran elevar el umbral de dolor	Heridas en la piel
frente a ciertas actividades como elongación	Pacientes dependientes del TENS
muscular	Incompetencia del paciente

En general el TENS es una técnica segura. Los problemas más frecuentes son reacciones alérgicas producto del gel electroconductor, falta de gel, inadecuada limpieza de la piel, excesivo tiempo de tratamiento (más allá de 30 minutos) o mala remoción de los electrodos.

4. EQUIPAMIENTO

- Batería recargable
- Cables únicos, dobles o múltiples de salida
- Sistema de control de intensidad: estimulación de baja intensidad tiene relación con la actividad neuronal de las fibras mielinizadas de gran diámetro o Aβ), mientras que la estimulación de alta intensidad se vincula con contracciones musculares visibles.
- Sistema de control de frecuencia: estimulación de fibras grandes mielinizadas (Aβ) con frecuencias mayores a 100 Hertz (Hz) y estimulación de fibras no mielinizadas (Aδ y C) con frecuencias menores a 100 Hertz (Hz).
- Sistema de control del ancho de pulso: las fibras mielinizadas de gran diámetro responden a anchos de pulso menores a 50μseg, por otro lado, las fibras no mielinizadas pequeñas responden a 200μseg.
- Control de fases (monofásico y bifásico)
- Electrodos

En la actualidad la tendencia es generar equipos portátiles que permitan comodidad y autonomía.

5. PROCEDIMIENTO Y APROXIMACIÓN AL PACIENTE

Evaluación inicial del paciente; completa historia médica que incluya etiología, duración, tratamientos previos, medicación, estado laboral y descripción detallada del dolor (intensidad, localización, frecuencia, factores desencadenantes/atenuantes y tiempo de duración). Además, se debe realizar una completa examinación física que incluya la valoración de los signos vitales.

Se debe explicar el procedimiento terapéutico al paciente para liberarlo de una probable ansiedad producto del empleo de modalidades de terapia eléctrica. Además, conviene describir la sensación al inicio y al final del tratamiento.

6. MODALIDADES DE ESTIMULACIÓN DE TENS

(I) ESTIMULACIÓN NIVEL SENSIBLE

- **Modo convencional (TENS de alta Frecuencia):** es el tipo de estimulación más empleado y actúa sobre las fibras aferentes Aβ, por lo que el efecto analgésico obtenido es debido a la teoría de la "Puerta de control" de Melzack y Wall. La percepción del paciente es de agrado o desagrado con parestesias (hormigueo). Se emplea en dolor agudo y postquirúrgico, pero no resulta suficiente para el dolor crónico. Parámetros habituales: frecuencias altas (80 a 100 Hz), duración de pulsos de 10 a 80μseg, bajas intensidades y tiempo de tratamiento aproximado de 30 minutos.

(II) ESTIMULACIÓN NIVEL MOTOR (Contracción Muscular)

- **Modo Acupuntura (AL – TENS o TENS de baja Frecuencia):** esta modalidad se encuentra dirigida a la estimulación de fibras C, Aδ y motoneuronas. Afecta principalmente la liberación de endorfinas lo que explica el alivio a largo plazo. Se emplea en aquellos dolores profundos crónicos, enfermedades inflamatorias crónicas y dolores neurovegetativos (también se puede utilizar en aquel dolor agudo que no responde a la estimulación convencional).
- **Modo Ráfagas de Trenes de Pulso:** son ráfagas de pulsos (2 a 5 ráfagas) de elevada frecuencia (hasta 100 Hz) y de duraciones de pulso de 50 a 200 μs. Este tipo de estimulación provoca contracciones musculares visibles, y se vincula con la liberación de endorfinas y bloqueo de las fibras dolorosas aferentes Aδ. El efecto se prolonga por 4 horas, pero es el tipo de estimulación más agresiva (útil en síndromes dolorosos agudos).
- **Modalidad breve e intenso:** funciona con una elevada intensidad y alta frecuencia (hasta 80 o 100 Hz). La intensidad se ajusta para que se produzcan contracciones

musculares y parestesias eléctricas, las cuales provocan estados de analgesia de 5 a 10 minutos.

SELECCIÓN DE LA UNIDAD Y ELECTRODOS

La selección de la unidad (TENS convencional o acupuntura) dependerá de la afección a tratar, intensidad del estímulo, frecuencia de pulso y duración de pulso que se deseen aplicar.

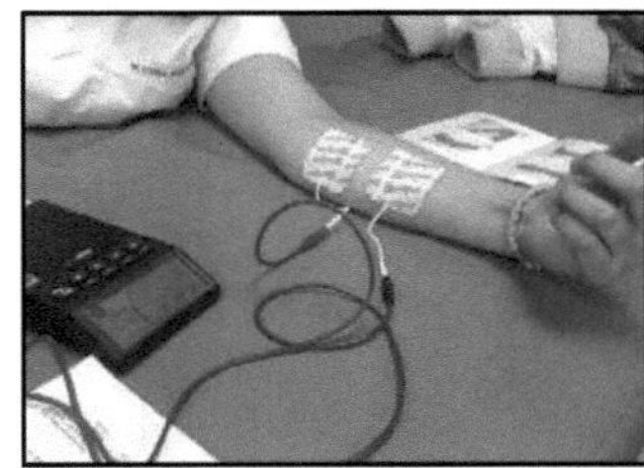

Los electrodos son de distintos tipos y tamaños, siendo algunos más efectivos que otros. La ventaja de algunos electrodos radica en su flexibilidad, fácil aplicación y su reutilización. Existen tres tipos:

✓ Ortopédico empapado en agua

✓ Goma impregnado con carbón

✓ Silicona llena de carbón

La ubicación de los electrodos ofrece una gama de posibilidades:

- Áreas dolorosas
- Punto superficial de un nervio periférico
- Distribución dermatómica del nervio involucrado
- Puntos desencadenantes de dolor y/o de acupuntura
- Miotoma segmentario
- Puntos motores

La distancia de los electrodos es importante, recordando que la resistencia de la piel es inversamente proporcional a la distancia. De este modo, es recomendable una distancia superior a 1 centímetro entre ambos electrodos.

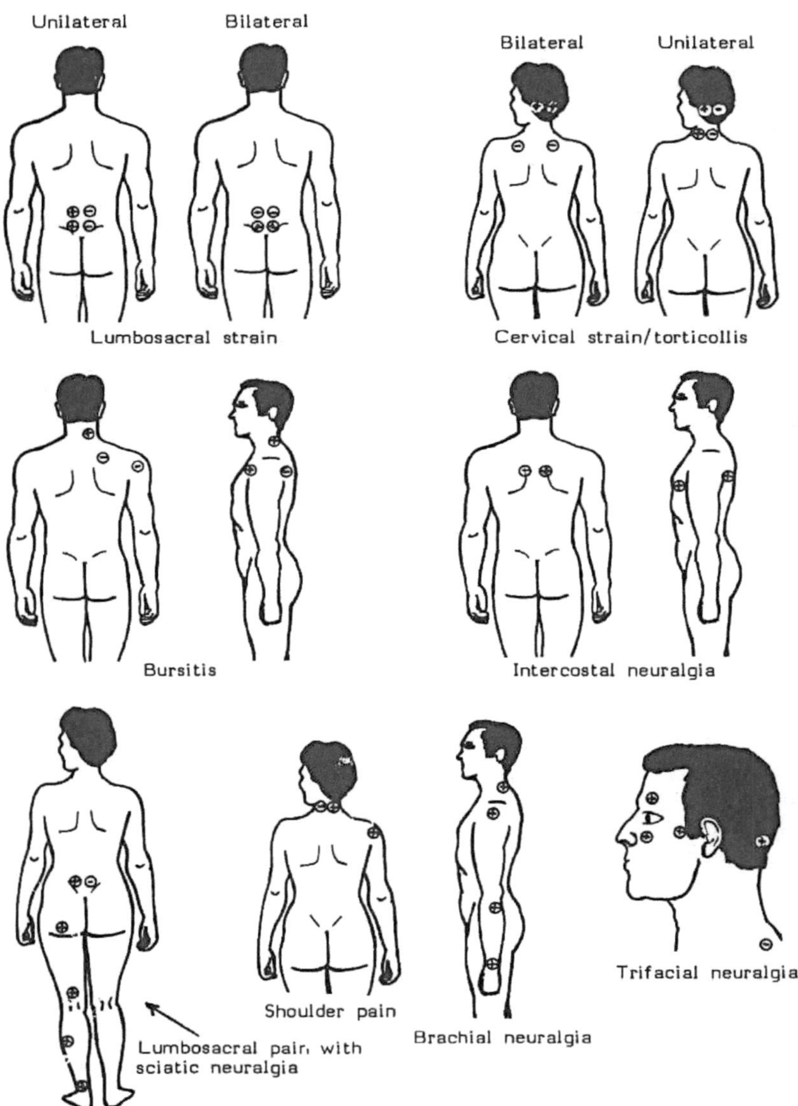

Unilateral
Bilateral
Lumbosacral strain
Bilateral
Unilateral
Cervical strain/torticollis
Bursitis
Intercostal neuralgia
Lumbosacral pain with
sciatic neuralgia
Shoulder pain
Brachial neuralgia
Trifacial neuralgia

CAPÍTULO 19
CORRIENTES INTERFERENCIALES

1. INTRODUCCIÓN

En Austria, **Nemec** (1930) llega a la conclusión de que la frecuencia era el factor responsable de las molestias que experimentaban los pacientes y que no permitía el empleo de intensidades altas. **D`Arsonval** (1981) trabaja con corrientes sinusoidales y relaciona la excitabilidad muscular con la frecuencia de la corriente, determinando lo siguiente: con

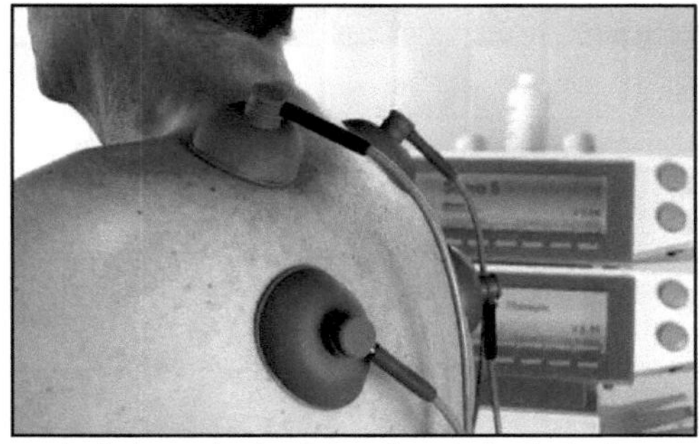

frecuencias de 0 a 2.500 Hz la excitabilidad muscular aumenta progresivamente (contracción muscular notoria), con frecuencias 2.500 a 5.000 Hz se produce una excitabilidad estacionaria, y con aquellas que se encuentran por sobre los 5.000 Hz o mayores, se produce una disminución progresiva de la contracción muscular y tendencia al efecto analgésico. D`Arsonval realizó ensayos con corrientes alternas entre 0 y 20khz (20.000 Hz) de frecuencia en animales experimentales. Él se percató que aquellas frecuencias de 4.000 a 4.100 Hz los hacía estar menos excitables (menor contracción muscular), postulando además que el trabajo entre estos rangos permitía incrementar la intensidad (o amplitud) en altas dosis sin un malestar significativo.

Las corrientes interferenciales nacen gracias a Nemec, quien preparó dos generadores de corrientes Farádicas sinusoidales de aplicación bipolar, es decir, con dos electrodos. Uno de los circuitos lo dejó a 4.000 Hz de frecuencia, mientras que el otro lo calibró a 4.100 Hz, además ambos

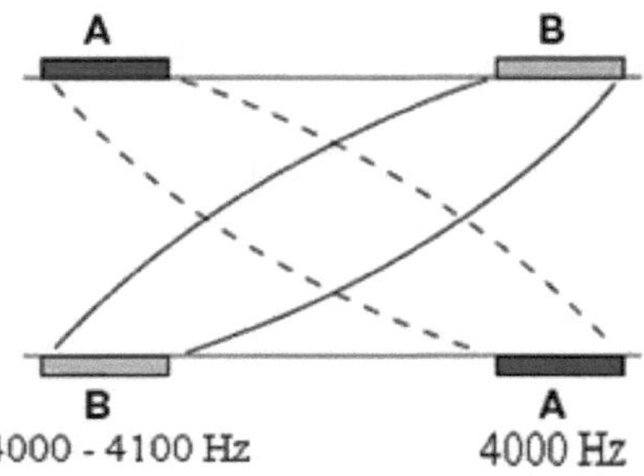

fueron dispuestos perpendicularmente para que se cruzaran. Así obtuvo en la zona de cruce una corriente modulada con una frecuencia oscilante entre 0 y 100 Hz. A esta nueva corriente obtenida la denominó **Corriente Interferencial.**

Amplitud Modulada de frecuencia o AMF

Corresponde a la diferencia entre las dos frecuencias portadoras (2 corrientes de media frecuencia) que constituyen la corriente interferencial, siendo la frecuencia con variará la amplitud (o intensidad); ejemplo: dos corrientes de media frecuencia que originan una onda interferencial, una de ellas con 5.000 Hz y otra de 5.100 Hz, permite una AMF de 100 Hz.

La AMF también determina el efecto que se busca con la terapia, de este modo, una AMF baja (menor a 80 o 100Hz) genera más excitabilidad muscular, mientras que aquellas AMF altas (mayores a 100 Hz) tienen un efecto más analgésico (la AMF es modulada por el kinesiólogo).

2. MECANISMO DE PRODUCCIÓN DE LAS CORRIENTES INTERFERENCIALES

- Aplicación simultánea de dos corrientes de media frecuencia con intensidades constantes y de diferentes frecuencias (dicha diferencia de frecuencias o AMF es asignada por el kinesiólogo). Las dos corrientes de media frecuencia son denominadas como ***corrientes portadoras***, las cuales también serán seleccionadas por el tratante según el efecto deseado. Las corrientes portadoras con frecuencias entre 2.000 – 5.000 Hz generan una mayor excitación muscular, frecuencias entre 2.500 – 5.000 Hz permiten una contracción muscular estacionaria, y aquellas de 5.000 Hz o más producen analgesia.

- El cruce de las corrientes portadoras de media frecuencia ocurre en el interior del cuerpo. La intersección genera la aparición de una nueva corriente modulada de baja frecuencia e intensidad variable la cual es denominada como corriente Interferencial (la intensidad es constante, pudiendo ser creciente o decreciente).
- La AMF es equivalente a la frecuencia de tratamiento.
- Las corrientes Interferenciales se acoplan a la resistencia de la piel, lo que permite emplear intensidades elevadas sin el riesgo de producir dolor.
- A mayor frecuencia de base (frecuencias de las corrientes portadoras; mayor analgesia), es posible aplicar mayores intensidades.

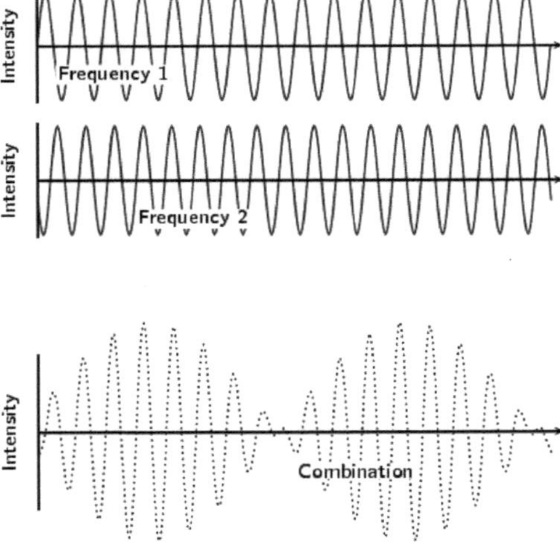

3. CONSIDERACIONES FISIOLÓGICAS

Luego de un estímulo eléctrico se produce un período refractario, lo que implica que la fibra nerviosa no vuelve a responder a nuevos estímulos. Si se quiere volver a excitar dicha fibra, se debe permitir un tiempo de descanso para que se repolarice, por lo tanto, se debe interrumpir el estímulo.

En la terapia con corrientes alternas no se producen estas interrupciones (tiempos de descanso). Conviene señalar que la duración del estímulo y del reposo son dependientes del estado funcional del nervio o músculo tratado. Es necesario recordar, que para cada clase de nervio existe una frecuencia con la que éste reacciona más adecuadamente. Si la frecuencia es baja, se permite un tiempo necesario para llevar a cabo la repolarización, y por lo tanto, para una nueva respuesta. De este modo, frecuencias mayores generarán una menor excitabilidad, mientras que aquellas frecuencias bajas permitirán una excitabilidad más elevada gracias al mayor lapso de tiempo entre las descargas (tiempos de descanso más largos).

Si empleamos dos corrientes alternas de media frecuencia, se genera en la intersección de ambas, un aumento y disminución rítmica de la amplitud (intensidad), la cual se hace constante. De este modo, sólo puede ser modulada (AMF), siendo la modulación la responsable de una mayor (AMF baja) o menor (AMF alta) excitabilidad de los tejidos.

4. PRINCIPALES EFECTOS FISIOLÓGICOS DE LAS CORRIENTES INTERFERENCIALES

- Activación de la "Puerta de Control" o "Gate Control" al estimular las fibras de grueso diámetro (con AMF alta)
- Normalización del balance neurovegetativo dependiente de descargas orto simpáticas derivadas de fibras cutáneas y musculares (con AMF baja)
- Si se quiere estimular las fibras de grueso calibre la intensidad debe ser baja, las frecuencias portadoras altas. La AMF indicará la frecuencia con que se despolarizarán las fibras nerviosas

5. ACOMODACIÓN

Se produce cuando la sensación que percibe el paciente (sometido a estimulación eléctrica) va disminuyendo en la medida que transcurre el tiempo, llegando incluso a desaparecer. Se debe a una menor tasa de descarga de los receptores.

¿Cómo evitar la acomodación? (dos maneras)

(1) Variando la Intensidad: ir aumentando la intensidad cada vez que el paciente note una atenuación de la corriente. Esto podría resultar incapacitante y poco cómodo, pues las posibilidades de generar dolores y fatigas musculares post aplicación son elevadas.

(2) Variando la frecuencia: es lo que habitualmente se realiza, especialmente en el caso de las corrientes Interferenciales, lo que se efectúa a través de la *Modulación de la Frecuencia* o *Espectro de frecuencia*. El Espectro de frecuencia es una gama automática y rítmica de frecuencias modificadas, que se superponen a la AMF elegida con fines terapéuticos (es un espectro de frecuencias que se añade a la AMF).

Ejemplo: Se tiene una AMF de 10 Hz y un Espectro de frecuencias de 40 Hz. La corriente comienza en el nivel de la AMF seleccionada (10 Hz) y luego alcanza gradualmente o de manera violenta los 50 Hz (producto de los 40 Hz adicionales añadidos para evitar la acomodación), para luego volver 10 Hz. Aquel ciclo se repite durante todo el período de tratamiento.

Se recomiendan Espectros de frecuencias amplios, de gran duración, para evitar la posibilidad de que se genere la acomodación.

6. TÉCNICAS DE APLICACIÓN

(1) Método Tetrapolar

(2) Método Tetrapolar con Vector automático

(3) Método Bipolar

(1) MÉTODO TETRAPOLAR (4 electrodos)

Se emplean 4 electrodos (polos), por lo que se trata de dos circuitos. El aparato entrega dos corrientes alternas de media frecuencia no moduladas, las cuales se cruzan en el interior del cuerpo del paciente, lugar donde se produce la interferencia.

La *Profundidad de Modulación* corresponde a la intensidad mínima que se toma en cada período descendente de modulación. Se expresa en porcentaje.

Si la oscilación llega al nivel 0, la Profundidad de Modulación es de 100% (es la que se debe emplear en terapia Interferencial). La Profundidad de Modulación es dependiente de la dirección de la corriente, y puede variar de 0 a 100%. Si la superposición de los circuitos de corrientes portadoras es perpendicular, se obtienen diagonales de 45° y la profundidad de modulación alcanza el

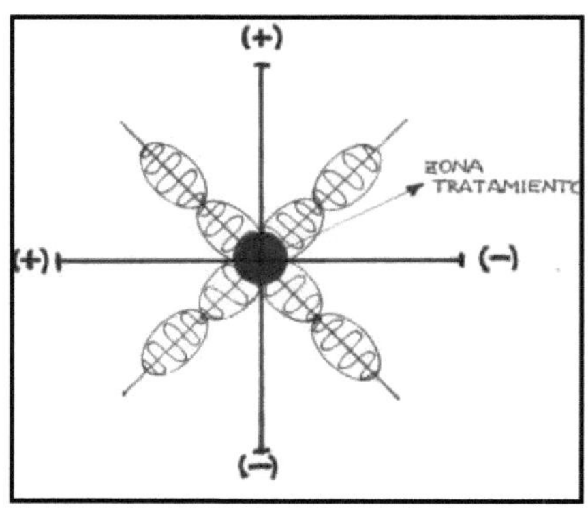

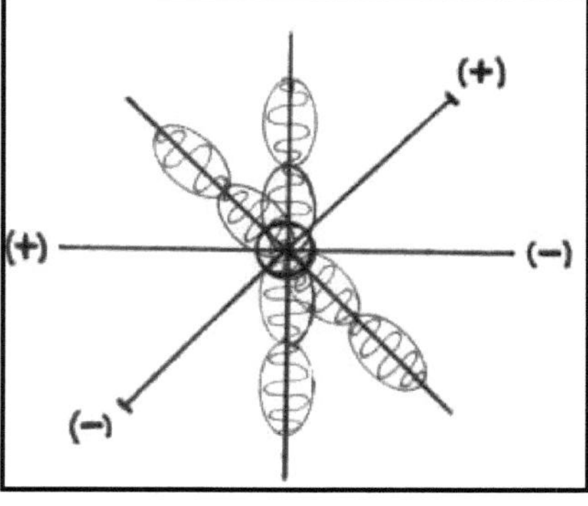

100%. Con una Profundidad de Modulación de 100%, la estimulación recibida será la propicia para una excitación nerviosa correcta. Por lo tanto, la colocación de los electrodos resulta primordial si se quiere obtener una máxima Profundidad de Modulación e intensidad en el área de tratamiento.

(2) METODO TETRAPOLAR CON VECTOR AUTOMÁTICO

Sólo se debe variar la intensidad de uno de los dos circuitos entre 50 y 100% (del valor máximo ajustado). De este modo, el área donde la profundidad es de 100% (diagonales de 45°) permite que el vector rote aumentando el área de la zona de tratamiento. Equipos modernos alcanzan vectores de 360°. (x = I)

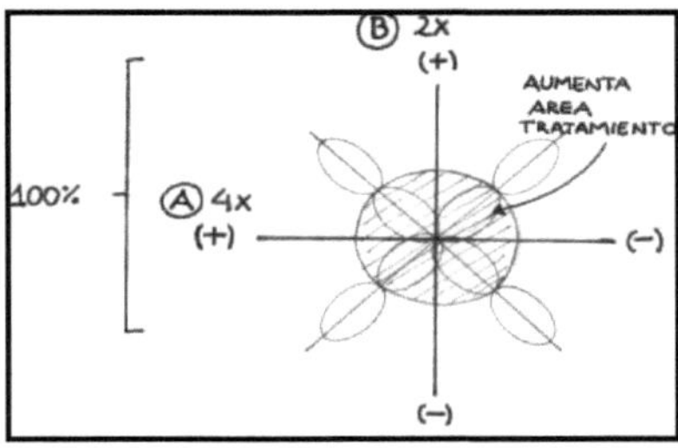

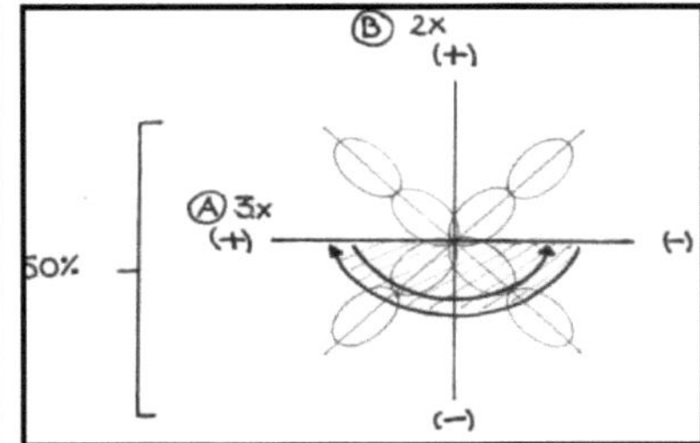

(3) METODO BIPOLAR o PREMODULADA (2 electrodos)

Se emplean dos polos (1 circuito). Se caracteriza porque la corriente Interferencial se genera en el interior del aparato, lo que quiere decir que ya proviene modulada de él (a diferencia del método tetrapolar que modula la corriente en el cuerpo). En esta modalidad la AMF se debe seleccionar previamente. Como sólo existen dos electrodos, la superposición de la corriente resulta lineal, mediante una línea imaginaria que une dichos electrodos. La Profundidad de Modulación sobre la línea imaginaria es de 100%. El método bipolar es el más agresivo.

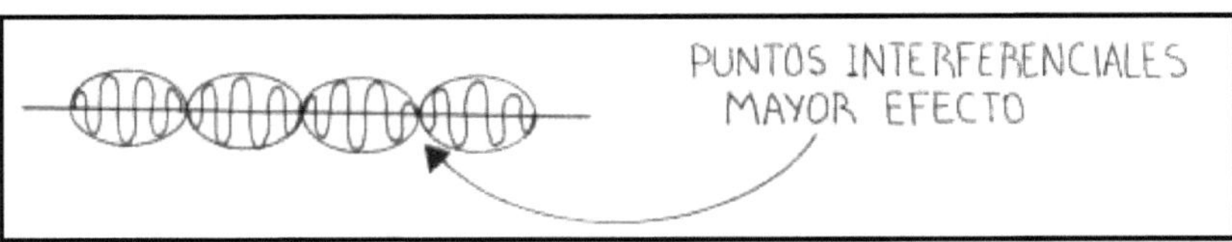

7. TIPOS DE ELECTRODOS

Pueden ser *planos*, *rectangulares*, *de ventosa* (o de copa) y como *lapicero*. Aquellos electrodos de menor tamaño permiten la concentración de más corriente en un punto. Los electrodos tipo ventosa son los más empleados en terapia Interferencial Tetrapolar, pues permiten al paciente cambios de posición debido a su grado de fijación. Los electrodos tipo lapicero resultan útiles para el tratamiento de puntos dolorosos.

Debe considerarse el tamaño de los electrodos, pues en los más pequeños la densidad corriente será de una magnitud mayor. (la intersección de los circuitos estará más cercana a los electrodos).

8. TRATAMIENTO Y CONSIDERACIONES

La terapia con corrientes Interferenciales (TIF) es empleada tanto en afecciones dolorosas agudas como crónicas, pues posee efectos de carácter analgésico y estimulante. Además, pueden resultar una buena

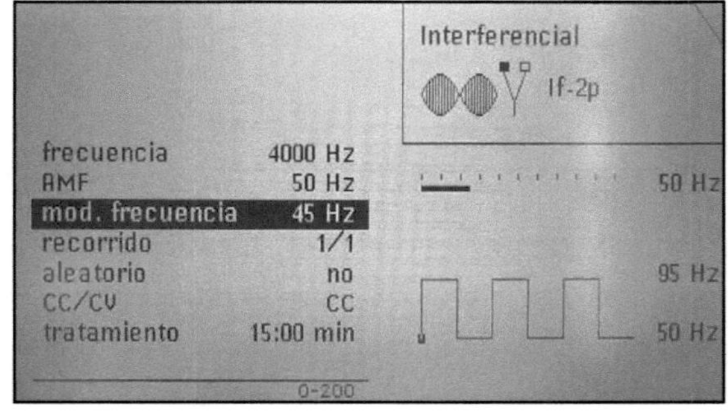

herramienta en aquellas condiciones en las que se busque mejorar la potencia muscular, por ejemplo, por un déficit, o con la finalidad de fortalecer la musculatura.

La utilización de las corrientes de media frecuencia permite actuar con profundidad, pues la resistencia de la piel y los tejidos disminuyen al incrementar la frecuencia. Las corrientes Interferenciales permiten la combinación de las acciones benéficas de las corrientes de bajas frecuencias y la profundidad alcanzada por las corrientes de frecuencias media, teniendo una excelente influencia sobre la contracción muscular y eliminando al mismo tiempo la elevada resistencia.

PARÁMETROS EN EL TRATAMIENTO CON CORRIENTES INTERFERENCIALES

- Elección de la frecuencia portadora (frecuencia de base)
- Elección de la AMF (frecuencia de tratamiento)

- Elección del Espectro de frecuencia (para impedir la acomodación)
- Elección de la oscilación del espectro (de larga o corta oscilación; habitualmente se prefieren las oscilaciones largas

A. Elección de la Frecuencia Portadora

Si se desea analgesia y mejorar la circulación sanguínea, las frecuencias portadoras deberán ser igual o mayor a 4.000 Hz (con frecuencias más altas el efecto se va haciendo cada vez mayor). Útil en procesos tanto agudos como crónicos. Si lo que se busca es el fortalecimiento muscular y mejorar las contracciones musculares, es conveniente el empleo de frecuencias portadoras entre 2.000 y 2.500 Hz.

B. Elección de la AMF

En aquellos procesos subagudos y crónicos, en los cuales el interés radica en conseguir mejorar la activación muscular, utilizaremos AMF menores a 50 Hz. Por el contrario, dolencias agudas, en las que se busca como primer objetivo la analgesia e incremento del flujo de sangre, deben emplearse AMF más altas (100 Hz).

C. Elección del Espectro de Frecuencia

Para los procesos subagudos y crónicos, debido a que las AMF son menores, se recomiendan Espectros superpuestos amplios (ejemplo: con una AMF 20 Hz, Espectro de Frecuencia de 60 Hz), mientras que, al tratarse de procesos agudos, los cuales implican AMF altas, deben utilizarse AMF más elevadas (ejemplo: con una AMF de 100 Hz, Espectro de Frecuencias de 20 Hz).

D. Elección de la Oscilación del Espectro

La oscilación del Espectro es el tiempo que tarda el Espectro seleccionado en recorrer el rango entre la AMF seleccionada al valor asignado al Espectro (es el tiempo de duración del Espectro de Frecuencia). Tiempos largos de oscilación evitan el fenómeno de acomodación, mientras que períodos breves de oscilación implican el riesgo de que el tejido se acomode.

9. DOSIFICACIÓN

La corriente debe ser percibida por el paciente como una sensación agradable, no debe generar picazón ni pinchazos, pues esto significaría que la aplicación es incorrecta, además deben ser consideradas las condiciones tróficas de la piel. Los tiempos de tratamiento son variables, pero lo recomendado es:

- **Procesos AGUDOS: < 10 minutos de tratamiento**
- **Procesos SUBAGUDOS y CRONICOS: 10 a 15 minutos**

Es recomendable una frecuencia de tratamiento de 2 veces por día y 8 a 10 sesiones de tratamiento en aquellas dolencias agudas, mientras que en los procesos crónicos pueden realizarse tratamientos de 1 o 2 veces por día con 15 a 20 sesiones.

10. INDICACIONES Y CONTRAINDICACIONES

- ✓ Tratamiento de procesos agudos y crónicos
- ✓ Fortalecimiento muscular
- ✓ Contracturas musculares
- ✕ Implantes metálicos
- ✕ Marcapasos

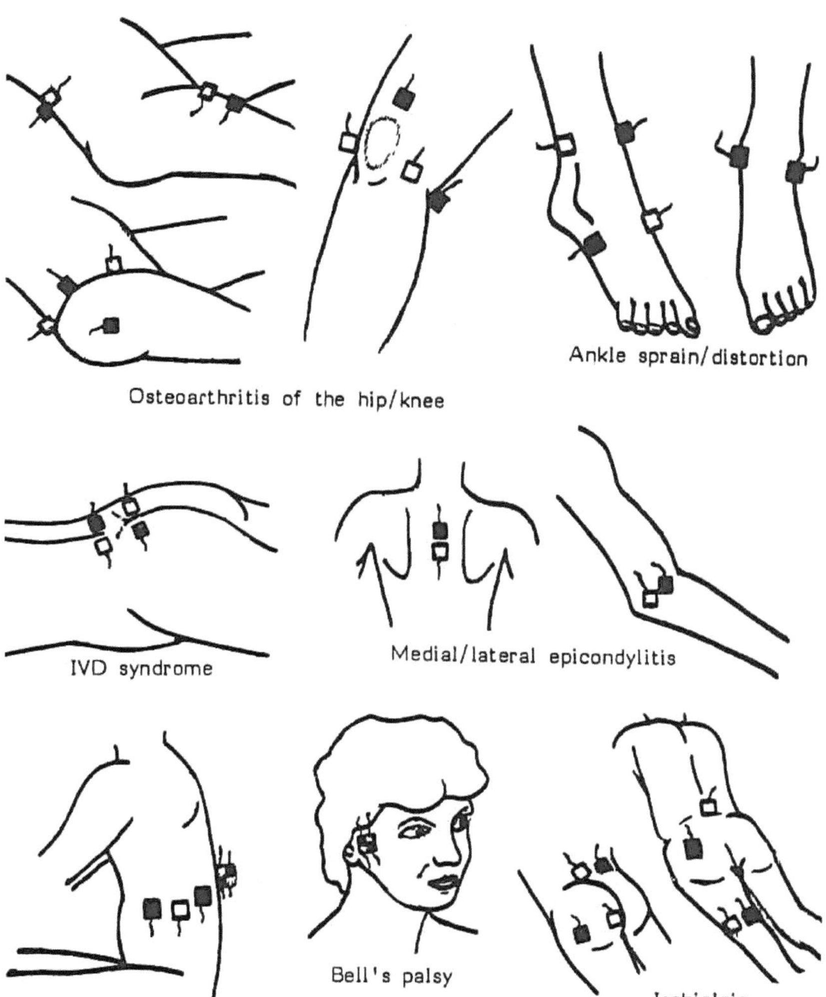

Osteoarthritis of the hip/knee
Ankle sprain/distortion
IVD syndrome
Medial/lateral epicondylitis
Chronic hepatitis
Bell's palsy
Ischialgia

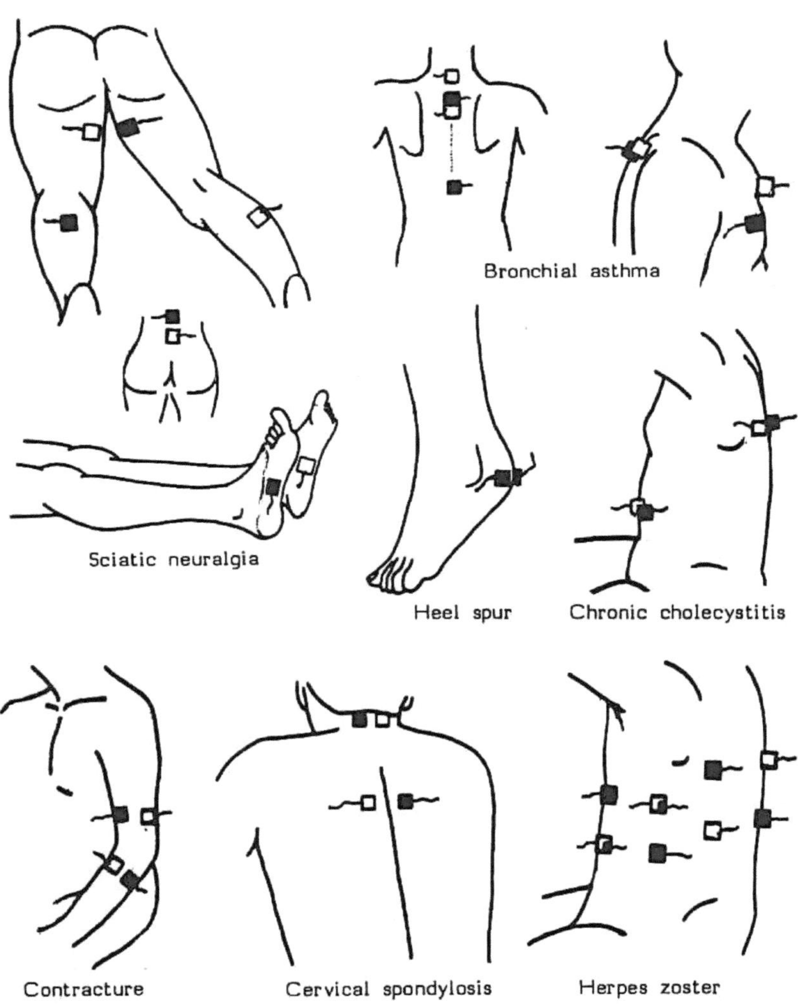

Bronchial asthma
Sciatic neuralgia
Heel spur
Chronic cholecystitis
Contracture
Cervical spondylosis
Herpes zoster

CAPÍTULO 20
TERAPIA COMBINADA

En terapia física el término "terapia combinada" se refiere al uso simultáneo de ultrasonido y corriente eléctrica, habitualmente corriente de baja y media frecuencia. La práctica está apoyada en los fundamentos fisiológicos de las corrientes de baja y media frecuencia. En esta técnica el ultrasonido actúa como conductor de la corriente y de las ondas mecánicas. El ultrasonido es el electrodo activo, mientras que para cerrar el circuito se utiliza el ánodo situado en otra región corporal el que actúa como electrodo dispersante. El electrodo activo (US) representa en la mayoría de las oportunidades al cátodo (-), aunque puede cambiarse la polaridad si se trabajan con corrientes de baja frecuencia.

1. CORRIENTE CONSTANTE V/S VOLTAJE CONSTANTE

Ley de Ohm

Ley postulada por el físico alemán George Ohm, es una de las leyes fundamentales de la electrodinámica vinculada al voltaje o diferencia de potencial (volt), la intensidad de la corriente (ampere) y la resistencia (ohm). Esta ley postula que "el flujo de corriente (A) que circula por un circuito eléctrico cerrado, es directamente proporcional a la tensión o voltaje aplicado, e inversamente proporcional a la resistencia (Ω) tiene conectada".

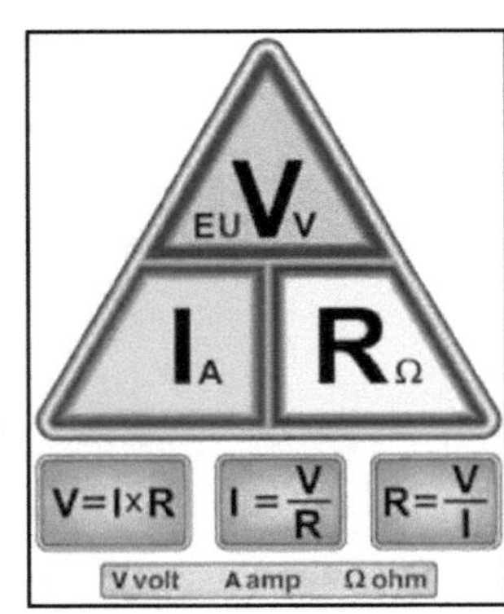

Cuando el valor de la resistencia varía, el valor de la intensidad de corriente varía de forma inversamente proporcional, por lo que al incrementarse la resistencia la corriente disminuye y viceversa, siempre que el valor de voltaje o tensión se mantenga constante.

De acuerdo con la misma ley, el valor de voltaje es directamente proporcional a la intensidad de la corriente, por lo que, si el voltaje aumenta o disminuye, la intensidad de corriente que circula por el circuito aumentará o disminuirá en la misma proporción siempre y cuando la resistencia se mantenga constante

Corriente Constante (CC)

Esta aplicación también se denomina corriente regulada. Para esta situación la corriente fluye a una amplitud constante (ajustada manualmente por el terapeuta) para un rango específico de impedancia. De acuerdo con la ley de Ohm el voltaje dependerá de los cambios de impedancia del tejido. Esta modalidad se utiliza en las aplicaciones de electroterapia estática o fijas, en donde se sitúan los electrodos en una ubicación sin posibilidad de que estos puedan moverse. Esto genera variaciones de voltaje que quedan supeditados a los cambios de los valores de amplitud (determinado por el operador) manteniéndose la resistencia de los tejidos biológicos debido a que no hay variaciones en la posición de los electrodos.

Al trabajar con el modo de corriente constante ocurren variaciones del voltaje, disminuyendo al mejorar el contacto de los electrodos (menor resistencia de los tejidos) o incrementándose al elevar el valor de intensidad de la estimulación. Si disminuye el contacto de los electrodos (mayor densidad de corriente) se produce un incremento del voltaje con riesgo de quemaduras en el paciente. Actualmente los equipos exhiben un valor de voltaje máximo límite.

Voltaje Constante

Se denomina también voltaje regulado. En esta aplicación se entrega un valor de voltaje constante dentro de rangos específicos de impedancia. El flujo de corriente que se conduce a través de los electrodos varía inversamente con la impedancia para mantener el valor de voltaje ajustado por el terapeuta. Esta técnica se aplica al trabajar en una electroterapia dinámica, en la cual los electrodos se mueven por una extensa superficie la cual se enfrentará a diferentes valores de impedancia, variando la cantidad de energía suministrada para mantener el valor de voltaje ajustado.

La resistencia de la piel no siempre es constante, varía con el espesor de la dermis, tejido adiposo, humedad de la piel, riego sanguíneo, trofismo de la piel. Si se trabaja en CC estas variaciones de impedancia proporcionarían valores dispares de voltaje.

Si disminuye la transmisión de corriente o el contacto (menor resistencia) disminuye la posibilidad de quemaduras por disminución de la densidad de corriente.

Si mejora el contacto o transmisión de corriente el voltaje se incrementa, resultando en un alto nivel de estimulación.

2. ESQUEMA

El electrodo activo es el cátodo (-) y corresponde al cabezal del ultrasonido. El electrodo pasivo es el ánodo (+), el cual debe ser de mayor tamaño y servirá como elemento dispersor de la carga eléctrica entregada por el cabezal del US.

3. TÉCNICA DE APLICACIÓN

- Instalar el ánodo en la región de referencia (tratamiento), idealmente envuelto en una toalla delgada húmeda, y asegurar el buen contacto entre el electrodo y la piel
- Selección de los parámetros de corriente y US según el efecto terapéutico buscado

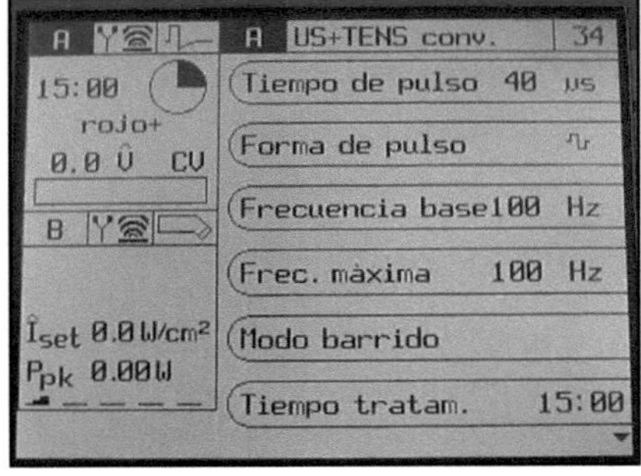

- No olvidar registrar la utilización de voltaje constante en el panel de control
- Agregar gran cantidad de gel electroconductor al cabezal del US (cátodo) y emplear la técnica dinámica al deslizarlo sobre el área de tratamiento.

- A medida que se comienza a deslizar el cabezal del US, ir incrementando la intensidad de la corriente hasta que el paciente refiera una sensación de parestesia agradable y suave.
- Aplicar la máxima intensidad tolerable por el paciente.
- Si al deslizar el cabezal se encuentran puntos dolorosos, debe situarse el transductor sobre aquel punto e incrementar la intensidad de la corriente hasta el máximo tolerable (este procedimiento busca eliminar el punto doloroso).
- Se recomienda un tiempo de tratamiento de 15 a 20 minutos.
- Una vez completado el tratamiento con terapia combinada, bajar la intensidad, apagar el equipo y desconectar al paciente.
- Luego de la aplicación, dejar reposar al paciente en la misma posición en que fue tratado por aproximadamente 3 a 5 minutos. Esto busca una recuperación del estado de máxima relajación para evitar mareos y desmayos

4. AJUSTE DE INTENSIDAD

En la técnica de terapia combinada ambos canales, A y B (Electroterapia y US), se activan simultáneamente. La intensidad de la corriente terapéutica proviene del canal A, mientras que la intensidad del US es vía canal B.

5. PRECAUCIONES

Es recomendable la aplicación de densidades de corriente no mayores a 2.0, pues si se sobrepasa dicho nivel, son mayores los riesgos de ocasionar irritación cutánea y quemaduras. Se debe aplicar siempre gel electro conductor en el área tratada debido a los principios físicos que rigen al US. El transductor del US debe ser aplicado con la técnica dinámica para evitar una alta acumulación de intensidad en un solo punto.

6. INDICACIONES Y CONTRAINDICACIONES

INDICACIONES	CONTRAINDICACIONES
✓ Artrosis	X Fiebres severas
✓ Contracturas	X Problemas cardiovasculares severos
✓ Epicondilitis	X Problemas Psicológicos (nerviosismo)
✓ Puntos de dolor Miofascial	X Cáncer, Tumor (metástasis)
✓ Neuropatías	X Tuberculosis generalizada
✓ Paratendinitis	X Marcapasos
	X Implantes Metálicos

7. CONTRAINDICACIONES RELATIVAS

- Infecciones a la piel
- Tromboflebitis
- Arritmias (si la técnica es realizada en el tórax)
- Disminución de la sensibilidad
- Alrededor del Seno Carotideo
- Embarazo (primer trimestre; en el caso de una aplicación lumbar o abdominal).

CAPÍTULO 21
CORRIENTE DIRECTA (GALVÁNICA)

1. INTRODUCCIÓN

En 1971, **Luigi Galvani** publica un escrito titulado *"De Viribus Electricitatis in motu muscularis",* el cual señalaba los efectos de la electricidad sobre el movimiento muscular, y además

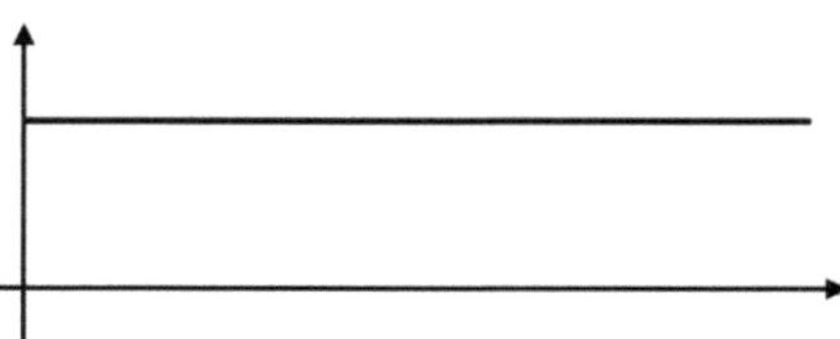

aseguraba que los seres vivientes producían electricidad. Años más tarde, **Volta**, fabrica la primera pila eléctrica, corroborando las creencias de que se podía obtener energía eléctrica en base a medios químicos. De este modo, consiguió producir corriente eléctrica, la que, en honor a Luigi Galvani, bautizó como Corrientes Galvánicas. Gracias a los descubrimientos realizados por Galvani y volta, se dio paso a la proliferación de dichas corrientes en el campo médico – biológico.

Posteriormente fueron apareciendo nuevas modalidades eléctricas como las corrientes farádicas (corrientes variables de bajas frecuencias) y corrientes variables de alta frecuencia (siglo XX), las que lograron un crecimiento notable del campo electro terapéutico.

Alessandro Giuseppe Antonio Anastasio Volta, físico italiano, realiza 1775 su primer invento de un aparato relacionado con la electricidad. Con dos discos metálicos, separados por un conductor húmedo, pero unidos con un circuito exterior logra, por primera vez, producir corriente eléctrica continua, se inventa el electróforo perpetuo, un dispositivo que una vez que se encuentra cargado puede transferir electricidad a otros objetos. Entre los años 1776 y 1778 se dedica a la química y descubre y aísla el gas de metano. Llegó a otra conclusión en el año 1794, que no era necesario la participación de los músculos de los animales para producir

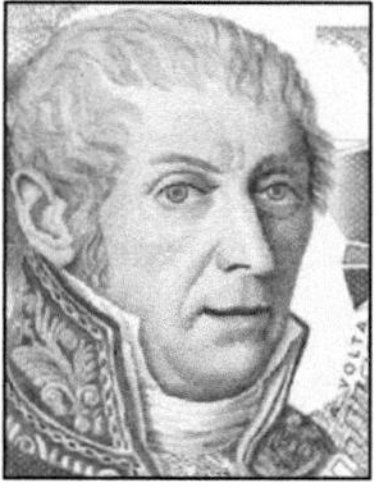

corriente. Este hallazgo, le produjo una multiplicidad de conflictos, no sólo con su amigo Galvani, sino con la mayoría de los físicos de la época que eran adherentes a la idea de que la electricidad sólo se producía a través del contacto de dos metales diferentes con la musculatura de los animales. Sin embargo, cuando Volta logró construir la primera pila eléctrica, demostró que él se encontraba en lo cierto y había ganado la batalla frente a sus colegas.

La pila voltaica, cuya imagen de la muestra original se encuentra a la derecha, consiste en treinta discos de metal separados por paños húmedos. Durante la primera parte del siglo XIX, eran construidas como fuentes proveedoras de corriente continua.

2. CARACTERÍSTICAS DE LA CORRIENTE GALVÁNICA

Es una corriente unidireccional (la corriente fluye en un solo sentido o dirección), no interrumpida y de intensidad constante. Esta corriente es de bajo voltaje o tensión (60 a 80 volts) y baja intensidad (como máximo 200 mA), pero para aplicaciones terapéuticas se emplearán como máximo 10mA

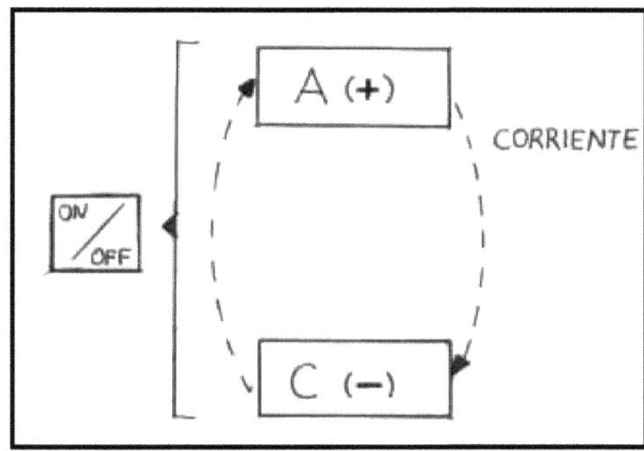

debido a que los riesgos de ocasionar irritación y quemaduras son altos.

Es conveniente recordar que el flujo de carga eléctrica negativa (-), es de cátodo (-) a ánodo (+), mientras que el flujo de carga eléctrica positiva (+) se moviliza de ánodo (+) a cátodo (-). El flujo de corriente es de ánodo a cátodo, mientras que el flujo de electrones es de cátodo a ánodo.

3. FASES DE LA CORRIENTE GALVÁNICA

Dentro de la aplicación de corriente galvánica es posible distinguir tres fases:

1. **Fase de Cierre del Circuito:** la corriente incrementa su intensidad de forma brusca.

2. **Fase Estacionaria (o Estado):** la intensidad de la corriente es constante (corriente Galvánica en esencia).

3. **Fase Apertura del Circuito:** luego de la aplicación de corriente la intensidad decrece a 0mA.

La corriente Galvánica posee dos formas de producción. Una utiliza pilas o baterías recargables (equipos portátiles), mientras que la otra se realiza mediante la rectificación de la corriente alterna, lo cual se consigue a través de los equipos

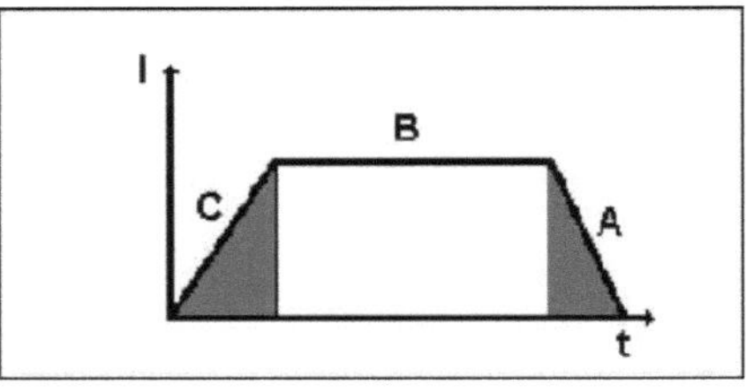

modernos. Los equipos de corriente Galvánica constan de dos polos (derivaciones o terminaciones) y un computador de polaridad. Los polos vienen diferenciados por color, siendo el rojo el polo positivo (+) o ánodo y el negro el polo negativo (-) o cátodo. El computador de polaridad permite tres posiciones:

(+): La derivación Roja es positiva y la negra negativa
(-): La derivación Roja es negativa y la negra positiva
0: No se suministra corriente eléctrica

El cierre y apertura del circuito se realiza manualmente con un conmutador ON/OFF.

4. EFECTOS DE LA CORRIENTE GALVÁNICA

(I) Electrotérmico: el movimiento de cargas eléctricas en un medio conductor provoca una microvibración de las partículas que componen aquel medio, lo que origina un efecto calórico. En el caso del organismo, la elevación de temperatura es leve, más o menos 2 a 3° C bajo los polos (derivaciones), y no posee gran utilidad terapéutica.

(II) Electroquímico: produce electrolisis (alteración de la configuración molecular; separa las moléculas) causada por la conducción de la corriente eléctrica a través de los electrolitos. Sólo ocurre si el campo eléctrico es en el mismo sentido. El campo eléctrico provoca la migración de iones positivos (+) hacia el polo negativo (-) o cátodo, mientras que aquellos iones negativos (-) lo hacen hacia el polo positivo (+) o ánodo (es por esta razón que reciben el nombre de aniones y cationes). Esto ocasiona un depósito (o liberación) de cargas eléctricas de polaridad contraria al electrodo, lo que significa un cambio en la configuración molecular que separa los iones. Según lo expuesto, la cantidad de iones depositados bajo los electrodos es directamente

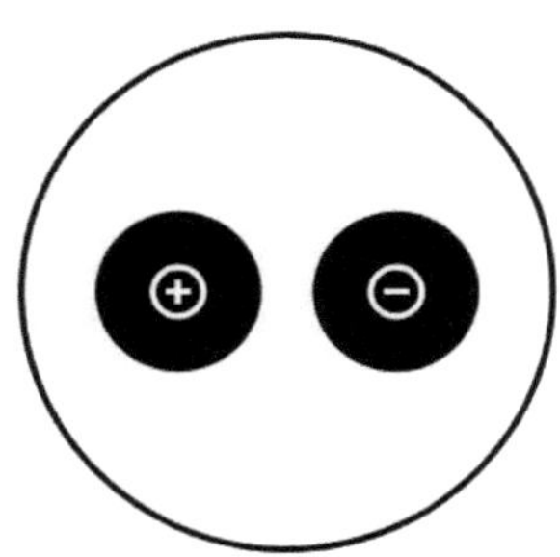

proporcional a la cantidad de corriente eléctrica (intensidad), por lo tanto, el número de reacciones químicas que se producen son proporcionales a la cantidad de electricidad que pasa a través de la solución (precaución con la intensidad). Además, la cantidad de diferentes electrolitos depositados (o liberados) por una cantidad dada de carga suministrada es proporcional a su peso equivalente.

Los electrodos (derivaciones) además de atraer iones, los repelen (base de la Iontoforesis). Los cambios electroquímicos ocurren a nivel celular, específicamente en la membrana mitocondrial, donde se estimula la *Adenosin Trifosfatasa* (ATPasa), la cual transforma el ATP en ADP, lo que libera energía que puede ser utilizada por ejemplo para el transporte activo *(bomba de Sodio-Potasio ATPasa)*. Dicha energía puede facilitar también la acción de la *Succinato Deshidrogenasa (Ciclo de Krebs)*. Se está investigando el posible hecho de generar la síntesis de ADN a través de corriente eléctrica, pero aún no están claros los mecanismos químicos involucrados.

(III) Electrofísicos: también genera la migración de moléculas cargadas (proteínas, lipoproteínas), sin afectar su configuración molecular, lo que favorece la excitación del nervio periférico, donde ocurre un gran flujo de sodio (Na+2) y potasio (K+). Este proceso provoca de manera indirecta la actividad de la musculatura lisa o esquelética, activación de mecanismos analgésicos endógenos y respuestas vasculares.

ANOFORESIS: movimiento de partículas positivas al polo negativo o cátodo.

ANOFORESIS: movimiento de partículas negativas hacia el polo positivo o ánodo.

(CATOFORESIS + ANOFORESIS = ELECTROFORESIS)

5. EFECTOS FISIOLÓGICOS DE LA CORRIENTE GALVÁNICA

(A) EFECTOS POLARES: son aquellos efectos que ocurren debajo de los electrodos.

Tabla 37. Efectos de la corriente Galvánica bajo el ánodo y cátodo

ÁNODO (POLO +)	CÁTODO (POLO -)
Reacción ácida	Reacción alcalina
Oxidación	Reducción
Quemaduras ácidas	Quemadura tipo alcalina
Liberación de oxígeno	Liberación de hidrógeno
Coagulación	Licuefacción
Rechazo de Iones positivos (+)	Rechazo de iones negativos (-)
Acción sedante	Acción Excitadora

Actualmente ciertas aplicaciones médicas se basan en la electrolisis para la destrucción de pequeños tumores de la piel. También se emplea para depilación eléctrica (caso de hipertricosis o hirsutismo).

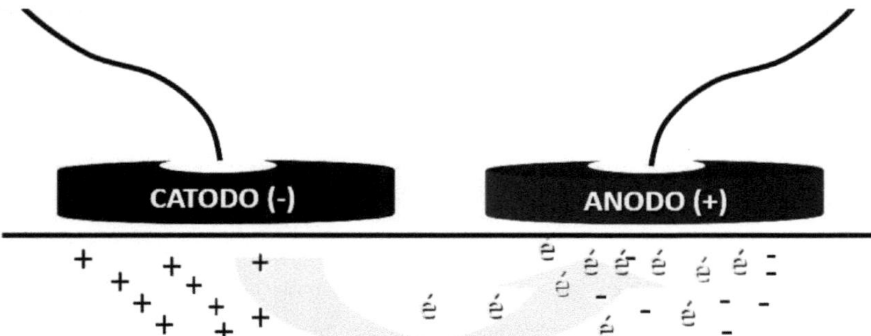

(B) EFECTOS INTERPOLARES: son los efectos que se desarrollan en el interior del organismo, en el área que queda entre los electrodos.

Se basan principalmente en modificaciones del flujo iónico de la membrana celular y estimulación local.

Acción Vasomotora y Trófica

La aplicación de corriente galvánica de intensidades soportables (6 a 9 mA), provocan bajo la región de los electrodos sensaciones de leves pinchazos y prurito, los cuales van disminuyendo en forma gradual por menor resistencia de la piel al paso de corriente eléctrica. Al retirar los electrodos aparece y persiste un enrojecimiento local (hiperemia local), la cual tiene una duración que va de 10 minutos a una hora. Dicha hiperemia es provocada por un cambio de pH bajo los electrodos, el cual favorece una vasodilatación refleja que sirve para restaurar el pH tisular normal.

El efecto trófico viene acompañado de la vasodilatación, producto de un mayor aporte de nutrientes, además de un efecto analgésico y anti inflamatorio.

Acción en el Sistema Nervioso

Bajo el cátodo:

- Mayor excitabilidad (por ser el elemento activo)
- Efecto Neuroestimulante (sólo fibras superficiales, además resulta dolorosa)
- Difícil discriminación entre las fibras estimuladas (sensitivas de gran diámetro, motoras o dolorosas).

Bajo el ánodo:

- Efecto Hipoestésico
- Efecto Sedante
- Efecto Analgésico (buena opción si el dolor es provocado por una estructura superficial)

Debido a que disminuye el umbral de excitación, esta corriente se emplea como terapia previa de las corrientes variables en las parálisis periféricas.

6. EQUIPO

Los equipos de corriente Galvánica deben incluir:

- Una fuente de energía (interruptor ON/OFF).

- Un Reostato; instrumento que permite variar la intensidad.
- Un miliamperímetro; indica la cantidad de corriente eléctrica circulante en cada instante que pasa por el circuito.
- Cables con los electrodos que se conectan a los aplicadores del equipo, el cual tiene salidas con indicaciones de la polaridad, positiva o negativa. Otras veces posee un inversor de polaridad, el cual cambia los polos de la salida en caso de ser activado.

7. PRUEBA DE LAS BURBUJAS

Esta prueba tiene gran utilidad, pues sirve para comprobar la polaridad de los electrodos cuando no se está seguro de cual polo, positivo o negativo, se trata. En un recipiente de agua tibia con un poco de sal, se introducen en forma aislada (por separado) ambos electrodos, y luego se procede a incrementar la intensidad. Se debe observar cuál de los dos

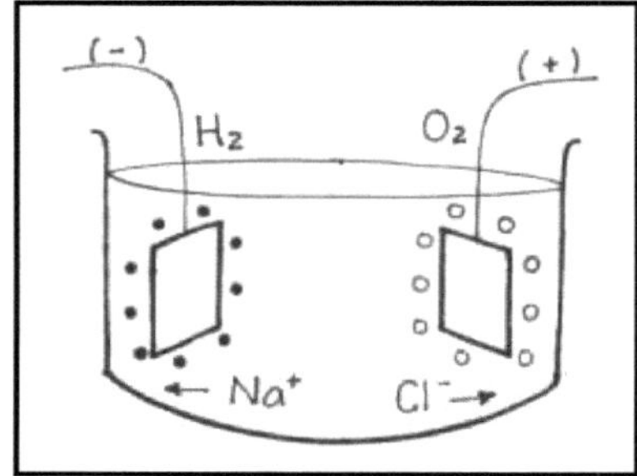

electrodos genera la mayor cantidad de burbujas en el menor tiempo. El cátodo (-) es el polo que produce la mayor cantidad de burbujas, debido a que las moléculas de hidrogeno son más abundantes. Estas moléculas tienden a agruparse alrededor del polo mencionado.

8. PRECAUCIONES ANTES DEL INICIO DEL TRATAMIENTO

- Verificar el correcto funcionamiento del equipo
- Lavar con abundante agua y jabón la región de tratamiento, para así eliminar las secreciones sebáceas
- Evitar la aplicación en áreas donde existan heridas, pues ellas disminuyen la resistencia a la corriente y pueden ocasionar quemaduras
- Si es inevitable la aplicación en regiones erosionadas, cubrir las heridas con un parche.

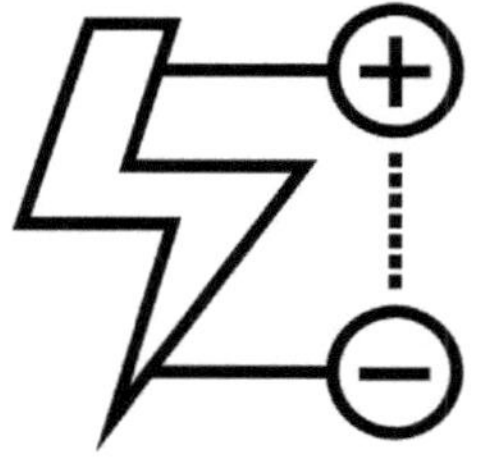

9. ELECTRODOS

Son de formas diferentes (cuadrados, circulares, rectangulares) y su grosor, el cual puede variar de 0.4 a 1 milímetro, está determinado según la zona de tratamiento.

Los electrodos nunca deben ir de manera directa sobre la piel, sino que deben cubrirse con fundas de gasa, esponja o algodón y empapados en abundante agua (la funda en contacto con la piel debe ser doble).

El área de tratamiento debe quedar entre ambos electrodos; es posible realizar galvanización 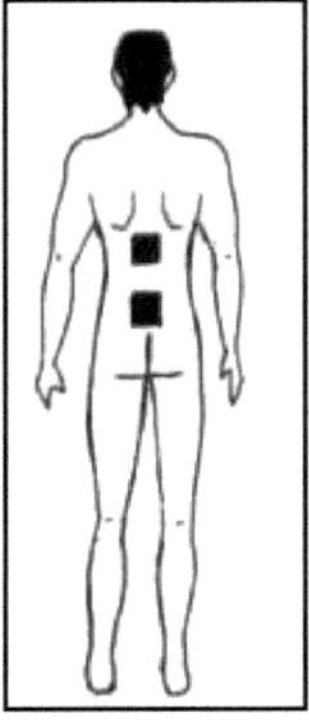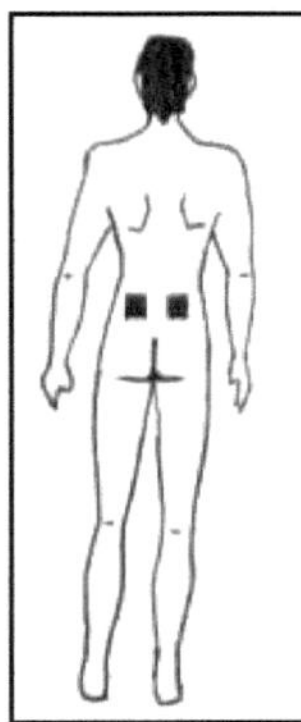 longitudinal, en la cual la corriente eléctrica tiene un recorrido de distal a proximal o viceversa, y galvanización transversal, donde la corriente eléctrica atraviesa el cuerpo de lateral a medial o de anterior a posterior (resulta más eficiente la galvanización longitudinal).

Ambos electrodos pueden ser de igual tamaño, o bien, uno más grande que otro. Habitualmente el electrodo pequeño corresponde al cátodo (-), mientras que el de tamaño mayor vendría a ser el ánodo (+), pues es el electrodo encargado de disipar la energía. Si nuestra terapia va en busca de los efectos polares, debe ser pequeño el electrodo activo o cátodo (-), mientras para lograr los efectos interpolares ambos electrodos deberán ser del mismo tamaño. Los electrodos deben encontrarse bien adheridos al cuerpo para una eficiente conducción de la corriente eléctrica, es por esta razón que se emplean cintas de goma o velcro.

10. DOSIS DE CORRIENTE GALVÁNICA

La dosis de corriente Galvánica depende: (4 factores)

- Tamaño de los electrodos, los cuales están determinados según la región de tratamiento.

- Intensidad de la corriente, la cual es proporcional al tamaño de los electrodos, es decir, a mayor tamaño mayor intensidad de corriente.

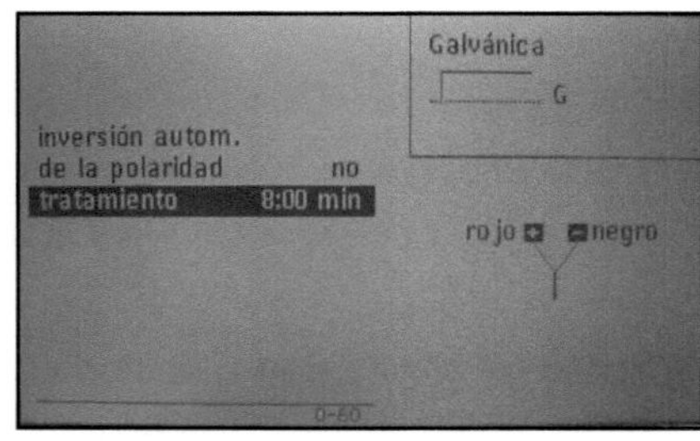

- Electrodos pequeños generan una intensidad entre 1 a 5 mA/cm^2, mientras que los electrodos más grandes entre 1 a 15mA/cm^2. Se recomienda no sobrepasar los 12 mA/cm^2 de intensidad, siendo preferible prolongar el tiempo de tratamiento.
- Tiempo de tratamiento (entre 10 y 15 minutos de exposición)
- Tolerancia del paciente a la terapia.

11. TÉCNICAS DE APLICACIÓN

(I) Técnica directa: electrodos sobre la superficie de tratamiento

(II) Técnica indirecta: electrodos sumergidos en cubetas de agua o electrodos húmedos. El empleo del agua como un electrodo puede ser aplicado en forma de baños totales (baños galvánicos) o parciales (para una extremidad). El tamaño del electrodo debe ser igual a la superficie de la piel en contacto con el agua. El agua permite entregar mayores intensidades que la técnica directa (15 a 20 mA)

Consideraciones: agua tibia – empleo de sal (permite mejorar la conducción eléctrica) – cubeta de material aislante – tablilla de madera para aislar el electrodo del contacto directo con el paciente.

BAÑOS GALVÁNICOS:

A. Baño Completo hidroeléctrico o baño de Stanger

En una bañera especial se fijan ocho placas de carbono en sus paredes laterales. Cada una de estas placas (o electrodos) posee un interruptor que las convierte en positivas (ánodo +) o negativas (cátodo -). Es posible realizar más de 50 combinaciones. La corriente eléctrica fluye continuamente desde el polo positivo al polo negativo (de cátodo a ánodo). El tratamiento se realiza con una intensidad máxima de 30 A, la temperatura del agua se gradúa entre 36 y 38° C y la duración del tratamiento puede alcanzar un máximo de 20 minutos.

B. Baño Parcial hidroeléctrico o de baño de Cuatro Células

En las bañeras para brazos y piernas se fijan dos electrodos en sus paredes. Cada bañera puede conectarse como una unidad de tratamiento aislada. Esta modalidad cuenta con la ventaja que permite un mejor flujo eléctrico en las extremidades. El tratamiento se efectúa con una intensidad hasta de 30mA. La temperatura del agua varía entre 36 y 38°C, y el tiempo de tratamiento puede llegar hasta los 20 minutos.

Aquellos pacientes que padecen de afecciones cutáneas diferenciadas o poseen implantes metálicos, deben ser bien evaluados para determinar si pueden ser partícipes en el tratamiento con esta modalidad terapéutica. Los implantes metálicos no deben someterse a corriente eléctrica. El kinesiólogo no debe olvidar que una vez ajustada la intensidad de la corriente, no deben realizarse cambios posteriores para aumentarla.

Tabla 38. Indicaciones y contraindicaciones de los baños Galvánicos

INDICACIONES	CONTRAINDICACIONES
Trastornos de la circulación	Procesos inflamatorios
Enfermedades Reumáticas	Implantes metálicos
Neuralgias	Enfermedades cutáneas
Parálisis	Enfermedades circulatorias graves
Mialgias	Tendencia hacia la apoplejía
Enfermedades ginecológicas	Arteriosclerosis avanzada
Estados de excitación nerviosa	Intolerancia a la presión hidrostática

12. INDICACIONES

✓ Atenuación de cicatrices, úlceras dérmicas poco irrigadas

✓ Proceso cicatrizal de fracturas con retardo de la consolidación ósea

✓ Previo al tratamiento de parálisis nerviosas periféricas, debido al efecto del cátodo para mejorar la excitabilidad del sistema nervioso

✓ Mialgias, neuralgias (a través del ánodo)

13. PRECAUCIONES

Quemaduras cutáneas (es lo más habitual), producto del mal contacto de los electrodos a la región de tratamiento, heridas no protegidas (no olvidar la colocación de un parche), zonas anestésicas no evaluadas o extremidades isquémicas.

14. IONTOFORESIS

La Iontoforesis es el empleo de corriente directa (habitualmente corriente Galvánica) para realizar la administración de sustancias ionizables al interior de los tejidos (epidermis, mucosa). Los medicamentos más utilizados son los AINES (anti inflamatorios no esteroidales), AIES (anti inflamatorios esteroidales) y anestésicos (casi todos los salicilatos, dexametasona, lidocaína). La Iontoforesis comenzó a emplearse hace aproximadamente 40 años, pero aún existen pocos estudios experimentales que sustenten sus efectos.

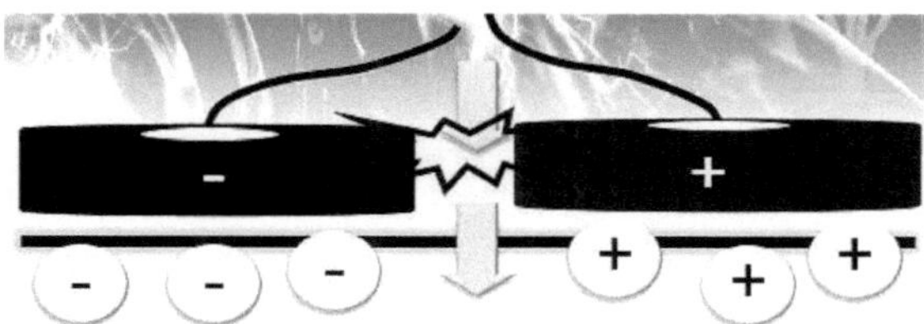

A. AMPLITUD O INTENSIDAD DE CORRIENTE

Se recomienda el trabajo con bajas intensidades, entre 1 y 5mA, a pesar de que existan equipos que tengan como máximo 4 mA para Iontoforesis. La intensidad también depende de factores como la

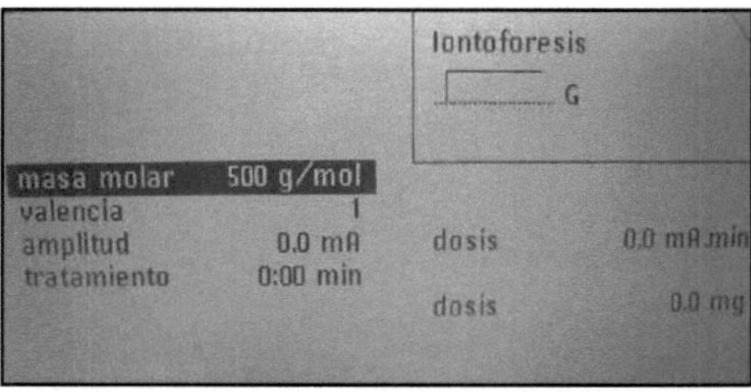

tolerancia del paciente, tamaño de los electrodos y duración del tratamiento (el tiempo de tratamiento es inversamente proporcional a la magnitud de la corriente o intensidad, por lo tanto, para aquellos tiempos prolongados de terapia son recomendadas bajas intensidades, por ejemplo, 2mA, mientras que los tratamientos cortos emplean intensidades mayores, ejemplo 5mA).

B. CÁLCULO DE LA DOSIS DE CORRIENTE

La dosis de corriente eléctrica es igual a la intensidad de la corriente por la duración del tratamiento:

$$D = I\,(mA) \times t$$

Para el tratamiento del dolor se sugieren dosis entre 40 y 80 mA/min, lo que puede ser logrado realizando múltiples combinaciones.

Tabla 39. Parámetros óptimos de Iontoforesis

PARÁMETRO	CANTIDAD	DISTANCIA ENTRE ELECTRODOS
Amplitud	1.0 – 4.0 mA	18 pulgadas (45 centímetros)
(Intensidad)		(1 pulgada = 2,5 centímetros)
Duración	20 – 40 minutos	
Dosis Total de Corriente	40 – 80 mA/min	

Se ha comprobado que las dosis de corriente más elevadas para conseguir un buen efecto terapéutico son del orden de los 80 mA/min.

C. DENSIDAD DE CORRIENTE

Se define como la magnitud de corriente eléctrica (o intensidad) aplicada por la superficie del área conductora (área del electrodo). Es recomendable que las densidades no superen los 0.5 mA/cm^2 en el cátodo (-) y 1.0 mA/cm^2 en el ánodo (+). Dichos valores minimizan los riesgos de irritación y quemaduras.

$$\text{Densidad de corriente} = I/cm^2$$

Si el electrodo es cuadrado, su área es igual a uno de sus lados elevado al cuadrado. Si el electrodo tiene forma circular, su área es igual a *3,14 (pi)* por su radio al cuadrado, mientras que si el electrodo e rectangular se multiplica su largo por su ancho.

D. PRINCIPIOS DE APLICACIÓN

Con la Iontoforesis se pretende a través de la corriente Galvánica, introducir iones (fármacos cargados) en el electrodo de la misma polaridad. Se genera la transferencia iónica gracias a la acción de la corriente continua, la cual hace que los iones del polo del mismo signo se repelan y migren en dirección del polo de signo opuesto. Es posible utilizar dos drogas de manera simultánea, una de carga positiva y la otra negativa, pero esta técnica genera una alta competencia entre ambos fármacos en términos de transferencia, lo que conlleva a un incremento de la concentración de las drogas bajo cada uno de los polos, con la consecuencia de una limitación de la cantidad de medicamento introducido al organismo. Es por esta razón, que es recomendable el empleo de un solo fármaco. Antes de la aplicación de Iontoforesis, es posible el uso de otras modalidades de agentes físicos o técnicas que permitan incrementar los efectos de la Iontoforesis:

- US continuo (efecto térmico (mayor absorción)
- Diatermia (efecto térmico)
- Masoterapia (relajación de los tejidos; masaje clásico: frotación, amasamiento y vibración)
- Ejercicios (Incremento del riego sanguíneo)

E. EFECTO PH

En el ánodo (+) se produce una reacción ácida, por lo tanto, aquellas drogas ácidas (-), ocasionarán una disminución de la ionización y una menor disponibilidad de transferencia. En el cátodo (-) acontece una reacción de tipo alcalina, por lo que con drogas básicas (+) se generará una disminución de la ionización y migración de la droga.

Tabla 40. Fármacos empleados en Iontoforesis

POSITIVOS (en el ánodo)	NEGATIVOS (en el cátodo)
Lidocaína	Metilprednisona
Orgoteína	Dexametasona
Epinefrina	Idoxuridina
Guanetidina	Clindamicina
Opiáceos	Aciclovir
Neurolépticos	Vidarabina
Antidepresivos	Salicilatos
Cisplatino	Diclofenaco
Tetraciclina	Ácido Mefenámico
Zinc	Acetato
Cobre	Bromo
Bencidamina	Cloro
Atropina	Yodo
Calcio	Melanidina
Hialuronidasa	Penicilina
Histamina	AINES
Hierro	Citrato
Litio	
Magnesio	
Mecolil	
Pilocarpina	
Plata	
Vincristina	
Vinblastina	
Gentamicina	

F. CONSIDERACIONES

Es importante que el paciente no sea alérgico a la electricidad y al fármaco que se pretende administrar.

Aquellas afecciones como las paratendinitis y otras patologías puntuales responden mucho mejor al tratamiento (ejemplo: capsulitis adhesiva). La Iontoforesis es especialmente útil para el tratamiento de músculos, tendones y bursas.

La penetración de la droga no ha sido bien documentada en seres humanos (pocos estudios), pero ésta dependerá del tipo de fármaco administrado, la corriente utilizada, densidad de la corriente y tejido graso del individuo.

Es recomendable, una vez finalizada la técnica de Iontoforesis, la aplicación de humectantes como *Lanolina o Aloe Vera*, los que permitirán la hidratación de la piel.

G. APLICACIÓN IONTOFORESIS

Se debe comenzar la terapia limpiando la región a tratar con alcohol para la remoción y eliminación de sebo cutánea. La droga debe ser incluida en una gasa o toalla de papel. La cantidad de fármaco suministrado variará de acuerdo al tamaño del electrodo y área de 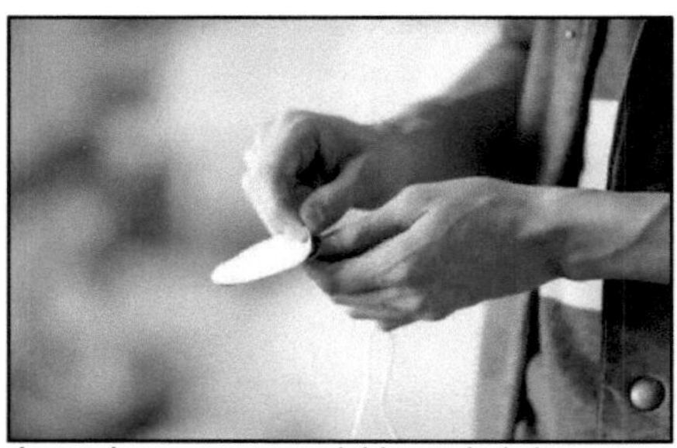 tratamiento. Respecto a la distancia de los electrodos, es recomendable según la literatura, una separación de 18 pulgadas (o 45 centímetros). Es conveniente iniciar el tratamiento con 1 a 2mA de intensidad, con un tiempo de duración de 5 a 10 minutos. Si el procedimiento es bien tolerado por el paciente, se incrementa la intensidad a 3 o 4mA, lo que obviamente disminuye el tiempo terapéutico de nuestra segunda aplicación. Al finalizar el tratamiento con Iontoforesis, es imprescindible asegurar el apagado del equipo y realizar la inspección de la superficie cutánea bajo los electrodos, en especial aquella situada bajo el cátodo (-), pues es en esta región donde se produce el efecto de hiperemia.

La hiperemia puede desaparecer al cabo de dos horas. En caso de que ésta persista, puede significar un indicio de una baja o mala tolerancia a la corriente directa, al fármaco o ambos. Se debe siempre emplear Lanolina o Aloe Vera para permitir la hidratación de la piel luego de la aplicación.

1. ANTI INFLAMATORIO

El fármaco más empleado con mayor frecuencia es la
Dexametasona (inhibe las Prostaglandinas y Leucotrienos). Ella
resulta especialmente útil para aquellas inflamaciones de
carácter musculoesquelético. La respuesta es mejor en los
pacientes jóvenes que aquellos de más añosos, debido a las
características de la piel (piel más hidratada, mayor turgencia, mayor tejido colágeno etc.).
Puede emplearse en disfunciones temporomandibulares (DATM), artritis reumatoide,
bursitis y epicondilítis. La mayor contraindicación es en caso de supresión adrenocortical,
lo que se evita proporcionando varios días sin suministro entre las aplicaciones.

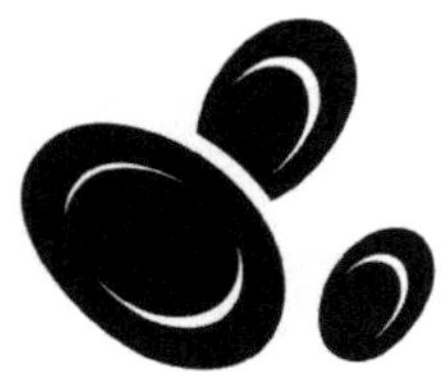

2. TRATAMIENTO DEL DOLOR

Se emplean anestésicos, salicilatos, opioides y otros fármacos en
busca del alivio del dolor. El anestésico más empleado es la
Lidocaína, la cual inhibe el accionar de los axones nerviosos y la
transmisión del potencial de acción (o impulso), pues realiza un
bloqueo de los canales de sodio (Na^{+2}). Por otra parte, los
salicilatos disminuyen la producción de Prostaglandinas. Los
opioides aún se encuentran en estudio experimental, pero son
fuertemente recomendados para el período post operatorio. Los alcaloides Vinca,
componentes en base a nitrógeno, que incluyen la *Vincristina y la Vinblastina*, son
empleados en el tratamiento del cáncer, pues inhiben la replicación de las células. También
resultan ideales en la terapia de neuralgias post herpéticas.

3. TRATAMIENTO DE INFECCIONES Y HERIDAS

El óxido de zinc, aplicado en el polo positivo (+), tiene buenos resultados como bactericida, además permite la aceleración del proceso cicatrizal.

Actualmente se están aplicando también fármacos como *Penicilina y Gentamicina*.

(Este tratamiento podría resultar en un futuro beneficioso para aquellos individuos inmunodeprimidos).

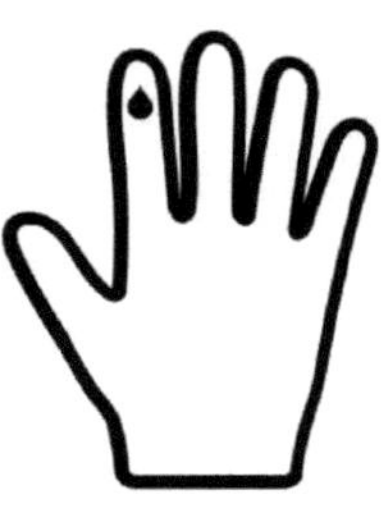

4. TRATAMIENTO DEL EDEMA

Lo más efectivo es el empleo de la Hialuronidasa, la cual actúa incrementando la permeabilidad en el tejido conectivo mediante la hidrolización del ácido hialurónico.

El ácido hialurónico es un componente importante de las matrices extracelulares corporales y está presente en unas concentraciones particularmente altas en el cartílago y líquido sinovial. El ácido hialurónico endógeno proporciona viscoelasticidad al líquido sinovial, fundamental para sus propiedades de lubricante y amortiguador, y esencial para la correcta estructura de los proteoglicanos en el cartílago articular. La administración intraarticular de ácido hialurónico mejora la movilidad de las articulaciones con superficie del cartílago degenerativa y alteraciones patológicas en el líquido sinovial. Los efectos beneficiosos del ácido hialurónico exógeno pueden derivarse de sus interacciones con algunos componentes de la cavidad sinovial (sinoviocitos y condrocitos).

5. TRATAMIENTO DE LA HIPERHIDROSIS *(sudoración excesiva)*

Parece ser que la aplicación de ciertos fármacos Iontoforesis, induciría la formación de un tapón de queratina en las glándulas sudoríparas.

NUEVOS USOS DE LA IONTOFORESIS

- **Calcio (Ca^{+2}):** en miopatías (alteraciones estructurales o función del músculo estriado) de la musculatura laríngea.
- **Salicilatos:** en el tratamiento de verrugas plantares.
- **Alcaloides Vinca:** en el *sarcoma de Kaposis.*

CAPÍTULO 22
DIATERMIA POR ONDA CORTA

1. INTRODUCCIÓN

La Onda Corta es también denominada como "diatermia", palabra derivada del griego que quiere decir calor a través de. También se le conoce como Diatermia. La Onda Corta es clasificada como una corriente alterna de alta frecuencia, pues corresponde a la región del espectro electromagnético que se sitúa entre 3 y 300 MHz, con 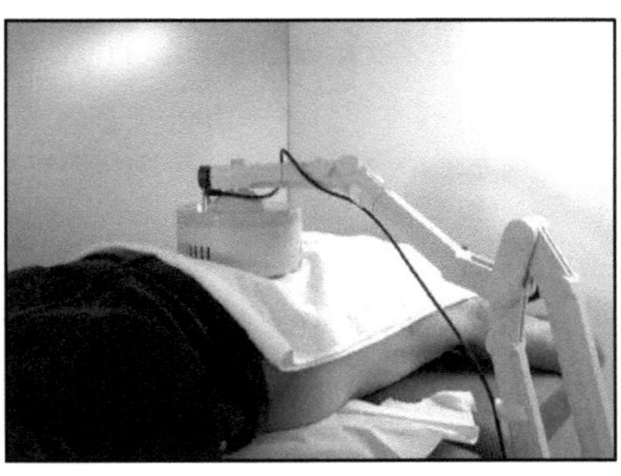 longitudes de onda entre 3 y 30 metros. Las altas frecuencias no provocan despolarización de los nervios ni tampoco contracciones musculares, debido a que las longitudes de onda pequeñas resultan insuficientes para movilizar los iones a través de la membrana celular. El principal efecto de la Onda Corta es el calentamiento de los tejidos (el organismo absorbe energía y la transforma en calor).

Las corrientes de alta frecuencia incluyen también a las Microondas. Habitualmente la frecuencia empleada en terapia con Onda corta es de 27,12 MHz, frecuencia cuya longitud de onda equivale a 11,06 metros.

Tabla 41. Frecuencia y longitudes de Onda para la Onda corta

FRECUENCIA (MHz)	LONGITUDES DE ONDA (ONDA CORTA)
27,12	11,062
12,56	22,124
40,68	7,375

2. BIOFÍSICA

Las altas frecuencia son capaces de atravesar tanto los cuerpos conductores como aquellos que no lo son (no conductores o dieléctricos). Aquellos tejidos conductores son atravesados pos *corrientes de conducción*, mientras que los tejidos dieléctricos son atravesados por *corrientes de desplazamiento*:

A. CORRIENTE DE CONDUCCIÓN (INDUCTIVA)

Los cuerpos conductores (con cargas libres) al ser sometidos a un campo electromagnético, producen una alta aceleración y desplazamiento de las cargas (incremento de la energía cinética), lo que se traduce en la producción de calor (energía térmica). Para atravesar los cuerpos conductores, se emplea el mecanismo de conducción de energía, el cual resultará en una transformación de electricidad en calor. El efecto térmico resultante será directamente proporcional con el número de moléculas cargadas que contenga el tejido. La *conductancia* dependerá de la conductividad específica de cada material. La conductividad específica es la capacidad de un cuerpo para conducir la corriente eléctrica.

Tabla 42. Conductividad específica de algunos tejidos

TEJIDO	CONDUCTIVIDAD (siemens/metros)
Músculo	0,7 – 0,9
Hígado	0,48 – 0,54
Riñón	0,83
Cerebro	0,46
Grasa	0,04 – 0,06
Hueso	0,01
Sangre	11,7
Aceite	10

Por lo tanto, mientras mayor sea la conductividad de un tejido, mayor densidad de corriente (o cantidad de corriente) lo atravesará, lo que se traducirá en su calentamiento (el calentamiento es proporcional a la densidad de corriente). De este modo, a mayor conductividad, mayor densidad de corriente y mayor energía térmica generada.

Tabla 43. Conductividad Muscular

FRECUENCIA (MHz)	CONDUCTIVIDAD (siemens/metros)
13,56	**0,62**
27,12	**0,60**
40,68	**0,68**
200	**1,00**
2450	**2,17**

La frecuencia también resulta determinante a la hora de evaluar el efecto térmico generado, pues si ésta es mayor, provocará una mayor conductividad y por lo tanto un efecto térmico más elevado.

(Gran densidad de corriente + alta frecuencia = Alta energía térmica)

B. CORRIENTE DE DESPLAZAMIENTO (CAPACITIVA)

Este mecanismo produce un movimiento de las cargas eléctricas que se encuentran dentro de las moléculas, favoreciendo el paso de la corriente de Onda Corta. El efecto térmico se produce por el roce de las moléculas que se encuentran adyacentes, siendo este calentamiento de menor magnitud. El número de moléculas polares varía entre los diferentes materiales, estando dicha polarización dada por la *constante dieléctrica*. Las corrientes de desplazamiento son dependientes de la resistencia capacitiva (capacitancia), la cual es inversamente proporcional a la constante dieléctrica (Capacitancia = 1/Conductancia).

Tabla 44. Constante Dieléctrica de algunos tejidos

TEJIDO	*CONSTANTE DIELÉCTRICA*
Músculo	85 - 100
Riñón	120 – 130
Médula Ósea	7 – 8
Tejido Graso	11 – 13
Agua destilada	80
Aceite	2

Frente a las corrientes de desplazamiento, los tejidos con mayores constantes dieléctricas, tendrán una menor capacitancia o resistencia capacitiva, por lo tanto, generarán una mayor elevación de su temperatura.

Por otro lado, el tejido graso se comportará como dieléctrico, lo que resulta de una constante dieléctrica menor y una capacitancia más elevada.

De este modo, cuando la Onda Corta atraviesa el organismo como corriente de conducción (Inductiva), será la conductividad específica de cada material el factor determinante de un mayor o menor efecto térmico, mientras que, si atraviesa el cuerpo como corriente de desplazamiento, será la constante dieléctrica el factor relevante a considerar a la hora de evaluar el calentamiento del tejido.

La corriente absorbida (energía que es empleada para el calentamiento de los tejidos) se produce como consecuencia de las pérdidas energéticas que acontecen en la técnica de conducción, y además por la menor capacidad dieléctrica de los tejidos. La absorción energía es 60 veces mayor en los tejidos con altas concentraciones hídricas, mientras que la penetración es 10 veces más elevada en los tejidos con poca cantidad de agua.

Debe considerarse el gran número de interfaces existentes en el organismo, las cuales la corriente eléctrica debe atravesar. Dichas interfaces provocarán reflexiones de la onda al pasar de un medio de alta concentración hídrica a uno de menor concentración, lo que ocasiona una *onda estacionaria* de intensidad máxima cerca de aquella interface.

Otro factor a considerar es la configuración geométrica del absorbente, el cual influye en el nivel de energía absorbida por el tejido. Si el campo es perpendicular a los tejidos, la tasa de *absorción específica* (SAR) de los tejidos es proporcional a la conductividad eléctrica. Por lo tanto, con un campo eléctrico paralelo, a mayor conductancia del material mayor absorción de energía.

C. FASES DEL EFECTO TÉRMICO

1. **Primera Fase:** se produce la absorción de la energía eléctrica por parte del organismo y su transformación en energía térmica (recordar que el efecto calórico es dependiente de las características físicas de la onda y el organismo).

2. **Segunda Fase:** propagación de calor con la finalidad de alcanzar un equilibrio térmico.

3. **Tercera Fase:** se inician los efectos fisiológicos (base del tratamiento) a consecuencia de la energía absorbida.

3. EFECTOS DE LA ONDA CORTA

- La sensación de calor a nivel cutáneo es leve debido a que la estimulación de los nervios termo sensibles es baja. Esto se explica por la homogeneidad de la radiación.

- Estimulación de la actividad metabólica, lo que conlleva a un incremento en el aporte de oxígeno y nutrientes (el calor se comporta como un catalizador de las reacciones químicas, por lo que las acelera).

- Aumento de la circulación sanguínea producto de la vasodilatación generada por el efecto térmico (efecto poco apreciable a nivel cutáneo).

- La Onda Corta atraviesa el hueso como corriente de desplazamiento (poca producción de calor), mientras que en las estructuras vecinas lo hace como corriente de conducción (alta producción de calor).

- Relajación de las fibras musculares sin pérdida de tensión, lo que, sumado al mejor aporte de sangre, favorece una buena contracción muscular.

- Incremento de la extensibilidad del tejido conectivo.

- Disminución de la excitabilidad del nervio periférico (aumento del umbral del dolor).

La elevación de la temperatura es el primer fenómeno que se pesquisa, pero si la energía térmica se hace mayor y prolongada, se puede llegar a generar una elevación general de la temperatura del organismo. Esto provocaría la estimulación de las glándulas sudoríparas a través del centro vasomotor para favorecer la pérdida de energía mediante la excreción de sudor.

4. ONDA CORTA CONTINUA Y PULSÁTIL

Si la Onda corta se encuentra en modalidad continua, el efecto térmico generado es máximo y constante, mientras que la modalidad pulsátil el efecto calórico generado resulta algo menor, pues se permiten breves tiempos de no emisión, provocando una disipación de la energía.

La Onda Corta pulsátil evita la formación de edema, por lo tanto, es recomendada cuando los problemas son de carácter agudo. En aquellas afecciones subagudas y crónicas se emplea la Onda Corta en modalidad continua.

Con la Onda Corta pulsátil, la percepción de calor pro parte del paciente es nula, mientras que la Onda Corta continua genera una sensación térmica más clara

El efecto térmico generado por las Ondas Cortas pulsátiles, no resulta tan significativo, pero su característica principal radica en la producción de movimiento molecular en la región donde es aplicada (ejemplo: remueve sustancias del proceso inflamatorio).

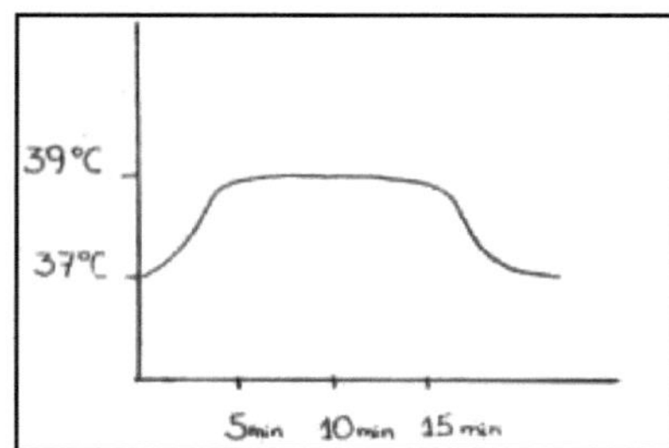

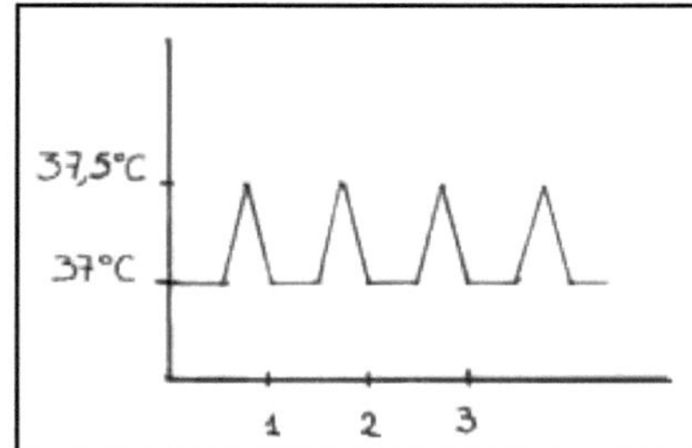

5. TIPOS DE APLICACIÓN

Existen dos tipos de aplicación de la Onda Corta:

- **CAMPO INDUCTIVO** (Bobina Inductiva = Circuplode o Magenetodo)

Este tipo de aplicación posee un efecto de predominio magnético

- ***CAMPO CAPACITIVO*** (Placas Capacitivas = 2 Electrodos de Goma o Disco)

  El efecto de la aplicación Capacitiva es electromagnético

(I) APLICACIÓN INDUCTIVA

El efecto terapéutico se consigue colocando la región de tratamiento en un campo electromagnético rápidamente alternante, generado por una corriente de alta frecuencia, la cual proviene de una bobina. Este sistema genera calor por inducción. El calor producido dependerá de la conductividad del tejido (vasos sanguíneos y músculos generan más calor que el tejido graso y la piel).

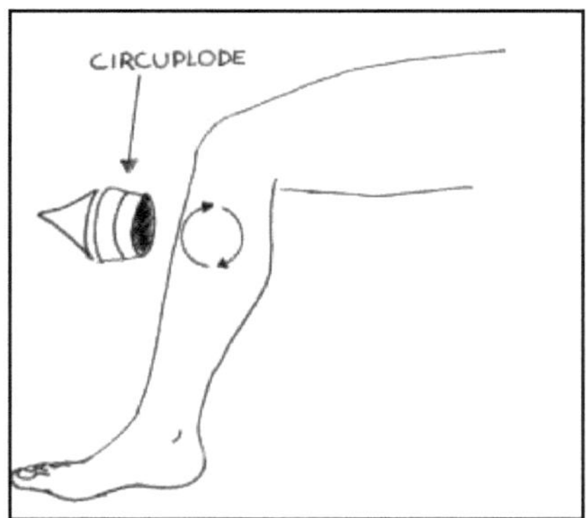

La técnica Inductiva emplea un solo electrodo, existiendo dos modalidades de aplicación:

Unidad de Circuplode Magnetodo; el cual produce una alta concentración de energía en los campos magnéticos superficiales (más que en los que yacen en profundidad). En esta aplicación el cuerpo se encuentra fuera de la bobina.

Unidad de Cable (o espiral); en donde se genera un campo magnético perpendicular al espiral. El cuerpo se encuentra en este caso dentro de la bobina.

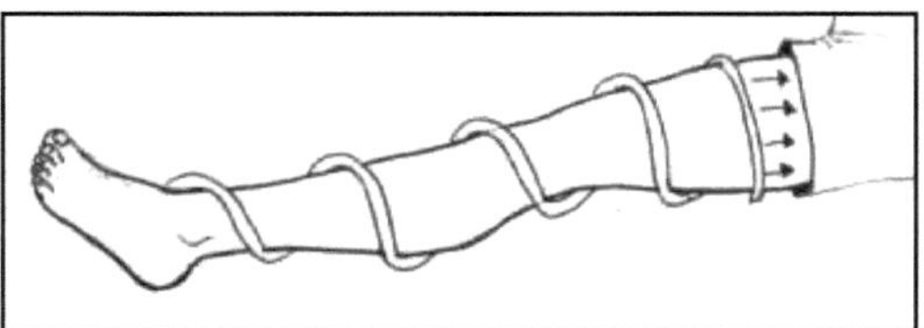

La distancia entre cada vuelta (enrollada) debe ser a lo menos 15 centímetros. Una distancia mayor provocará una menor potencia del campo eléctrico. Los cables deberán ir revestidos por un aislante.

(II) APLICACIÓN CAPACITIVA (CAMPO CONDENSADOR)

Esta técnica emplea dos electrodos, dejando la región a ser tratada entre ambos. Los electrodos están constituidos por metal y se encuentran cubiertos por plástico, pudiendo ser rígidos y flexibles. El campo eléctrico fluye a través de ellos. La distribución de campo es superior en aquellos tejidos de localización superficial (ejemplo: piel y tejido graso), mientras que en los tejidos que yacen más en profundidad (ejemplo: músculo), el campo eléctrico se va haciendo de menor magnitud (se concentra gran parte de la energía en la superficie).

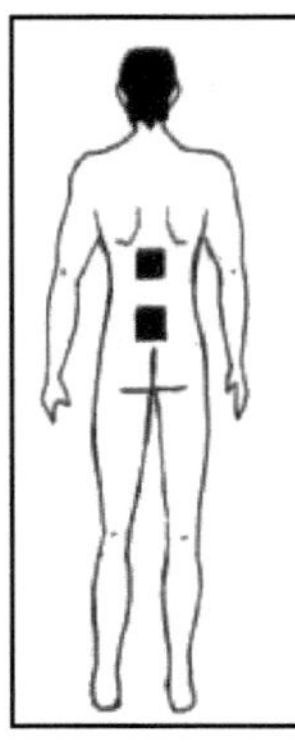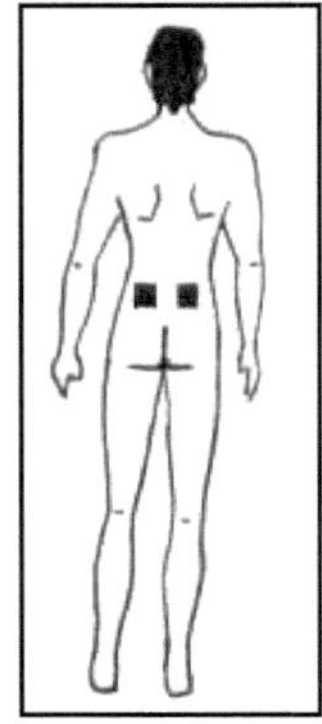

El paciente forma parte del circuito en esta técnica, y es capaz de percibir una mayor temperatura debido a la estimulación de los receptores termo sensibles, al contrario del campo Inductivo, el cual era capaz de generar una mayor cantidad de calor en el músculo.

Los electrodos pueden ser dispuestos en serie o paralelo, para ser atravesados por la corriente de alta frecuencia. La disposición de los electrodos en paralelo es empleada para el calentamiento de estructuras de baja resistencia, mientras que la aplicación en serie, permite al tratante utilizarla en aquellas estructuras de resistencias más elevadas.

A. COMPORTAMIENTO DE LAS LÍNEAS DE CAMPO ELÉCTRICO

Aplicación Transversa (o Contraplanar):

Los electrodos se localizan en superficies opuestas, lo que permite que el campo eléctrico se dirija a aquellos tejidos que se encuentran más profundos. En términos eléctricos los tejidos se ubican en serie, por lo que las estructuras con resistencias mayores sufrirán un calentamiento más elevado (ejemplo: tejido graso).

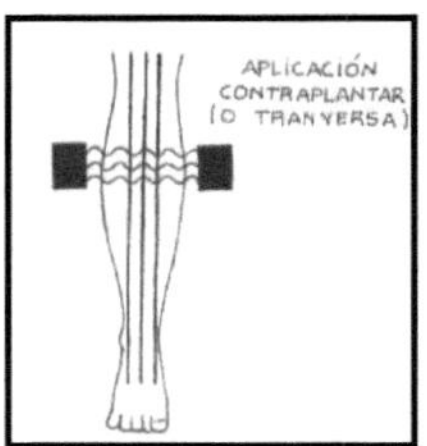

Aplicación Longitudinal:

Las estructuras se encuentran en el mismo sentido del Campo Eléctrico. Eléctricamente los tejidos están dispuestos en paralelo, por lo que el calentamiento es mayor en aquellos tejidos con resistencias menores (ejemplo: músculos).

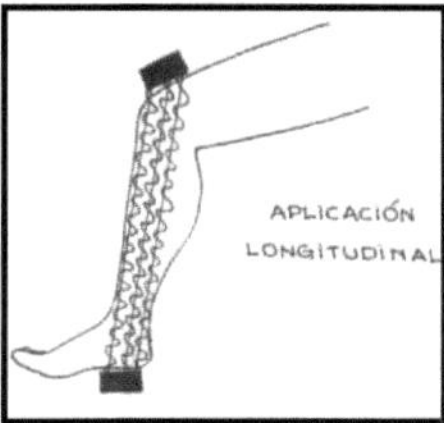

Aplicación Coplanar:

Los electrodos se ubican en el mismo plano. En esta aplicación, ocurre una sumatoria de los campos eléctricos, los cuales se inician en serie y luego en paralelo.

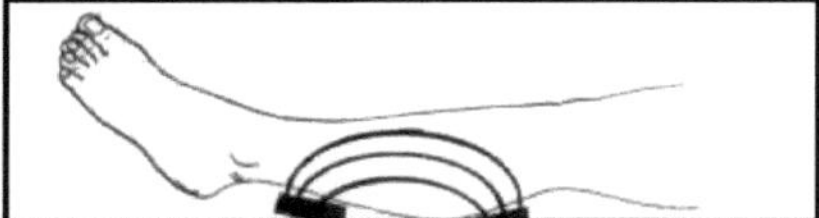

B. TAMAÑO DE LOS ELECTRODOS

Depende del tamaño de la región de tratamiento. Habitualmente son de un tamaño mayor a la del área a tratar.

Si los electrodos son de igual tamaño, el campo eléctrico generado es homogéneo, y existe un calentamiento que es similar de la superficie como la profundidad.

Si los electrodos son más pequeños que la región de tratamiento, se obtiene un mayor calentamiento de la superficie, mientras que, si su tamaño es superior al área de tratamiento, el calentamiento generado es más profundo.

C. DISTANCIA ENTRE LOS ELECTRODOS Y LA PIEL

- A una mayor distancia entre los electrodos y la piel, se consigue una mejor homogeneidad en el campo eléctrico, y, por lo tanto, es posible alcanzar una mayor profundidad.

- Si se emplean electrodos del mismo tamaño en una región determinada de tratamiento, estando uno de ellos más cercano a la piel, se producirá una concentración mayor de energía térmica o calor en aquella región cercana al electrodo más próximo (esto genera la pérdida del efecto térmico profundo).

- La superficie de los electrodos debe ser paralela a la superficie corporal, de lo contrario, es posible la generación del *"efecto punta"*, el cual consiste en una concentración mayor de las líneas de fuerza en zonas más superficiales.

- En las superficies corporales de forma cónica, se busca una posición intermedia para la colocación de los electrodos, es decir, paralelos entre sí y con piel, para así evitar que se genere el *efecto punta*.

- Si se quieren conseguir distintos grados de calentamiento, es posible la transformación de uno de los electrodos en polo activo. Esto se realiza disminuyendo su tamaño y acercándolo a la región de tratamiento. El otro electrodo puede convertirse en inactivo, aumentando su tamaño y alejándolo del tejido.

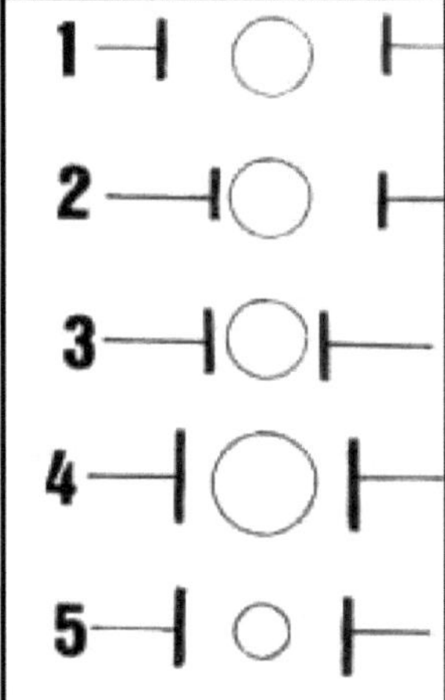

1. Campo homogéneo 2. Concentración de calor en la superficie del electrodo más cercano 3. Concentración de energía en las superficies corporales 4. Concentración de energía en las superficies 5. Se disipa la energía del campo eléctrico.

El campo Capacitivo concentra más calor en la grasa, algo en el músculo y nada en el hueso, mientras que la aplicación Inductiva, permite que el calor se concentre poco en el tejido graso y en gran cantidad en el tejido muscular.

Con los Ultrasonidos (modalidad continua), la energía tiende a concentrarse más en los músculos y algo en la piel. Las Microondas permiten el calentamiento en iguales proporciones de la piel y músculo.

6. TECNICA DE APLICACIÓN

- Comprobación del funcionamiento del equipo de Onda Corta
- Preparación del paciente; región a tratar descubierta, piel debe estar seca, cubrir heridas y retirar toda clase de objetos de metal.

- Puede prevenirse la concentración de humedad, generada por el sudor, colocando paños de felpa entre los electrodos e la piel.
- Se debe verificar la sensibilidad cutánea
- El tratamiento debe iniciarse suavemente, y se debe incrementar la intensidad de forma lenta para que el paciente perciba el calentamiento.

7. DOSIS

Debido a que no es posible medir la cantidad exacta de energía procedente de la Onda Corta, se recurre a la sensación subjetiva de calor experimentada por el paciente. Se debe tener en cuenta aquellos parámetros como intensidad, tiempo y frecuencia de la onda, a la hora de determinar la dosis subjetiva.

Tabla 46. Dosis de Onda Corta según SCHLIPHAKE

- **DOSIS I o muy débil:** se comienza de 0, y se incrementa lentamente la intensidad hasta que el paciente experimente una clara sensación de calor. Al alcanzar este nivel de percepción, se debe disminuir la intensidad y aplicar una intensidad constante de baja magnitud, la que debe ser proporcional a la intensidad con la que el paciente refirió calor *(Procesos Agudos).*
- **DOSIS II o débil:** el paciente debe percibir una sensación térmica ligera *(Procesos Subagudos y resolución de procesos inflamatorios).*
- **DOSIS III o moderada:** agradable sensación de calor *(Procesos Subagudos y resolución de procesos inflamatorios).*
- **DOSIS IV o fuerte:** calentamiento intenso (subjetivo), pero tolerable por el paciente *(Procesos Crónicos).*

Actualmente se emplea la **Clasificación de *Delpizzo y Joyner*,** la cual establece:

1. ***DOSIS BAJA:*** *no existe sensación térmica (Procesos Agudos)*
2. ***DOSIS MEDIA:*** *sensación térmica tenue (Procesos Subagudos)*
3. ***DOSIS ALTA:*** *Sensación moderada a tolerable (Procesos Crónicos)*

Una dosis alta de temperatura implica una mayor frecuencia, mayor ancho de pulso y mayor intensidad, mientras que las dosis bajas de calor se obtienen con bajas frecuencias, menores anchos de pulso e intensidades de menor magnitud.

Por lo tanto, las afecciones de carácter agudo requieren menores dosis de calor y tiempos de tratamiento de corta duración (10 minutos), mientras que, para aquellos procesos subagudos y crónicos, se emplearán dosis mayores y tiempos de terapia más largos (15 a 20 minutos).

La máxima sensación térmica debe producir calor moderado y agradable.

Para las afecciones de tipo agudo, son recomendadas sesiones diarias de tratamiento, mientras que, para los problemas crónicos, las sesiones con intervalos resultan una mejor alternativa terapéutica.

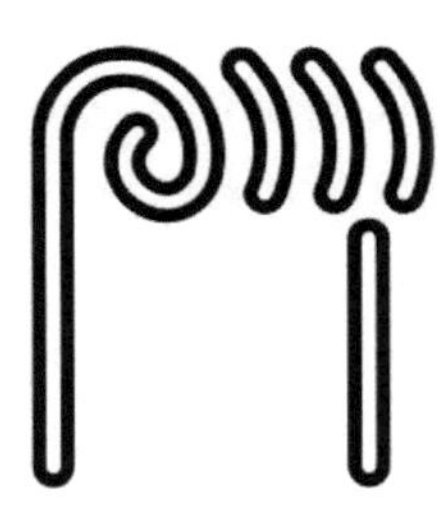

8. POSIBLES APLICACIONES

A. PROCESOS INFLAMATORIOS

La vasodilatación generada por el calor, permite el aporte de oxígeno y nutrientes, lo que facilita la llegada de anticuerpos al foco inflamatorio, incrementando los procesos de exudado y eliminación de productos de desecho (etapas tardías del proceso inflamatorio). Se debe tener cautela en aquellos estadios agudos recientes, donde el calor puede agravar la sintomatología.

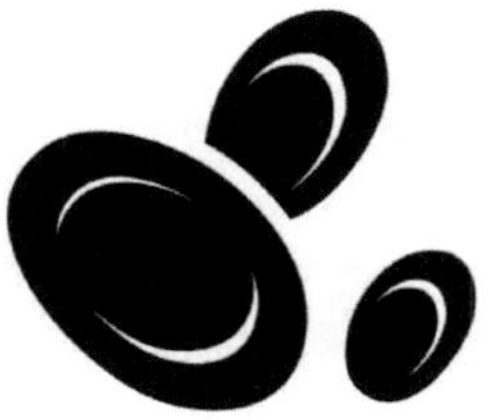

B. RESOLUCIÓN EDEMA

Los procesos bacterianos provocan inflamación, vasodilatación, exudado y un incremento de los anticuerpos y leucocitos circulantes, por lo tanto, una vasodilatación ocasionada con la terapia de Onda Corta, puede potenciar la llegada de estos mediadores y 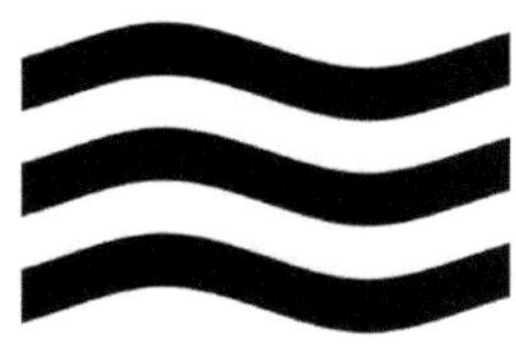 favorecer el barrido de líquido intravascular e intersticial espacio intersticial. Esta aplicación ha tenido buenos resultados en algunos virus, como el Herpes Zoster, en el secado de ampollas y reducción del dolor.

C. PROCESOS TRAUMÁTICOS

El incremento del riego de sangre, aumenta la exudación de líquido y favorece la eliminación de los productos catabólicos de desecho, además de aportar las sustancias necesarias para la reparación de los tejidos. Se debe tener precaución con lesiones vasculares previas, pues el calentamiento puede incrementar la hemorragia. Se ha comprobado la utilidad del calor en aquellas articulaciones 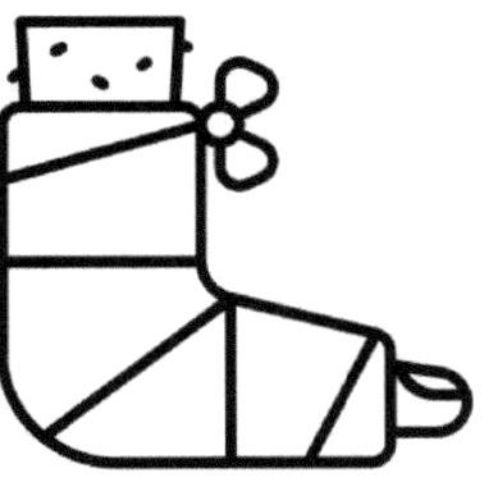 anquilosadas (rígidas y fusionadas) previo a ejercicios de movilización.

D. DEFECTOS CIRCULATORIOS

El calor produce un incremento del flujo sanguíneo hacia los tejidos. Se debe ser cauteloso en aquellos problemas de dilatación vascular, pues el calentamiento incrementará las necesidades de oxígeno y nutrientes de los tejidos, y si la dilatación no permite la buena llega de sangre, se corre el riesgo de ocasionar isquemia y necrosis, debido a que el tejido no pudo abastecerse correctamente de nutrientes.

Es posible incrementar el flujo de sangre de modo indirecto, aplicando la Onda Corta a distancia, lo que generará la elevación de la temperatura sanguínea para la estimulación del centro vasomotor, el cual percibirá el incremento de temperatura y producirá una vasodilatación (ejemplo; calentamiento abdominal). El efecto indirecto sólo se mantiene durante el tiempo que dure la estimulación.

F. ACORTAMIENTOS MUSCULARES O CONTRACTURAS

La vasodilatación remueve las sustancias y metabólicos que son acumulados en los sitios de lesión, y son los responsables del dolor, interviniendo así en el ciclo espasmo muscular-dolor. En caso de que el dolor se ocasionado por espasmos musculares, el calor resulta una buena herramienta para inducir relajación. También es empleado previo a movilizaciones articulares.

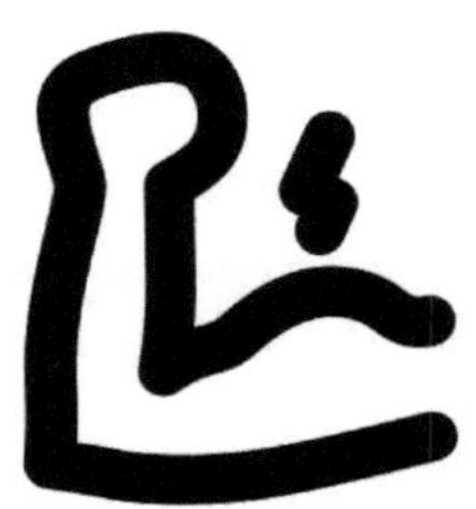

9. PELIGROS Y PRECAUCIONES

- **Quemaduras;** dosis altas de calor, objetos metálicos, sudor y disminución de la sensibilidad del paciente.
- **Sobredosis;** en el caso de afecciones agudas, en donde se exceden el número de sesiones y se agravan los síntomas.
- **Necrosis;** si los vasos no son capaces de incrementar el flujo sanguíneo debido a las demandas de oxígeno y nutrientes ocasionadas por el calentamiento, se produce isquemia y necrosis.
- **Shock eléctrico;** debido al cese, variación o flujo repentino de la intensidad.
- **Vértigo;** si se aplica corriente sobre la cabeza, puede producirse vértigo, lo que resulta de la acción de la Onda Corta sobre los canales semicirculares.
- **Aparatos Electrónicos;** la Onda Corta provoca alteración de los dispositivos eléctricos que pueda portar el paciente (celulares, relojes, etc…) o de los que se encuentren alrededor (otros equipos kinésicos). Por lo tanto, se deben mantener estos artefactos alejados a más de 2 metros. Prohibido aplicar Onda Corta en sujetos con Marcapasos.

10. CONTRAINDICACIONES

×   Embarazo; afecta la irrigación placentaria, y puede generar abortos (cuidado con terapeutas mujeres).

×   Tuberculosis; la Onda Corta disminuye los leucocitos en algunos tipos de tuberculosis.

×   Tumores malignos; incremento de la actividad de células tumorales.

×   Enfermedades Vasculares y Hematológicas; regiones de riego deficiente y alteraciones de la coagulación.

×   Pérdidas de la sensibilidad; quemaduras

×   Marcapasos

×   Artritis Reumatoide; la Onda Corta genera un aumento de la enzima colagenasa, la cual es responsable de la destrucción articular.

×   Implantes metálicos

CAPÍTULO 23
DIATERMIA POR MICROONDAS

1. INTRODUCCIÓN

Las Microondas corresponden a otra modalidad de calor profundo o diatermia. Las Microondas se encuentran incluidas dentro de las radiaciones electromagnéticas cuyas frecuencias oscilan entre 300 MHz y 3.000 GHz. Se asemejan a las ondas de radio, pero su generación requiere de dispositivos electrónicos especializados *(Magnetrón)*. Las Microondas corresponden a un tipo de radiación de carácter focalizado y direccional.

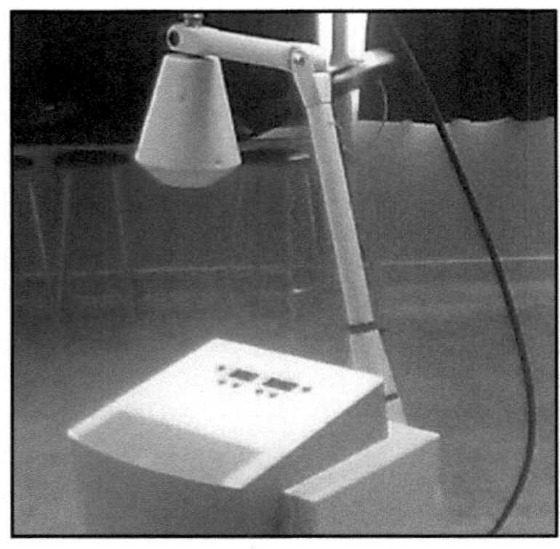

Estas radiaciones pueden ser reflejadas, transmitidas o absorbidas por los medios que interactúan con ella. El calor que las Microondas producen se debe a la vibración de las moléculas orgánicas y de agua que conforman los tejidos, las cuales, al estar expuestas a las altas frecuencias, emiten energía térmica.

Tabla 46. Frecuencia y longitudes de Onda para las Microondas

Frecuencias	Longitudes de Onda (centímetros)
915	32,7
433,92	69
2.450	12,25

2. PRODUCIÓN DE MICROONDAS

La producción de las Microondas es gracias al *Magnetrón (derecha)*, dispositivo cilíndrico metálico que posee en su interior cavidades de resonancia, las cuales se comunican con una cavidad central, de mayor tamaño, la que consta de un filamento metálico que corresponde al cátodo (-). Este filamento se pone incandescente y emite electrones (é) mediante un efecto termiónico. El Magnetrón se

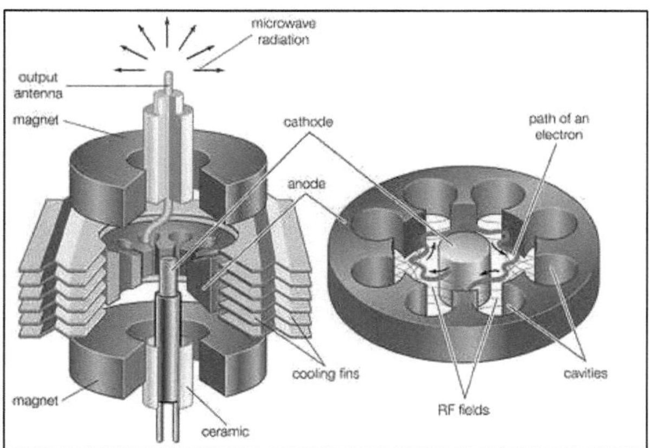

encuentra conectado al polo positivo o ánodo, el cual genera la atracción de los electrones emitidos. La energía es transmitida mediante un cable coaxial hacia un *director o radiador*, el cual se encuentra constituido por una antena ubicada en el interior de un *reflector*.

La intensidad de la Microondas se mide en Watts/cm^2.

Existe un **coeficiente de atenuación** característico para los distintos medios. Aquellos tejidos con un elevado coeficiente de atenuación, permiten la absorción de una mayor cantidad de energía, pero dichas estructuras tendrán una penetración menor. De este modo, la penetración de la Microondas es inversamente proporcional al coeficiente de atenuación del tejido; a mayor atenuación, mayor será la absorción y la penetración resultará más baja.

El coeficiente de atenuación es dependiente de la *longitud de onda* y la *naturaleza del tejido*. La penetración es directamente proporcional con la longitud de onda, por lo tanto, las longitudes de onda bajas permiten una menor penetración y una mayor atenuación; baja longitud de onda (alta frecuencia) genera una menor penetración y mayor atenuación.

3. FACTORES ASOCIADOS A LA PENETRACIÓN Y ABSORCIÓN

La penetración y absorción de las Microondas en los tejidos biológicos será dependiente de 3 factores:

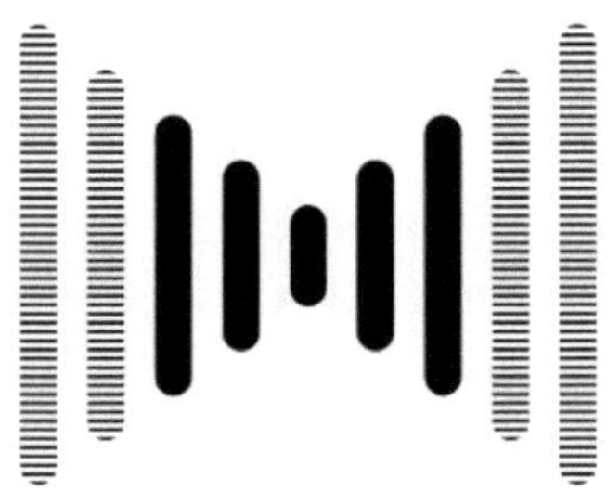

- *Longitud de Onda;* si disminuye la longitud de onda se obtiene una menor penetración y una mayor atenuación. En caso que la longitud de onda sea alta, la penetración alcanzada será más importante y la atenuación resultará menor.

- *Conductividad del Absorbente;* las Microondas penetran más fácilmente en aquellos tejidos con baja conductividad eléctrica, es decir, cuyo contenido de iones y agua sea menor. Por el contrario, aquellos tejidos de alta conductividad de corriente permiten una absorción mayor de la energía. Cuanto mayor sea el contenido de agua en un tejido, más alta resultará la absorción (ejemplo: músculo).

- *Espesor de la Grasa subcutánea;* a mayor grosor del tejido graso, mayor penetración de la onda.

La velocidad para generar calor por parte de un absorbente es inversamente proporcional a la profundidad de penetración del tejido al cuadrado (recordar que la penetración es mayor en aquellos tejidos con una baja conductividad eléctrica). La profundidad de penetración del músculo es igual a 1,67, mientras que la del tejido adiposo es de 8,1.

<table>
<tr><td>Velocidad α 1/1,672
(músculo)</td><td>Velocidad α 1/8,1
(tejido adiposo)</td></tr>
</table>

De este modo, una estructura de menor profundidad de penetración, como el músculo, se calienta más rápidamente que el tejido adiposo.

El calor absorbido procedente de la Microondas, depende del tejido (músculo, grasa, etc...); la piel y el tejido

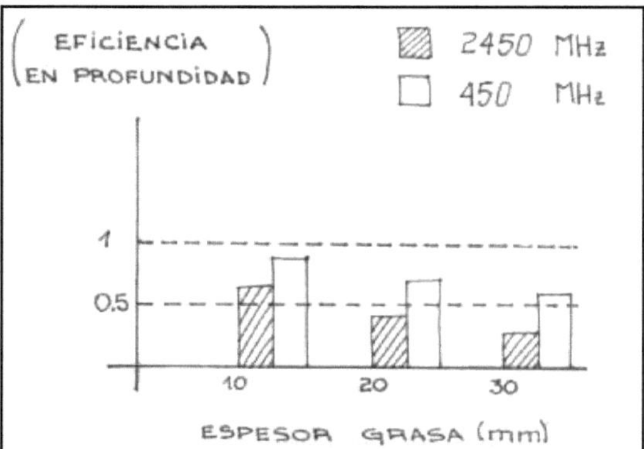

adiposo son atravesados fácilmente (menor absorción), mientras que atravesar al músculo resulta más complejo (mayor absorción). No toda la energía llega al tejido muscular, pues ocurren reflexiones de la onda en las diferentes interfaces, las que van disminuyendo la intensidad del rayo que alcanza los tejidos que yacen más profundos. Por lo tanto, la pérdida de energía es generada por la absorción por parte de las estructuras, y la reflexión que acontece en los medios e interfaces que son atravesados por la onda.

4. COEFICIENTE DE REFLEXIÓN

Se encuentra determinado por la intensidad incidente y reflejada. Dicho coeficiente es alto en la interface aire – piel, permitiendo una penetración de un 44% de la energía (menos de la mitad de la intensidad incidente).

Si el tejido adiposo posee un grosor mayor a 2 centímetros (2º milímetros), la profundidad o penetración se va tornando más baja, y puede resultar un calentamiento mayor de la grasa que el músculo.

En teoría la Microondas poseen la facultad de atravesar el hueso sólido, pero a pesar de eso, se producen gran cantidad de reflexiones en su superficie. Las ondas

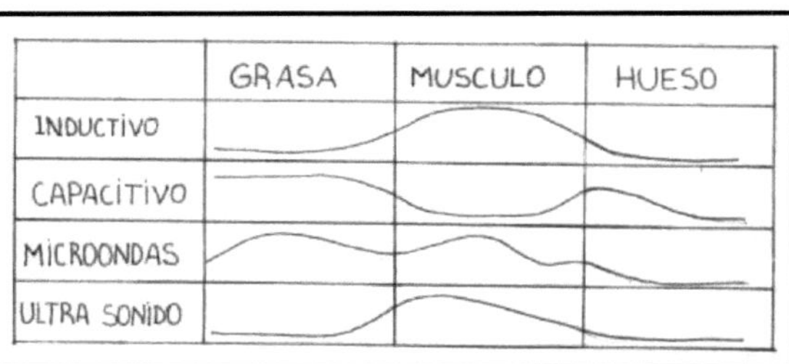

reflejadas generan *ondas estacionarias*, y la absorción de energía por parte del tejido periarticular. Con las Microondas se alcanza una mayor profundidad con frecuencias bajas, además la energía absorbida por el tejido graso es menor. El inconveniente de las bajas frecuencias son las mayores consecuencias clínicas, además de que las radiaciones resultan muy elevadas y poco direccionales.

Figura. Profundidad de diferentes modalidades de fisioterapia

Tabla 47. Coeficiente de reflexión de las diferentes interfaces para Microondas con frecuencias de 2.450 MHz

	AIRE	PIEL	MÚSCULO	GRASA
PIEL	0,56	/	/	/
MÚSCULO	0,59	0,001	/	/
GRASA	0,23	0,18	0,21	/
HUESO	0,27	0,14	0,17	0,04

5. APARATO GENERADOR DE MICROONDAS

Generalmente el equipo trabaja con frecuencias de 2.450 MHz, estando compuesto por:

Cuerpo Central; aquí se localiza la fuente de energía y el Magnetrón. Regula el apagado y encendido, el tipo de emisión (continua o pulsátil), y la entrega de potencia media (proceso automático).

Brazo Articulado

Radiadores o Directores; estos pueden ser de diversos tipos:

a) **Circulares:** la energía térmica se encuentra distribuida de tal modo que el calentamiento es menor en el centro que en los bordes (útil en áreas con prominencias ósea, lo que permite dejar dicha prominencia en el centro).

b) **Rectangulares (o alargados):** este tipo de directores genera un mayor calentamiento central, lo cual resulta de utilidad para el tratamiento de grandes áreas corporales.

c) **Artesa:** director en forma de cubeta, lo que le permite adaptarse a los contornos corporales. La energía tiende a acumulares en el centro. Se emplea habitualmente en rodillas y región escapular.

6. TÉCNICA DE APLICACIÓN

- Distancia adecuada entre el director y la piel; debe ser 5 a 10 centímetros.
- Ubicar el director en forma perpendicular a la zona de tratamiento (ley del coseno); desviaciones mayores a 30° generan reflexiones y pérdidas significativas de la energía.
- Las superficies cóncavas contribuyen a una convergencia de la energía, mientras que aquellas convexas permiten una divergencia de la onda.
- La radiación adecuada, además de obtenerse modificando la potencia (intensidad), puede conseguirse variando la distancia (ley del cuadrado inverso).
- La intensidad (potencia) que indica el equipo generador de Microondas, corresponde a la potencia de salida, y no representa necesariamente la energía que penetra el tejido. (La dosimetría depende de la percepción del paciente).
- Recordar que en esta terapia el nivel de percepción de calor por parte del paciente, resulta importantísimo.
- La dosis se encuentra determinada por la **Clasificación de Delpizzo y Joyner** (al igual que la Onda Corta):

- ***DOSIS I o baja;*** no existe sensación térmica
- ***DOSIS II o media;*** la sensación térmica es tenue
- ***DOSIS III o alta;*** percepción de calor moderada, agradable y tolerable por el paciente.

7. TIEMPO DE TRATAMIENTO

- El tiempo es variable, dependiente de la afección (aguda o crónica)
- Tiempo menor a 5 minutos de tratamiento no posee un efecto terapéutico significativo.
- Se recomienda 5 a 15 minutos de terapia con niveles de dosis I o II para aquellos procesos agudos y subagudos, y 10 a 20 minutos con nivel de dosis III, para las afecciones de carácter crónico.
- Tiempos mayores a 30 minutos no aportan beneficios terapéuticos.

8. INDICACIONES

- ✓ Analgesia
- ✓ Relajación muscular (efecto antiespasmódico)
- ✓ Efecto trófico y antiinflamatorio (incrementa el flujo sanguíneo y metabolismo local).
- ✓ Mejora las capacidades viscoelásticas de músculos, tendones y ligamentos.

9. PRECAUCIONES

- Quemaduras
- No portar objetos metálicos; se recomienda el empleo de silla y camillas de madera para llevar a cabo la terapia con Microondas.
- Es recomendable tener el equipo dentro de la Jaula de Faraday
- Se debe mantener otros artefactos eléctricos alejados a lo menos 3 metros, pues pueden sufrir interferencias y resultar dañados.

10. CONTRAINDICACIONES

- ✕ Sensación térmica disminuida

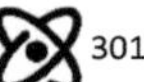

× Regiones isquémicas o mal perfundidas

× Testículos

× Procesos infecciosos como Osteomielitis y Artritis séptica

× Derrames articulares, edema o abscesos

× Tumores malignos

× Embarazo (especialmente primer trimestre)

× Placas o cartílagos de crecimiento

× Cráneo

× Marcapasos

× Ojos

ARTRITIS SÉPTICA: (habitualmente es monoarticular) proceso inflamatorio agudo articular, provocado por la invasión y multiplicación de microorganismos piógenos. Las principales bacterias son; Staphiloccoco Aureus (principal responsable), los Estreptococos y Gonococos. Afecta principalmente a niños y adolescentes, comprometiendo las grandes articulaciones del organismo; rodilla (más frecuente), cadera y hombro. Las vías de contagio se producen por contagio directo (menos frecuente) y por contigüidad (frecuente en niños). Dentro de la fisiopatología se destaca: inflamación sinovial – Pus (pioartrosis) – daño del cartílago (condrolisis que pasa a osteolisis) – anquilosis ósea (fusión articular). Este proceso tarda aproximadamente 6 meses.

Síntomas: síndrome febril, astenia (decaimiento), dolor articular intenso, calor, rubor y aumento de volumen.

OSTEOMIELITIS: infección que compromete a todas las estructuras que conforman el hueso, es decir, tejido mieloreticular y conductos de Havers (canales nutricios del hueso). Se produce principalmente por el Staphiloccoco Aureus (90% casos), Salmonella Typhi (fiebre tifoidea) y Estreptococo. Las vías de contagio son la directa y la hematógena. Se presenta principalmente en niños y adolescentes debido a que ellos presentan una mayor actividad metabólica. También puede apreciarse con menor frecuencia en pacientes ancianos, diabéticos e inmunodeprimidos.

Anatomía Patológica: foco preexistente – bacteriemia (contaminación de la sangre) – afección del hueso en la zona metafisiaria – isquemia – necrosis – secuestro (agujero que queda en el hueso debido al aumento de la actividad osteoclástica).

Síntomas: dolor, fiebre, cefalea, taquicardia, compromiso del estado general y aumento de la temperatura local.

CAPÍTULO 24
TERAPIA LÁSER DE BAJA INTENSIDAD

1. INTRODUCCIÓN

La palabra LASER significa *"Light Amplification by Stimulated Emission of Radiation"* o *Amplificación de luz mediante la emisión estimulada de radiación*. El Láser es un dispositivo cuántico, el cual genera ondas electromagnéticas de la gama óptica. La historia del Láser tiene sus inicios con **Albert Enstein** (1916) y su teoría acerca de la *"Emisión Estimulada de Radiación"*. En 1950, **Townes, Gordon y Zeiger**, diseñan amplificadores empleando la emisión estimulada en el campo de las Micoondas *(MASER)* o amplificación de Microondas mediante la emisión estimulada de radiación. En 1954 se construye el primer Maser. Luego, en 1958, **C. M. Townes** y **A. L. Shawlow** demuestran la posibilidad de construir el primer Láser, pero se les adelantó **Barsov** (U.R.S.S.), lo

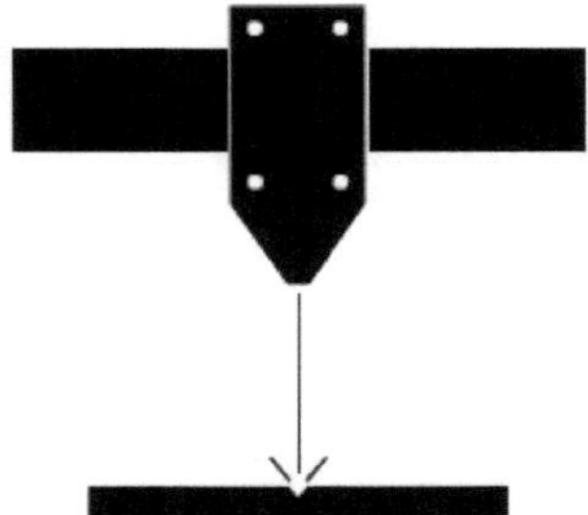

que le significó ganar el premio nobel en 1964. En 1960, **T. Maiman** obtiene el primer Láser empleando como fuente de radiación el rubí. El mismo año se crea en Estados Unidos el centro de investigación biomédica para el Láser. En 1961 es realizada la primera cirugía exitosa con un Láser (extirpación de un tumor), además se efectúan trabajos de investigación respecto de los efectos del Láser en la cicatrización y epitelización de los tejidos. En 1962 es creado el primer Láser con emisión continua, mismo año que se construye en Estados Unidos y U.R.S.S) el primer equipo de Láser Diodo. Años más tarde, se emplea el Láser para la medición de la distancia de la tierra a la luna (la duración del trayecto de ida y vuelta fue de dos y medio minutos). En el año 1964 son diseñados los primeros Láser a partir de gases ionizados (Helio y Arsenio), además se fabrica el primer equipo Láser molecular de CO_2.

Theodore Harold Maiman: físico estadounidense nacido en 1927 en Los Ángeles, California. Fue el primero en producir un impulso de luz coherente a partir de un Láser, lo que consiguió en mayo de 1960 empleando un rubí como medio amplificador.

Gracias a los doctores **Sinclair y Finoll** (1965), se consigue adaptar el Láser a los procedimientos médicos. En 1967 el doctor ruso **Injushin** realiza los primeros estudios biológicos del Soft Láser o Láser suave. En U.R.S.S, el doctor **Sehur**, investiga los efectos del Láser en la epitelización de heridas.

2. DEFINICIONES Y NOMENCLATURA

El término LASER es un acrónimo para "Emisión de Radiación por amplificación de la Luz". La luz es definida como la emisión de ondas electromagnéticas constituida por fotones que viajan por el espacio. A partir de esta definición se crea el concepto de fototerapia, es decir el uso de radiación lumínica con fines terapéuticos. Las luces comunes constituyen fototerapia y se encuentran en el espectro de los infrarrojos, luz visible y ultravioleta dentro del espectro electromagnético. Los dispositivos LASER terapéuticos se encuentran en el espectro de la luz visible (infrarrojo) e infrarrojo.

Se han dado varias definiciones para el uso de Láser en terapia física; *"tratamiento con Láser de baja intensidad", "tratamiento con Láser de bajo nivel reactivo"*. Estos son términos genéricos que definen la aplicación terapéutica de Láseres y Diodos super luminosos monocromáticos de baja potencia (< 500W). También a la LILT al ser una modalidad terapéutica atérmica se le ha denominado (inapropiadamente para algunos autores) *"Láser blando" o "Láser frío"*. Algunos investigadores le han designado a esta aplicación la denominación *"bioestimulación Láser"* al tener un efecto en la cicatrización de heridas. Sin embargo, otros autores no comparten esta definición pues las aplicaciones actuales involucran más efectos fisiológicos. Además, en algunos trabajos se ha relatado la posibilidad de que la laserterapia genere la inhibición de algunos procesos celulares por lo que ha recibido para estos casos la denominación de *"fotoinhibición"*. Por lo tanto, el término genérico más específico y que involucra los efectos en los tejidos biológicos es el de *"fotobiomulación"*.

2. CLASIFICACIÓN DEL LÁSER

Tabla 48. Tipos de Láser

Tipo de Láser	Potencia	Efecto
Bajo poder	1 – 5 mW	Sin efecto (ejemplo: punteros)
Bajo poder o medio poder	5 – 500 mW	Protección de los ojos de los rayos directos (uso en fisioterapia
Alto poder	> 500 mW	Uso quirúrgico, potencialmente dañino para los ojos y piel

3. CARACTERÍSTICAS DEL LÁSER

El Láser es una forma de energía electromagnética que presenta longitudes de onda y frecuencias que caen en el espectro del rojo visible y en el espectro infrarrojo. La luz electromagnética es transmitida a través del espacio como ondas que contienen "paquetes de energía" denominados fotones. Cada fotón contiene una cierta cantidad de energía dependiendo de su longitud de onda (color). El término LASER equivale a una sigla para "emisión de radiación estimulada por amplificación de luz" *(Light amplification by stimulated emisión of radiation).*

La radiación láser equivale a radiación electromagnética ubicada dentro del espectro de la radiación infrarroja (IR), luz visible o radiación ultravioleta (UV), presentando una longitud de onda entre 100nm y 1 milímetro.

La radiación láser se diferencia de la luz visible y de otras radiaciones debido a las siguientes propiedades;

MONOCROMATICIDAD

presenta una longitud de onda individual específica (que difiere para cada dispositivo láser), por lo tanto, consta de una frecuencia definida. De este modo todos los fotones contenidos en la radiación Láser presentan la misma longitud de onda, y un color individual. Por ejemplo, dispositivos de He – Ne (Helio – Neón) generan un rayo con una longitud de onda particular de 632.8nm, ubicada dentro del espectro de luz roja visible, por lo que emiten color rojo. Equipos de diodos de Ar – Ga (Arsenio y Galio) producen un rayo con una longitud de onda de 910nm, ubicada dentro del espectro de luz infrarroja, por lo que no presenta color alguno. Por otro lado, la luz visible representa una mezcla de numerosas longitudes de onda. Los dispositivos láser de diferentes longitudes de onda se caracterizarán por efectos particulares (longitud de onda de 632.8 favorecería la cicatrización). Se ha demostrado que la radiación láser cuya longitud de onda se encuentra entre 600 y 840nm optimizaría la profundidad de penetración en los tejidos biológicos (debido a que presentan una mayor frecuencia), y por eso son también las más utilizadas en clínica. Sin embargo, todas las frecuencias de radiación láser penetran los tejidos vivos sólo un par de milímetros (1 a 6 milímetros), estando los efectos fisiológicos más profundos condicionados por la absorción de energía a nivel superficial que promueve otras reacciones químicas. La ventaja terapéutica de la luz monocromática es su absorción en tejidos específicos, específicamente en foto aceptores dependientes de la longitud de onda denominado elementos cromóforos.

COHERENCIA

Temporal: todas las ondas electromagnéticas se encuentran en fase unas con otras, es decir los ascensos y descensos de los campos eléctricos y magnéticos ocurren al mismo tiempo.

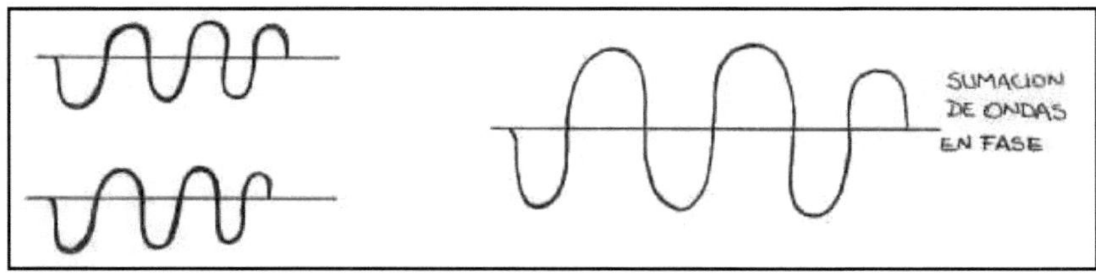

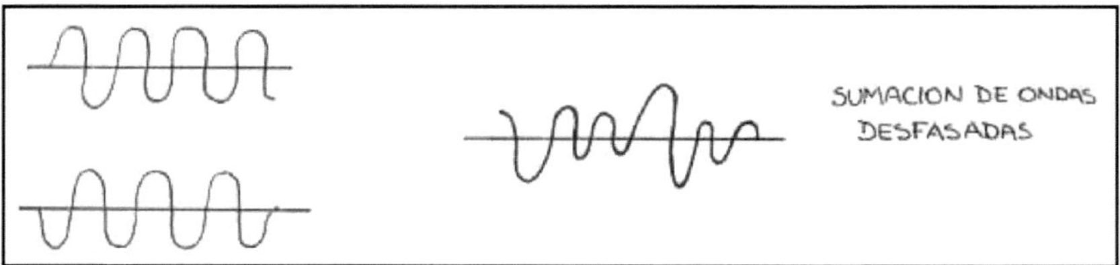

Espacial (Direccionalidad): todas las ondas electromagnéticas se propagan en la misma dirección *(luz direccional)*. La relevancia clínica y biológica de esta propiedad aún es motivo de controversia. Los Diodos Superluminosos, que poseen todas

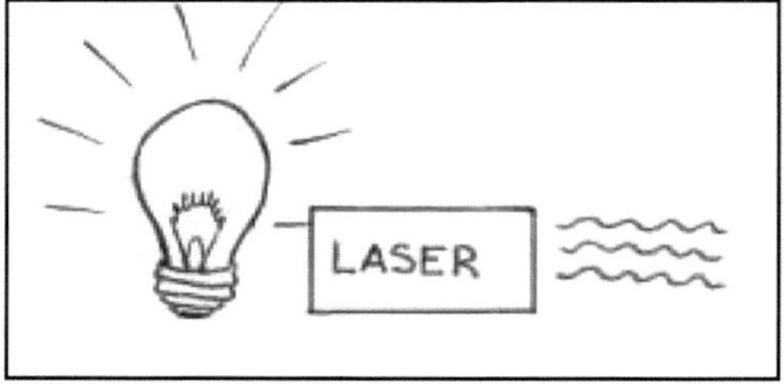

las cualidades de un Láser Diodo, exceptuando la coherencia, y bastante menos costosos. En otras palabras, la coherencia implica que todos los fotones se propagan en la misma dirección al mismo tiempo. Los estudios señalan que esta propiedad se pierda cuando la radiación es absorbida por los tejidos.

COLIMACIÓN

consecuencia de la coherencia espacial, lo que genera un rayo paralelo fotones paralelos) y que permite la mínima divergencia del haz, por lo tanto, la energía es capaz de propagarse distancias muy largas. Esta propiedad mantiene la potencia óptica del equipo concentrándola en un área relativamente pequeña área. *(Las trayectorias muy colimadas también tienen un mayor peligro inherente par globo ocular sin protección).* La ventaja de proporcionar un haz colimado es que permite concentrar la energía en un área pequeña.

La radiación láser, al igual que el resto de las radiaciones electromagnéticas, también es susceptible a experimentar los fenómenos de reflexión, refracción, absorción o penetración. El grado con que estos fenómenos se manifiesten dependerá obviamente de la naturaleza y densidad de la materia con la que interactúa y de la longitud de onda (frecuencia), condicionada por el dispositivo empleado.

La radiación láser viajará sin cambios en el espacio, resultará ligeramente por el aire (para el caso de radiación láser visible), pero sufrirá cambios importantes al ingresar a los materiales más densos como los tejidos biológicos.

Cuando la radiación láser es absorbida por los tejidos causará un leve incremento de la temperatura, sólo si tiene la intensidad suficiente. Sin embargo, se le atribuyen efectos biológicos específicos a la naturaleza particular de la radiación láser.

Los equipos láser terapéuticos pueden además ser pulsados y dirigidos, por lo que pueden ser usados para entregar grandes cantidades de energía a una región durante un tiempo determinado.

4. EMISIÓN ESTIMULADA DE RADIACIÓN

Este un fenómeno específico que ocurre cuando un fotón incidente con un átomo ya excitado (cuando los electrones se encuentran en órbitas de mayor energía). Una vez que es estimulado, el electrón regresa a su órbita de menor energía liberando su energía en forma de fotón cuyas propiedades son exactas a las del fotón incidente y completamente en 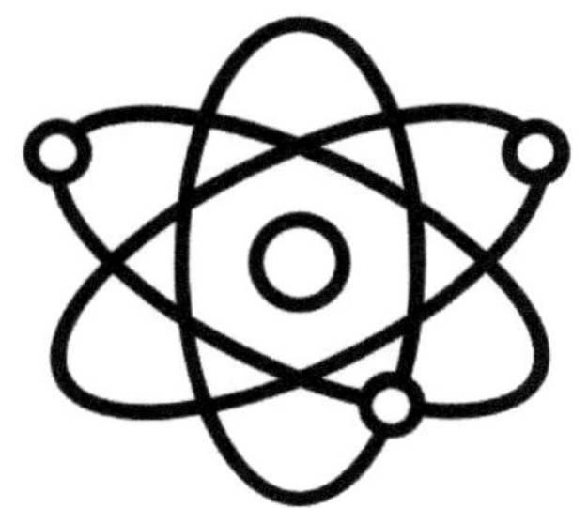 fase. En lo equipos Láser la emisión estimulada de radiación ocurra por la selección de un medio apropiado ("medio Láser", el cual al ser estimulado eléctricamente produce una gran cantidad de fotones idénticos a causa de la excitación de este. Para producir la emisión estimulada de radiación se requiere; Un medio Láser, una Cavidad de Resonancia y una Fuente de Energía

Medio Láser (Medio Activo)

Corresponde al material utilizado para emitir la radiación Láser. El medio láser puede ser líquido, sólido o gaseoso. Cuando una fuente externa de energía es aplicada al medio Láser se producen fotones en la misma fase y con la misma longitud de onda. Es el medio que al ser bombeado con energía genera emisión estimulada. La fuente de energía siempre es eléctrica y ella se aplica al medio desde la red eléctrica o baterías (menos frecuente). Los medios más frecuentes son mezclas gaseosas de HeNe (longitud de onda 632,8nm), diodos semiconductores de AsGa o ArAlGa (longitud de onda 630 a 950nm). El medio Helio-Neón (HeNe) está constituido por una mezcla de 2 gases inertes, helio (He) y neón (Ne). Los Láser diodos están construidos utilizando un semiconductor (2 lozas separadas por una unión por una unión) fabricada de diferentes elementos químicos. Los 3 medios activos utilizados para construir un diodo son el Galio (Ga), aluminio (Al) y Arsenio (As).

2. Cavidad de Resonancia (Cámara Resonadora)

Es una cavidad dentro del dispositivo Láser que contiene el medio activo. Dicha estructura que contiene al medio Láser y además consta de unas superficies reflectantes paralelas (espejos). Los fotones emitidos son reflejados y estimulan la liberación de más fotones, aunque la reflexión no es del 100% y un pequeño porcentaje atraviesa la superficie para ser remitida. La cavidad de resonancia de los dispositivos 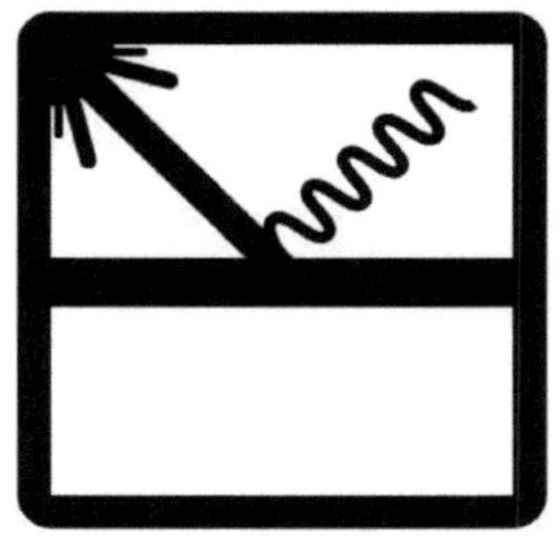 diodos es el propio medio Láser (diodo semiconductor), cuyos extremos están pulidos para formar superficies reflectantes. Para el caso del Láser de HeNe la cavidad de resonancia está fabricada por un tubo de vidrio que contiene la mezcla de gases. El tubo presenta superficies reflectantes (100% y otra 99%). La cavidad resonadora para el diodo AsGa corresponde unión gap p-n entre 2 materiales semiconductores que constituye el diodo. Este complejo es creado colocando un material semiconductor tipo p (cargado positivo, debido a que tiene déficit de electrones y contiene espacios que aceptan los electrones) en contacto con un material tipo cargado negativamente. La reflexión ocurre de forma natural por las placas de la cavidad resonadora del semiconductor.

3. Fuente de Energía

Es la que provee la energía para bombear el medio Láser para producir fotones. La mayor parte de los casos es el propio circuito eléctrico el que proporciona la energía, mientras que en otras ocasiones son baterías. De este modo una corriente eléctrica atraviesa a través de la caja resonadora estimulando el medio activo.

De este modo la radiación láser se produce cuando los electrones de órbitas más externas (más inestables) reciben otro fotón que es estimulado, causando su traslación a orbitas de menos energía (más estables). Los fotones emitidos (de la misma longitud de onda al fotón estimulador) colisionan con otros electrones de orbitas energéticas altas, generando una reacción en cadena que libera más y más fotones. Así, los átomos con electrones en niveles energéticos altos al ser excitados por un fotón favorecen la amplificación del mismo liberando 1 o 2 fotones, los que su vez incentivarán 2 o 4 electrones a retornar a niveles menos energéticos, y así ocurrirá una cascada (efecto avalancha).

La longitud de onda de los fotones emitidos estará sujeta a las características del primer fotón producido, que dependerá del medio activo o material energizado (materia que contiene los átomos). Por ejemplo, al aplicar una carga eléctrica (estimulo externo) al He – Ne (Helio – Neón) se emite una luz roja visible de 634.8nm., mientras que al estimular al diodo Ar - Ga se emite una radiación con una longitud de onda 830nm.

5. CLASIFICACIÓN DE LOS LÁSER SEGÚN PODER (POTENCIA)

Tabla 49. Clasificación según potencia

Láser de Poder (Power LASER)	Alta potencia, térmicos (calor destructor)	Rubí, Argón (iónico), Criptón (iónico), CO2, Neomidio	Industrias, Armamento, Cirugía
Láser Suave (Soft LASER)	Baja potencia, atérmico, estimulante, activador	Diodo, Helio - Neón	Medicina, Acupuntura, Estética

LÁSER DE PODER *(Power LASER)*

Es el Láser de alta potencia. Se le denomina también térmico, pues su emisión concentra calor en las superficies sobre las que actúa. Esta emisión es fundamentalmente destructora y su empleo se limita al campo industrial (cortes y soldaduras) y quirúrgico. En el campo médico se emplea como bisturí, es aquellos tratamientos antitumorales; con él se puede operar a distancia y el calor emitido destruye los tejidos permitiendo su corte. Alrededor de la destrucción de tejidos se genera un calor menos fuerte (vaporización, el cual va coagulando la sangre de modo que se logra un corte limpio (mínimo sangrado y aséptico).

LÁSER SUAVE *(Soft LÁSER)*

Corresponde al Láser de baja potencia o también conocido como Láser atérmico, pues su emisión no genera calor. Sus propiedades lumínicas son estimulantes y activadoras del metabolismo general. No ocasiona la destrucción del tejido donde es aplicado.

Corresponden a esta clase todos los Láser con potencia de emisión inferior a 50mW. El Láser suave se emplea en el campo médico, estético y acupuntura.

Tabla 50. Característica de lo Soft Láser

LÁSER	Fuente de Radiación	Rayo	Longitud de Onda	Potencia	Capacidad de penetración	utilización
DIODO AS – GA	Arseniuro de Galio	Invisible	904nm.	1 – 50mW	25 – 35 mm 4 mm	Terapias profundas

						Analgésico
						Antiinflamatorio
HELIO	Gases:	Rojo visible	632nm.	1 – 50mW	5 – 7 mm	Dermatología
NEÓN	Helio					Acupuntura
	Neón					Estética

El Láser de Diodo se emplea en el tratamiento de estructuras profundas y procesos que cursan con inflamación y dolor. El Láser de HE – NE se utiliza en el tratamiento de estructuras superficiales, posee un efecto bioestimulante (excelente como estimulador de la cicatrización).

A. LASER DE HE – NE *(Luz Roja)*

El medio físico a partir del cual es obtenida la radiación es un gas, mezcla que resulta del helio y Neón, a muy baja presión, y contenido en un tubo cilíndrico de vidrio (mide 1,7 centímetros diámetro).

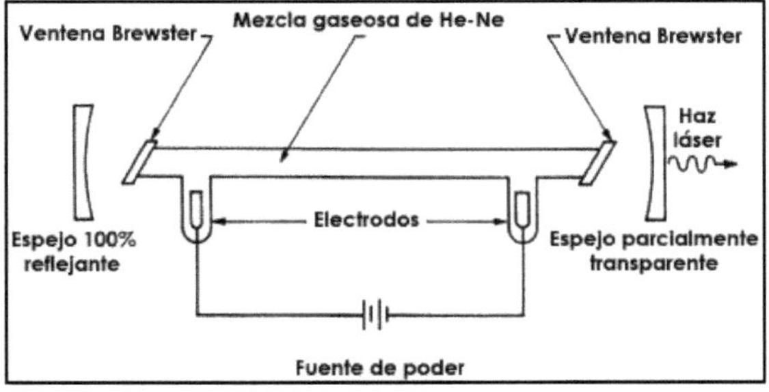

En los extremos del tubo se encuentran dispuestas unas placas de cuarzo, las que actuarán como espejos. El tubo se encuentra conectado a una fuente eléctrica de alta tensión. Los electrodos están colocados en el interior del tubo. La descarga originada de la fuente de poder hace que los electrones (é) de los átomos de gas pasen desde un nivel energético a otro, y cuando dichos electrones vuelven a su orbital inicial liberan el exceso de energía en forma de una radiación de longitud de onda determinada. Los espejos de cuarzo colocados en los extremos posibilitan la selección de la longitud de onda deseada, para reflejarla de forma polarizada. La radiación seleccionada chocará con los átomos de gas, excitándolos y generando la emisión de una nueva radiación inducida. (este mecanismo permite que cada vez se encuentren más átomos excitados y se emitan más fotones; ampliación de la emisión de luz). Uno de los espejos de cuarzo es semi – transparente, lo que posibilita la salida del haz al alcanzar una determinada potencia en el interior del tubo.

B. LASER DIODO ARSENIURO DE GALIO *(Infrarrojo)*

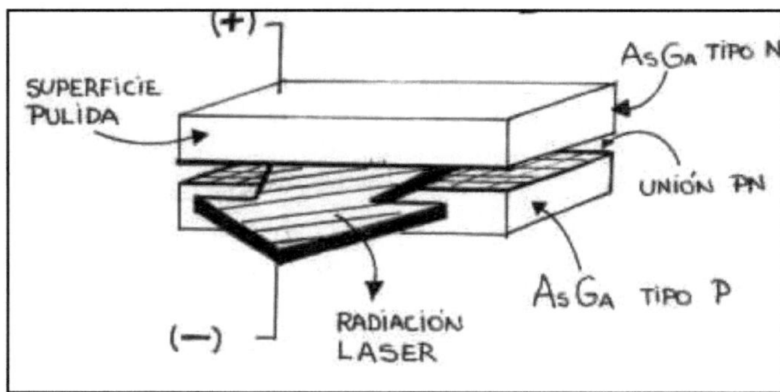

Se combina el Arsenio y Galio para obtener un cristal electro conductor, el cual posee una menor conductividad eléctrica que los metales. Para construir un Diodo semiconductor, se deben unir dos cristales de Ar – Ga semiconductores; a uno de los cristales se le añade Telurio con exceso de electrones, de modo que dicho cristal quede con electrones libres (este cristal se conoce como tipo "N"), el otro cristal de As – Ga semiconductor debe encontrarse con deficiencia de electrones, lo que permite dejar espacios libres o vacíos. (este cristal se conoce como tipo "P"). El Diodo semiconductor forma un paralelepípedo (cristales tipo N y P). Al aplicar corriente eléctrica ocurren recombinaciones electrón – espacio, lo que es acompañado de radiación electromagnética.

El Láser Diodo permite alrededor de 404nm de longitud de onda, situándose próximo al Infrarrojo cercano, además su intensidad es de 100 A.

Es importante considerar que las temperaturas elevadas disminuyen el rendimiento y la potencia media de emisión.

Se debe tratar de mantener la temperatura entre 19 y 21° C. La direccionalidad es menor en el Láser Diodo, pues presenta una divergencia de 12°. De este modo, a mayor distancia entre el Diodo y la superficie, mayor área de irradiación (> divergencia).

6. LASER SUAVE E INTERACCION CON LOS TEJIDOS

El Láser al igual que las demás radiaciones electromagnéticas, interactúa con la materia en las interfaces con los fenómenos de reflexión y refracción de las ondas, y en el interior de la materia con los fenómenos de absorción y dispersión de la energía. La absorción y transmisión de la radiación Láser depende de dos factores; *la longitud de onda* y *la naturaleza del absorbente* (recordar que a mayor atenuación, mayor absorción y menor penetración de la onda).

Tabla 51. Coeficientes de atenuación para distintas energías

	He - Ne	AsGa	IRC
Tejido Blando	0,535	0,263	0,256
Tejido Graso	0,304	0,224	0,224
Músculo	0,356	0,286	0,250
Sangre	2,006	1,342	1,239

La radiación roja del Láser de He – Ne, presenta mayor absorción que la del AsGa e IRC. Al alcanzar 1 centímetro de penetración, la transmisión del Láser es menor a 10%; se extingue entre 1 y 2 centímetros para el Láser de He – Ne, mientras que para el Láser AsGa desaparece a los 2 a 3 centímetros. Se debe considerar la dispersión lateral (radio), la cual, para medios no homogéneos, como el músculo, alcanza 8 centímetros frente a otros, como la grasa, donde equivale a 4 centímetros. Por lo tanto, el haz de radiación Láser se dispersa en un radio de varios centímetros.

A mayor potencia (intensidad), la emisión no llega a mayor profundidad, sino que sólo aporta más energía en un menor tiempo.

Por lo tanto, la atenuación del haz dependerá de la absorción y dispersión, factores que son s u vez dependientes de la longitud de onda; menor longitud de onda implica una absorción y dispersión mayor, y viceversa. La absorción está determinada por la composición de los diferentes tejido y concentración de determinados pigmentos, mientras que la heterogeneidad y cantidad de interfaces favorecerán la dispersión.

7. EFECTOS BIOLÓGICOS DEL LÁSER

Los efectos Láser dependen de la absorción de energía por parte de los tejidos. La magnitud del efecto dependerá de la cantidad de energía depositada y el tiempo que ha sido absorbida, por lo tanto, la potencia (intensidad) juega un rol importante (a mayor potencia se incrementa la cantidad de energía entregada en menor tiempo).

Como el Láser se absorbe en las capas más superficiales, los efectos profundos o sistémicos no se atribuyen directamente a esta modalidad terapéutica, pero sí de modo indirecto. El Láser tiene una acción primaria o directa en los tejidos superficiales que absorben energía (efecto fototérmico, fotoquímico y fotoeléctrico), lo que provoca de manera secundaria o indirecta otros efectos como estimulación de microcirculación y aumento del tropismo.

A. Efecto Fototérmico

No es significativo con los Soft Láser. Está comprobado que con potencias de 300 y 500mW se incrementa la temperatura 3 y 10° C respectivamente.

Algunas teorías postulan que la energía del Láser genera masajes celulares, o que es empleada por la propia célula para la normalización de sus funciones (efecto foto energético o bioenergética).

B. Efecto Fotoquímico

Liberación de Histamina, Serotonina y Bradicinina a nivel local. Además, produce un incremento en la producción de ATP intracelular y aumento de la síntesis de ADN y proteínas.

C. Efecto Fotoeléctrico

Se normaliza el potencial de membrana de manera directa, movilizando iones a través de la membrana celular, o de modo indirecto, al incrementar el ATP producido por la célula, lo que sirve para activar la bomba de sodio – potasio ATPasa.

D. Estimulación de la Microcirculación:

Gracias al efecto fotoquímico (liberación de sustancia vasoactivas), se produce la vasodilatación capilar y arteriolar, lo que conlleva a un incremento de los nutrientes y oxígeno, elimina los catabolitos y permite el aporte de células de defensa a la región estimulada.

E. Trofismo y Reparación:

La reparación y trofismo se ven favorecida por el efecto sobre la microcirculación, debido a la llegada de nutrientes y oxígeno, además la síntesis de ATP y proteínas mejoran la calidad del proceso.

8. APLICACIONES TERAPÉUTICAS

- ✓ Cicatrización
- ✓ Dolor
- ✓ Inflamación (eliminación del edema)

9. CONTRAINDICACIONES Y PRECAUCIONES

- X Cáncer
- X Evitar la emisión sobre los ojos (daño de la retina); emplear lentes de protección
- X No irradiar abdomen de mujeres embarazadas
- Puede estimular agentes infecciosos
- Irradiación sobre el cuello y región precordial puede generar modificaciones de la función cardíaca
- No irradiar glándula tiroides (genera alteraciones de las células foliculares)

- Precaución en casos de foto sensibilidad

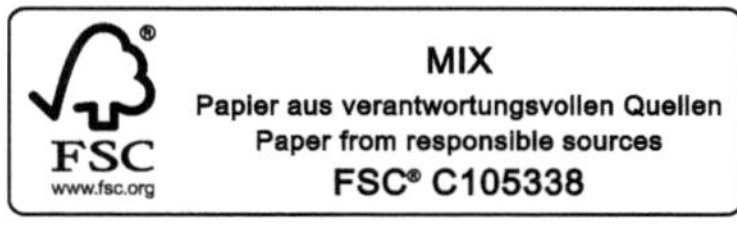

Printed by Books on Demand GmbH, Norderstedt / Germany